实用骨科疾病治疗精粹

吴修辉　孙绪宝　陈元凯　主编

U0247076

中国纺织出版社有限公司

图书在版编目（CIP）数据

实用骨科疾病治疗精粹 ／ 吴修辉，孙绪宝，陈元凯
主编. -- 北京：中国纺织出版社有限公司，2020.6
　　ISBN 978-7-5180-7467-9

　　Ⅰ.①实… Ⅱ.①吴… ②孙… ③陈… Ⅲ.①骨疾病
－治疗 Ⅳ.①R681.05

中国版本图书馆 CIP 数据核字（2020）第 086958 号

责任编辑：赵晓红　　责任校对：韩雪丽
责任设计：史晟睿　　责任印制：储志伟
中国纺织出版社有限公司出版发行
地址：北京市朝阳区百子湾东里 A407 号楼　邮政编码：100124
销售电话：010－67004422　传真：010－87155801
http://www.c-textilep.com
中国纺织出版社天猫旗舰店
官方微博 http://weibo.com/2119887771
北京通天印刷有限责任公司印刷　各地新华书店经销
2020 年 6 月第 1 版第 1 次印刷
开本：787×1092　1／16　印张：11.25
字数：252 千字　定价：88.00 元

前 言

　　随着我国经济的飞速发展，交通意外、工业和建筑业事故、各种自然灾害、战争以及运动伤所造成的高能量、复杂创伤越来越多，骨折与关节损伤成为临床上的常见病和多发病。而且，人类社会活动节奏日益加快，伤病患者期望早日重返社会，并延续其高质量的生活。因此对从事骨关节病的临床工作者是一大挑战。

　　骨关节病学是骨伤科的一门重要的分支学科。21 世纪骨科医学与其他学科一样迅猛发展，尤其是骨科学继承了中国传统医学之精髓，兼并吸收了西方医学的新观点、新技术和新方法。我国骨科病学的学者们走中西医结合之路，勇于探索，敢于实践，在骨与关节病医学的许多方面均取得了较好的创新性进展。因此在这一基础上，结合大量的国内外最新、最权威的研究成果，特编撰了本书。

　　本书借鉴了国内外骨科临床治疗的成功经验和学术成果，以基础理论、临床实践出发，重点突出临床诊断、治疗方法，贯穿古为今用、中西医结合的原则，围绕骨关节疾病的临床诊断和治疗这一主题，各有侧重，又相互渗透。

　　本书集先进性、科学性、实用性于一体，是对骨关节病临床工作者有益的参考用书。由于社会科技飞速发展，加之我们的学识有限，难免存在不足和错误之处，望广大同仁及读者予以批评指正。

编者

2019 年 12 月

编委会

目　录

第一章　骨与关节生物力学研究

第一节　概述

生物力学(biomechanics)被定义为研究人体活动的力和运动的一门学科。涉及多学科、多领域专业知识，如工程学、体育学、医学、生物医学工程学、仿生学和康复工程学等有关的一般性问题，并用以解释和指导人体活动、损伤及进一步指导诊治。在骨科领域中，应用生物力学的概念和原理解释人体正常和异常的解剖及生理现象，有助于骨科医生更好地理解和治疗人体运动系统疾患的疾病，因此，日渐成为现代骨科医生必须具备的科学理论基础，通过学习，避免出现原则性错误，更好地服务于临床诊治。

生物力学的基础是三大定律－能量守恒、动量定律、质量守恒三定律并加上描写物性的本构方程。利用上述基本概念，可用来解释生物活动现象。

生物力学研究的重点是与生理学、医学有关的力学问题。根据研究对象的不同可分为生物 流体力学、生物固体力学和运动生物力学等。

一、基本的生物力学概念

人体的任何运动和位移，都会对骨骼系统的骨产生复杂的力。一般来说，这些力可分为三种类型，作用于骨的外力、肌肉收缩和韧带张力等软组织引起的内力及骨之间的内反应力。力也称为负荷，其作用于骨可引起骨的轻微变形。特殊骨的力反应可用定量分析方法叙述承受力和引起变形之间的关系，用以阐述力学性能的改变。

在决定骨的变形和断裂特性中，组成骨组织的物质特性很重要，例如，松变的骨与正常骨有同样的几何学结构，但负荷情况下，会发生较大的变形，且在较小的力作用下，就会发生骨断裂。

二、应力和应变

任何物体承受力时，都会引起物体的变形，改变了原有的尺度。在物体内将会产生内力，物体任何一点均会发生变形。变形点称为应变。内力强度点称为应力，应变指局部的变形，是形变量与原尺度之比。应力指局部力的强度，是单位面积之力。

骨在任何一点遭受力产生的应变，从数学上说，与任何一点的应力有关。在应力和应变之间的定量关系，受组成整个骨的物质特性的影响，如果整个骨承受很重的力，就会超出骨组织所能耐受的极限应力或应变。在这一点上，将会产生机械性的损伤，骨的断裂也会发生。如果组成骨的物质特性很差，例如骨软化，造成骨断裂的应力和应变要比正常组织构成的骨要低。

当单骨受力时，应力和应变很不同，且方式很复杂，将涉及整个骨的结构。为了完整地描述任何一点应力和应变的特征，通过每一点的三个独立平面中的每个与正常和异常剪力应变相对应的六个应力值，必须详细说明。

正常应力=垂直于所给平面的单位面积的力。

剪式应力=平行于所给平面的单位面积的力。

三、常见骨应力

1. 拉力和压力

是比较常见的应力，骨骼系统在几何学的结构上较复杂，力的类型也较复杂。这些力产生了整个骨的很复杂的应变和应力类型及形变。简单的负荷结构，能充分证实一些基本的力学概念。

以一根棒为例，假使给予一个棒承受足够的力，棒的结构会造成内损害，逐渐产生失控或屈服。失控发生在力变形曲线的某一点，称为屈服点。如果继续给予负荷，超过屈服点，会产生棒明显的变形，甚至发生完全断裂，类似骨折的发生。在棒断裂过程中，所有的能量被棒吸收，吸收了能量的棒将所吸收的能量转化到了棒折端间所产生的位移和变化。

应力和应变存在于棒任何一点横断面上也应考虑，由于负荷简单，在这些平面的应力和所有横断面上的应力是相等的。

在张力负荷时，结构表面承受外力相等但相反的负荷力，而在结构内，则形成拉张应力与应变。拉张应力可认为是许多小的力提升结构表面，最大的拉张应力发生于施加负荷垂直的平面上。在拉张负荷下结构将伸长和变窄。在临床中最常见的拉张应力引起形变，是各部位的撕脱骨折，如尺骨鹰嘴撕脱性骨折，就是在肱三头肌强力拉张下发生骨的折断所致。

2. 挤压应力

在挤压负荷时，结构表面承受相等但相反的负荷，在结构内，形成挤压应力与应变。挤压应力可认为是直接加于结构面上的许多小的应力。最大的挤压应力发生于施加负荷的垂直面上。在挤压负荷下，结构缩短而增宽。显微镜观察显示骨结构表现挤压负荷时，骨组织衰竭表现为骨单元的斜向折裂和压缩。临床上多见的腰椎压缩性骨折，即属于此类暴力所致。

3. 弯曲

圆棒以两种方式承受弯曲负荷，这两种类型的弯曲一般称为纯弯曲和三点弯曲。一根简单的圆棒承受纯弯曲负荷，在圆棒一侧产生凸面，而另一侧产生凹面。这种作用，在整个长度的圆棒产生不变的弯曲负荷，在圆棒凹侧的材料将会产生压应变，而在凸侧的材料会产生张应变，在圆棒任何横切面产生的应变会导致横切面产生应力。圆棒凹侧有较高的压应力，而在圆棒凸侧有较高的张应力。

在弯曲时，骨结构承担的负荷使结构按轴心弯曲。骨干弯曲时，它承受拉张和挤压的综合应力。在中位轴的一侧为拉张的应力与应变，而另一侧则为挤压的应力与应变。在中位轴上，无应力，也无应变。应力的大小与离骨中位轴的距离成正比。离中位轴越远，应力就越大。弯曲时牵拉凸侧使之比原来变长，挤压凹侧使之比原来缩短。介于凸侧与凹侧之间，既无牵拉，又无挤压(即没有长度的变化)。在这点上既然不改变长度，也就没有应变或应力。更准确地说，它是由弯曲引起的应力及应变都等于零的中心层。此层称为中位轴。

体内骨所承受的弯曲力，很容易通过单根圆棒的负荷来模仿，圆棒两端支撑，对侧负荷受力，即形成三点弯曲。在这种负荷情况下，通过圆棒切面的弯矩在承受负荷点上最大，而且此点易发生损害。在圆棒横切面上，三点弯曲也会产生剪式应力，但是在纯弯曲的情况下，不产生剪式应力。

4. 旋转及剪切应力

在扭旋时，结构上承受的负荷将使之在其轴线上扭旋，在结构内产生转矩(或力矩)。同弯曲一样，应力的幅度与离开中位轴心的距离成正比，距离越远，应力的幅度就越大。圆棒承受旋转负荷，顺其纵轴扭转，在棒的任何横切面上，剪性应变将会发生。在横向和纵轴方向，剪性应变同时联合有剪性应力，剪性应力和应变的大小，与棒的中心轴的距离有比较大的差别，例如在圆棒材料的表面，剪性应力最大。圆棒旋转产生的应力，一般认为是横切面或纵切面产生的应力。但是，已有资料证实，在棒的斜切面存在较明显的张应力和压应力。如果棒承受旋转负荷时，发生断裂，方向往往是沿着斜行或螺旋形切面走行。由于该平面张应力较大，损伤先在此平面发生。

在剪切位负荷时，力与结构面是平行的，在结构内产生剪应力与应变，可以说剪应力是在结构平面上有许多小的与之平行的负荷。剪切应力在结构内呈角状形变。凡是结构承受拉张或挤压负荷时，都将产生剪切应力。

四、骨结构及生物力学性能

骨骼系统的主要作用是保护内脏、提供坚实的动力交接和肌肉的连接，以便肌肉活动和身体的活动。骨有其独特的结构和机械性能，使之能发挥作用。除牙齿的牙釉质和象牙质外，骨是体内最硬的结构。它也是人体内最有动力和终身保持代谢活力的组织之一。它可根据机械需求的变化来改变其性能和形态。

1. 骨结构

骨由细胞、纤维的有机细胞外母质和细胞基质所组成。骨的特点是含有大量的无机物质，由矿物质盐类形成，与有机母质紧密结合。骨的无机组成部分使组织变硬而坚强，而有机成分则使之具有可屈性柔韧性。

骨的无机(矿物)成分主要是钙和磷酸盐，主要为小结晶形式，类似人工合成的羟基磷灰石结晶。矿物质占骨干重量的65%～70%，使骨主体形态呈现固体特质。同时骨也是人体内重要的矿物质储备基地，也有人称其为钙库。从显微镜下观察，骨的基本结构单位是骨单元(Osteon)和Havers系统。

2. 骨的生物力学性能

骨是刚性和柔性的杂合体，既含有刚强特性的矿物质成分，又含有柔韧可屈的有机基质成分，其生物力学性能与此特点处处相关。

不同性质的骨结构各有其机械性能。骨皮质比骨松质硬，它能承受较大的应力，但在衰竭前，承受较小的应变。在体外，骨松质在应变超过75%时才会折断，而骨皮质如果应变超过2%就将折断。内于骨松质呈泡沫状结构，它能承受更多的能量贮存而不易折断(图1-1)。

一般来说，如果骨组织钙化程度好，其本身就较硬，在某一点承受应力产生的应变也较小，遭受相同应力作用下发生形变就小。然而，组成骨组织物质的质较差时立方体承受同样的应力，将会产生很大的应变。因为，骨的物质较软，易于受损。

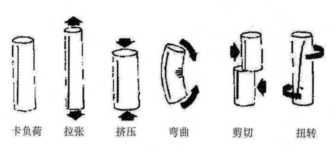

卡负荷　　拉张　　挤压　　弯曲　　剪切　　扭转

图 1-1　各种负荷模式图

第二节　关节软骨的生物化学和生物力学性能

关节是骨骼系统中骨与骨之间的功能性连接。动关节的关节骨端有一薄层(1～5mm)而致密的白色结缔组织，称为透明关节软骨。唯一例外的是颞颌关节，其滑膜关节是由纤维软骨所覆盖。纤维软骨与弹性软骨，即第三类软骨，从胚胎学和组织学来看，与透明软骨有密切关系，但其机械性能和生物性能有很大区别。关节软骨的主要功能是：①承受力学负荷，使关节负荷扩散到一个较大的区域，以减少接触应力；②润滑作用，使对侧关节面做相对运动时的摩擦力和磨损减低到最小限度。实验表明，正常关节软骨的压应力和拉应力与关节面相平行。到目前为止其软骨的压力和拉力特性较明确，但是，所承受的应力大小尚不能确切计算，软骨承受负荷的方法尚未完全明了，需进一步研究。

一、软骨的负荷

软骨被认为具有弹性特征，在承受负荷后 2min 内就会发生变形，将负荷很快去除后，大约 90%以上的瞬间变形可瞬间恢复。在正常步态周期中，承受负荷时间在 0.5～1.0s，承受负荷的高峰低于 0.5s。任何部位关节软骨的硬度对其力学功能是相当重要的，可通过压痕试验测定。当关节软骨承受负荷时，会发生瞬间变形，紧接着有一依赖时间的蠕动期，即使负荷维持恒定，但压痕时间不断增加。在蠕动期，压痕最初增加很快，30min 后逐渐减慢，增加率很慢，1h 后达到平衡。当负荷去除后，原有的软骨厚度恢复。正常情况下，单一软骨面上的局部压痕程度不同。例如，股骨头软骨最硬区位于股骨头向头分布形成的带状区中，并向前面和后面延伸形成环状，带状区的直径与髋骨相对应的髋骨软骨轮廓相似。最软的软骨位于股骨头小窝周围。

二、软骨的张力特性

软骨承受张力负荷与关节软骨面相平行时，其硬度和强度与胶原纤维平行于张力方向排列的范围有密切关系。胶原纤维是抗张力的主要成分，张力继发于压力的作用，与关节面相平行，软骨表面胶原纤维主要的排列方向与压力垂直于关节产生的最大表面张应力相一致。胶原纤维的最重要力学性能是其拉张刚度和强度。虽然一根胶原纤维没有做过拉张实验，但胶原的拉张强度可在结构上的大量胶原做测试。例如人体肌腱约有 80%的胶原(干重)，其拉张硬度为 1×10^3 兆帕(MPa)，硬度为 50MPa。与钢相比，钢的硬度约为 220×10^3MPa。胶原纤维的拉张力虽强，有高百分比但它没有挤压力，因为它有高的纤细率，即长与厚的比率，容易在挤压负荷下变形，抗挤压性能较差，在挤压暴力下易损伤。

张力强度随关节面下的深度增加而减少。在软骨表面区，胶原纤维主要的排列方向与主要的张力方向和劈裂类型相平行。用一锐利锥刺关节面时，由于关节面纤维排列类型是有秩序的，会产生一拉长的裂口，而不是圆孔。关节软骨的劈裂类型表明，表浅区胶原纤维的排列方向和最大的张应变方向，都是由摩擦和压力产生的。但是摩擦产生的张应变相当小，这是因为在软骨性关节面之间的相互摩擦作用较低之故。平行于关节面的张力，主要继发于压力。

邻近微纤维形成区的正常软骨区，胶原纤维表面的张力强度较低。远离损伤区的软骨仍保留其张力特性。

在正常软骨中，张力强度主要取决于胶原纤维含量的多少和纤维排列的次序、而与张力强度和糖蛋白的含量之间无关系。

关节内应力分布如下所述：

关节软骨的应力分布，在中间区和深部区不同于表浅区。当软骨面承受负荷时，基质内的液体，向侧面移动，与胶原纤维网状结构的抗力相遇，产生平行于关节软骨面的张应力。应力大小和方向取决于承受负荷的部位和程度。因为承受负荷的部位随关节运动的范围变化很大，因而应力的大小和方向也有所不同，在不同方向均可发生张应力。软骨最深层区胶原纤维具有垂直排列的倾向，因而这部分胶原纤维还有另外一种将基质固定于软骨下骨的功能。

实验表明，当髋关节承受 2000 次负荷周期，软骨会遭到严重的振动和溃疡形成，使软骨和软骨下骨均发生不可恢复性变形，最初软骨变软变薄，最终逐渐完全消失，造成骨较广泛损伤。

基质内的液体压，形成于胶原纤维内的张应力，在软骨表浅区，纤维排列方向与其表面相平行，使表浅区的张应力强度和刚度增加。这种应力的产生有四种可能的方式，即研磨、滑动、压力和液体压。

关节软骨主要是个负重面，且把承受的压力传给下面的骨床。干骺部的软骨下骨松质有两种作用：负重大时由于骨骼变形，关节获得最大的接触面，负重面积也较大；骨松质的排列呈放射状，把大部分的应力向下传递给骨干。关节负重面由两层薄的软骨构成，其间有一层极薄的滑液相隔。软骨坐落在比较厚的骨松质垫子上。要减少软骨承受的压力，就需要把负荷分布在尽可能大的接触面上。软骨下的骨松质虽较硬，但能发生足够的变形和最大限度地负重接触面，使关节充分地适应负荷。

小梁骨的变形也吸收一些小的震荡和微少能量。自然也能发生小梁骨的微骨折。骨折的能量被骨组织吸收。只要显微骨折发生的频率比愈合率低，骨松质的可变形性就不会有明显的改变。因为软骨下骨对关节适应负重有重要作用，软骨下骨若失去顺应性，关节应力就增加，导致关节软骨的应力局部高度集中。

三、关节软骨的黏弹性

黏弹性材料的两个基本反应为爬行和应力松懈。当一个材料处于恒定负荷（无时间依赖）或一个恒定形变，以及反应有差异时（时间依赖），则这种材料的力学行为被称为黏弹性。从理论上来说，这种材料的反应属黏液和弹性固定联合作用的反应，故称为黏弹性。软骨中有两种成分对承受负荷起重要作用，即蛋白多糖和胶原。前者能保留软骨基质中的水分，能调节水的流动；后者组成基质内的张力，维持蛋白多糖的含量。软骨承受负荷时，在基质内产生液体压，蛋白多糖影响软骨组织对压力负荷的反应。组织对压力的反应取决于基质内液体的流动，蛋白多糖维持和调节水的流动，因而决定了软骨的压力特性。

软骨基质中的胶原和蛋白多糖的嗜水性很强，软骨中水分较多，负重时水分和小分子溶质受压，从基质"小孔"流出，软骨变形；这些"小孔"越压越小，所以软骨受压时水的流失在初期比后期快得多。软骨如同吸满了水的海绵，其变形与失去的水量有关，因恒定的负荷挤压产生非线性形变。起初水分容易流出，形变也快。软骨的嗜水性基质有助于保留水分，产生内压力。在压力平衡下的负荷叫作流体静压力，能负荷高压屈服应力。

变形与承受外力的速度有密切关系。挤压越快，水分越难流出；挤压越慢，水分越容易完全流出。这种与施加外力速度有关的形变和普通工程的固体形变不同，例如木头和金属在一定应力的作用下，有弹性地发生一定量的线性形变。软骨的形变在于水分的丧失，不呈线性。这种有赖于应变率的形变便是黏弹性。

四、关节软骨的渗透性

关节软骨是一种高度泡沫性材料。若孔间互通，这种泡沫材料就有渗透性。渗透是测定液体能流经泡沫渗透材料的通顺性，它与液体流经材料时所发生的摩擦牵拉力(K)成反比，所以渗透性是一种物理性概念。它是测定液体在穿透泡沫性能渗透材料时、并在一定的速度下，能使液体流通的一种抵抗力。这种抗力产生于黏稠间质液和泡沫性能渗透材料之间的一种相互作用的力。关节软骨的渗透率很低，所以半液体流过泡沫固体母质时，它产生高的摩擦抗力。

关节软骨的非线性渗透，指组织有一个机械反馈系统，这在生理情况下，有重要意义。在高负荷时，通过摩擦拖拉力的增加，对抗间质液的流动，组织将变硬，更难使液体渗出。这机能对关节润滑具有很重要的意义。

五、关节软骨的磨损力学

关节软骨磨损是通过机械作用去除固体表面的物质，像摩擦一样，磨损也分两个部分：承载面之间互相作用引起界面磨损和接触体变形引起的疲劳性磨损。如果两承载面接触，可因粘连或研磨而产生界面磨损。虽然化学、酶和代谢因素能降低关节软骨的屈服强度，但要磨损到骨骼外露却需要机械力。面间磨损发生于负重面的直接接触，其间无润滑膜(边界或液体)。负重面的疲劳性磨损不是由于面对面的接触，而是在反复压力压迫下，负重材料内产生显微破损的积累。

常见的缺损是软骨面的裂开，软骨的垂直切片可显示这种缺损，称原纤维形成，其结果将使病损延伸至关节软骨的全层。从力学观点，可把软骨纤裂分为开始、延伸和物质丧失。由表面切线纤维层开始的裂隙和破损，根据定义是张应力先把结构拉断。由于关节润滑得很好，作用在关节面上的剪力对于软骨磨损只不过起到次要作用。实际上通过关节的主要负荷是压力。如果整个关节软骨面受到平均一致的压力，就不存在张应力，但并非如此，任何时候只有一部分关节面负重。由于关节面是连续的，若一处受压另一处不受压，连接两者之间的组织就受到张力牵拉，这样负荷区的边缘就产生张应力。关节软骨对抗断裂的力量较强。关节软骨的纤维是胶原，无论负重与否，表面纤维与表面呈切线，能对抗拉力。尽管如此，但反复的正常负荷也能造成伤害，例如常见的老年人关节边缘纤裂就是这样的。

一旦出现软骨面超微结构损害和(或)质量损耗，软骨的表面层即变软，渗透压增加。在这种情况下，液体流动的阻力减小，使液膜中的液体通过软骨而漏泄。这种液体的流失增加了不光滑软骨面紧密接触的可能性，从而进一步加剧了研磨过程。即使承载面润滑作用良好，由于周而复始的反复变形也可发生疲劳性磨损。疲劳性磨损的发生是因为材料反复受压而产生微小的损伤累积而成。虽然施加应力的量级远小于材料的极限强度，但如果经常施加应力最终可发生磨损。

软骨承受持续性较重的负荷时，可引起大量的水分从组织中丢失，产生较大的压力性变形。这种长时间承受负荷，可使关节软骨发生蜕变和软骨细胞的坏死。

承受周期性张力和压力时，胶原网状结构可发生断裂。一般认为，承受负荷较轻，但周期性负荷时间长时，就可引起疲劳断裂。承受周期性负荷时比承受单次负荷更易发生损伤的材料，称为疲劳性材料。软骨组织就是易疲劳性材料。

未负荷时，胶原中的中央带纤维排列紊乱，受压时就沿张力线改排成最适宜对抗裂隙延伸的式样，如因酶变性或细胞代谢削弱了这一结构，反复正常的应力也能造成断裂。然而，裂隙延伸需要大的应力。这种大的局部张应力集中，可能发生在软骨内的压应力不均等的地方。若软骨因先天性或发展异常有结构或几何学上的改变，或在软骨修复期，即可发生这种现象。

软骨所承受不均等的压应力不单因自身结构的不规则，也来自下面和软骨紧连的软骨下骨中不均等的应力。正常软骨的结构，就是在最深层也能防止很大的应力梯度。在比较容易变形的关节软骨和坚强的骨松质之间，夹着一层具有中等弹性模量的钙化软骨，它能协助平稳地传递应力。胶原纤维的最深带穿过这些板层，起着稳定和支撑的作用。软骨和钙化床之间的连接并非平直而是呈波纹状，这就扩大了表面面积，增加了传递应力的能力，但不扩大因剪力而发生的张应力。尽管如此，某些关节在自然负重时，关节面临接区的深层也能发生显著的剪力差。

疲劳磨损是由于软骨组织的反复变形，它是显微损害的积累，磨损应力虽不大，但反复磨损可扩大应力的量值。

六、关节软骨的润滑作用

正常软骨在不同负荷时的磨损极小，说明关节内有独特的润滑作用。这作用是来自关节软骨面之间所形成的一个润滑液膜，在运动和负重时，关节软骨面上形成一个有吸收性能的边界润滑物。关节软骨的润滑作用对于关节活动至关重要。从工程学观点看，只有两种基本的润滑类型：界面润滑和滑液润滑。界面润滑是依靠化学吸附于接触体表面的单层润滑分子来进行。在做相对运动时，承载面受到相互滑动润滑剂分子的保护，防止因表面不光滑而发生粘连和研磨。界面润滑与润滑剂的物理性质(黏滞度)或接触体的物理性质(刚度)基本无关。

关节软骨面与所有的面一样，不是非常平滑的。面上有粗糙的突出物，所以滑膜关节的情况可能是液膜厚度属平均关节面粗糙的类似状态。如此，粗糙面之间的边界润滑可能起一定作用。如果是如此，那么关节面的负荷承受两种润滑，即在非接触区，有液膜压力；而在粗糙端接触处，有边界润滑物的润滑素润滑。在混合润滑时，多数摩擦在边界润滑区仍极低，而多数负荷则由液膜来承受。滑液嵌在滑动面之间时，既可发生液膜润滑，又可产生界面润滑，或两个润滑机制均发挥作用。一个关节面在另一个关节面上滑动，在接触面上产生摩擦力。摩擦力 F 与负荷或重量 w 的比率称之为摩擦系数，摩擦系数无单位，用以对比各种负荷的摩擦阻力，而不受接触面积大小的影响。

当两个相对应的关节面无润滑作用时，相互间的滑动形成的摩擦，会造成关节面的高低不平，在其粗糙面上产生许多小的突起物。两端最高的突起物能相互接触，在滑动时可造成折断。关节面间的干摩擦系数，取决于接触面的范围和接触点的剪力强度，当负荷增加时，接触面积增加，摩擦也相应增加。塑料间的干摩擦系数约为 0.1～0.3，金属间为 0.3～0.8。

在高载荷和慢滑动速度下，液膜厚度减少。在这种条件下，从软骨基质中挤出的液体就成为润滑膜的主要来源。若液膜很薄，以致软骨面发生接触时，还要挤出更多的液体协助支持载荷。

界面润滑时，每一负重面被滑液中的一薄层大分子包裹，大分子为糖蛋白，因化学作用吸附在关节面上，形成一界面层，很适宜在另一对应面滑动，这对降低软骨间的摩擦是很重要的。当负荷过量时，这种功能停止。典型的界面摩擦系数为 0.05～0.15 之间。许多动物的负重关节润滑作用均涉及液膜和界面润滑。

能提供黏滞性的滑液成分是玻尿酸盐，为多糖类物质，有时称为玻尿酸。黏滞性增加了液体本身对剪力的阻力，因而黏滞性较低的液体，摩擦系数也较低。滑液组织的自身摩擦主要由玻尿酸盐润滑，玻尿酸盐附着在滑膜组织上产生界面润滑。滑液具有胶质变凝性的特征，使滑液形成大的玻尿酸盐分子。液体流动时，这些笨大的分子产生剪力助长各分子相缠和捕捉。移动这些分子，消耗一定的剪力，这就是流体的黏性。受压软骨形成的压渗液，主要为水和小的离子，穿过大约 60nm 的小孔，从软骨的组织中被挤压渗出到关节间隙。小孔仅允许小的分子通过，软骨基质中的大分子不能通过，软骨像一块自压性海绵，当承受压力时，液体流出。当压力解除时，液体又流回软骨。压渗多半发生在紧靠近接触区的周围。此处所承受的压力较低。这种机制称为自压流体静力滑润。关节相对活动压迫软骨，关节面间形成压力液膜，此液膜由原来的滑液和挤出来的软骨组织液组成。

第三节 韧带、肌腱的结构及力学关系

一、韧带的结构及力学关系

韧带为人体中一种致密结缔组织，一般在骨与骨之间起到连接作用，同时具有坚强的力学性能，能够保证骨与骨之间连接的完整性、稳定性，比如膝关节中交叉韧带、侧副韧带既是构成完整关节系统的一部分，同时维持关节稳定性，交叉韧带限制关节前后移位，侧副韧带限制关节左右移位，使之发挥正常的关节功能，人体负重、行走、运动等均可使关节承受较大的应力，关节内及周围的韧带便通过它的力学性能，发挥着巨大的生理作用。

二、韧带的基本结构

纤维囊为关节囊的外层，与滑膜紧邻，其增厚部分成为韧带，韧带的结构以纤维组织为主，有少量纤维细胞、组织细胞、脂肪和浆细胞以及结缔组织。韧带由纵向排列的成纤维细胞和平行排列的细胞外基质构成，主要为Ⅰ型胶原纤维，在显微镜下观察，韧带的结构与肌腱类似(图1-2)。

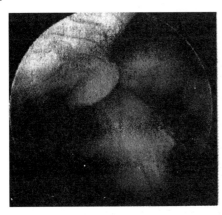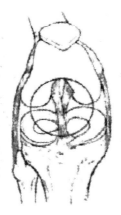

图1-2　膝关节交叉韧带

韧带具有保持关节稳定和防止关节异常活动的功能，例如肘关节为伸屈活动的合页关节，其韧带位于尺、桡两侧，可防止内、外翻动作，而前、后方皆无韧带。韧带损伤，特别当完全断裂后，影响关节的稳定性，甚至出现异常活动，亦可继发粘连或创伤性关节炎。另一功能为提供肌肉或肌腱附着。有些韧带可能是由肌肉或肌腱延续而来，如半膜肌向下延续为膝内侧副韧带。

韧带坚强，具有一定弹性，需要很大的外力能使之断裂。由于韧带的中间部分最强。附着部分最弱，而且韧带的拉伸强度超过骨骼的拉伸强度，有人测定膝关节腓侧副韧带的拉伸强度为6.5kg/mm²，而骨骼为4kg/mm²。因此，在损伤时往往是韧带附着部发生撕裂或发生撕脱骨折，而韧带仍保持完整。纤维囊及韧带因富含神经感受器，损伤后疼痛显著，但因血供较差，愈合较慢。

三、韧带的力学性能

韧带不仅是骨与骨之间的连接带，而且还参与维持关节在运动状态下的稳定性。有的就是关节囊的增厚部分，称为关节韧带；有的位于关节囊以外，为关节外韧带；而位于关节囊以内的，则称为关节内韧带。至于连接各脊椎之间的韧带结构较复杂，自成一体，不能完全为上述类型所概括。关节在运动时，总是在一定的方向受到一定的韧带的制约，以使关节的活动保持在正常的生理范围以内(图1-3)。髋关节伸直时，髂股韧带紧张以防止其过伸；膝关节前交叉韧带在伸直位紧张，防止股骨的前移；踝关节内(外)侧副韧带在距下关节处于充分外(内)翻时紧张，则是防止距下关节超出其生理的外(内)翻范围。而将应力传给不具备生理外(内)翻活动的踝关节。韧带不单纯是被动的限制关节超出生理范围的活动，同时还通过韧带内的末梢感受器在张力下的反射作用，经神经中枢而组成肌肉的拮抗作用。当距下关节极度内翻时，踝关节外侧副韧带受到张力，既被动地限制其继续内翻，又通过反射，使外翻肌组(腓骨长短肌)收缩以纠正其内翻，防止这一可能导致踝关节骨折脱位的危险动作发展下去。

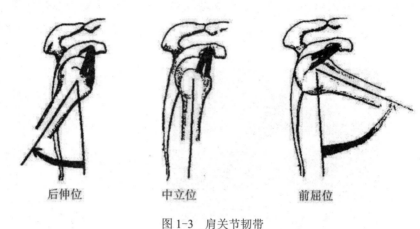

后伸位　　　　　　中立位　　　　　　前屈位

图1-3　肩关节韧带

韧带的胶原纤维排列则不是非常平行，如此可使这结构能承受一个方向占优势的拉张应力和承受其他方向的较小应力。

在负荷-伸延曲线(或应力-应变曲线)的趾区。弹性模量是不固定的，而是逐渐增加。在线区的模量曲线，则比较稳定。

四、肌腱的结构及力学关系

肌腱是肌肉的延续部分，呈条索状，一般色亮白，弹性小，可拉伸幅度小，血管少，血供相对较差，代谢低，但有极强的抗张力($611\sim1265kg/cm^2$)和抗摩擦力。

1.结构组成

肌腱是由胶质纤维束、束间结缔组织-腱内膜和腱束膜(有血管、淋巴管和神经通行其中)以及外周结合组织-腱外膜三部分组成。

肌腱的血管来源，一般来讲，可有如下四条途径：①肌腱与肌的移行部有较多血管入腱，向远近分支，血管或肌质移行于腱；②在腱的骨附着部附近的骨或骨膜的血管有分支入腱，但数目有限；③在无鞘包裹的部位(如掌远端或前臂)，血管来自肌腱周围，肌腱周围大多为疏松结缔组织，呈层状结构，与肌腱疏松结合，可随肌腱而移动；来自邻近的肌、筋膜或骨膜的血管，可经腱周分布于肌腱，以供应肌腱血供；④在滑液包裹的部位，腱的血管系通过腱系膜和腱纽分布于肌腱。

肌腱的血供不外乎以上四条途径，但是对于肌腱来讲，即使有四条途径，仍然面临着血供欠佳、代谢率低等情况，导致肌腱一旦损伤，修复较为缓慢或困难。

肌腱与韧带的胶原纤维排列有些不同，以适应结构的功能。肌腱的纤维是有秩序的平行排列，使肌腱能承受高度单向(单轴)拉张负荷，以适应活动的需要。

2.生物力学

肌腱机械性能不仅依赖于胶原纤维结构和功能，也与结构内含有的弹性蛋白的比例有关。

　　胶原纤维的排列在肌腱内呈平行状态，致使能承受高度单方向的负荷。研究证实在正常活动时，活体内的肌腱只承受最终应力的1/4。

　　虽然肌腱与韧带损伤机制基本相同，但肌腱有两个额外因素，因为它与肌肉相连，所以肌肉收缩所引起的力会传至肌腱；肌腱的横切面积与肌肉的面积有关。肌肉收缩时，肌腱将承受增加的应力。当肌肉收缩力最大时，肌腱的拉张应力也升至最高水平。若肌肉发生迅速的离心性收缩，例如踝关节的快速背屈，而腓肠肌与比目鱼肌不能有反射性松弛，则跟腱上的张力将增至更高。在此情况下，肌腱所承受的负荷可能会超越屈服点，从而导致跟腱断裂。

　　年老会导致肌腱与韧带的机械性能衰退，即其强度、刚度和承受形变能力的衰退。

第四节　关节结构和功能的力学关系

一、共节的结构和功能

　　关节包括关节面、关节囊及关节腔，关节面覆以软骨，关节腔内含有少量滑液。以形状而言，关节可分为枢轴关节、滑车关节、屈戍关节、椭圆关节、球窝关节等。

　　1. 关节软骨

　　多为透明软骨，但少部分为纤维软骨，如下颌关节、肩锁关节、胸锁关节。关节软骨具有一定的弹性，在关节中具有承受压应力、吸收震荡、缓冲、传递负荷、减少关节活动时摩擦等作用。

　　关节软骨由软骨细胞和基质组成，细胞埋藏在基质内，基质成分75%左右为水分，其余为胶原、黏多糖蛋白和硫酸软骨素。其中硫酸软骨素可影响关节软骨基质的质地和弹性，胶原纤维穿行于基质内，浅层者与关节表面平行，有较大孔隙，允许滑液分子通过，中层胶原纤维斜行无序，深层胶原纤维垂直于关节面，并穿越软骨的钙化基层，紧密附着于软骨下骨板。关节软骨厚度随关节部位、大小、承受压力、磨损程度、先天发育等情况而不同，平均厚度为2～3mm，软骨虽然厚度较小，但其发挥的作用却是不容忽视的。

　　软骨内缺乏血管、淋巴管和神经，其营养及代谢主要靠关节滑液维持。值得注意的是关节软骨在长期缺乏压力或连续过重压力负荷下将发生软骨萎缩，在经受持续6d的压力负荷后，将产生溃疡和破坏，在长期慢性活动摩擦中关节软骨将发生耗损，逐渐变薄，最为常见的髋膝骨性关节炎便是关节退行性变后发生关节软骨磨损，最后导致关节间隙变窄，发生慢性炎症，严重影响关节正常活动，而且一旦损伤，由于营养差，很难迅速再生修复。

　　2. 关节囊

　　为包绕关节腔的结缔组织，一般分为两层，外层为纤维膜，内层为滑膜。

　　(1)纤维膜：厚而坚韧，纤维束多纵行，深纤维束多环形。纤维膜具有一定的可拉伸性，但部分部位纤维膜被韧带增强，成为强韧的结缔组织，缺少弹性，可限制关节的过度活动。

　　(2)滑膜：为关节囊内层，薄而滑润，紧贴关节软骨边缘。滑膜可突出纤维膜裂隙形成滑液囊和腱滑液鞘。滑膜多呈粉红色，湿润光滑，表面多形成指状突起—绒毛，绒毛富含毛细血管和胶原组织，受炎症和刺激可增生变厚。滑膜下层可形成绒毛和皱襞，具有可屈性，能改变关节腔的形态，对于关节力学系统存在一定的影响。

滑膜的主要功能中有一条为分泌清亮无色透明的黏稠性液体—关节滑液，呈碱性，在关节力学系统中具有缓冲压力、适应关节变形运动、提供关节软骨营养等作用。

二、关节运动的力学关系

正常站立时，体重施力于下肢各关节，而上肢的力却是负的。几乎身体的各种位置都不能借关节面自身的组合来取得平衡，而需要韧带、肌肉或二者结合的力量。关节部肌肉仅具小的杠杆臂，而有时却需平衡大的力矩，故肌肉加于关节的力可以是很大的。在活动情况下，肢体节段和身体的加速运动可增加关节力，但一般并不显著。

1. 髋关节

髋关节是一个球臼关节，它由髋臼和股骨头组成，存在七线(沈通氏线、髋臼线、髋臼前缘线、髋臼后缘线等)一泪点二角(颈干角、前倾角)，位置深在，较为稳定，生物力学研究颇多，但机制复杂，且存在许多争论。髋运动发生在所有三个面内：矢状面、额状面和水平面。髋关节最大的运动范围发生在矢状面内。髋关节上的面运动可考虑为股骨头在髋臼内滑动。球和臼在三个面内绕股骨头旋转中心旋转，产生关节面的滑动(图1-4)。

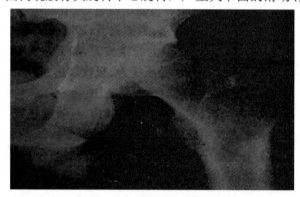

图1-4　髋关节X结构

在双腿站立位，重力线通过耻骨联合的后方，由于髋关节是稳定的，因此通过关节囊和关节囊韧带的稳定作用，不需要肌肉收缩就能达到直立。所以，直立时作用在股骨头上的关节反力为压在上面的体重的1/2。因为每个下肢为1/6体重，故每个髋关节上的载荷就是余下2/3体重的一半，即1/3体重，若为防止晃动并保持身体直立位，髋关节周围的肌肉要收缩，这个1/3体重的力还将按肌肉活动量成正比增大。

髋关节生物力学目前最热门的研究重点放在关节置换中髋关节生物力学试验研究中，而且已经取得一定的科研成果，相信将来会继续指导临床实践进一步发展。

2. 膝关节

膝位置表浅，是双关节结构，承受很大的力，位于身体两个最长的力臂之间，是人体下肢活动较为重要的枢纽，这使得膝部特别容易遭受不同程度的损伤，其中与其生物力学特征相关。

经研究发现，膝最大屈曲发生在腿上抬时。小腿长度和膝运动范围之间存在重要关系，小腿越长，膝运动范围越大。

在任一关节的矢状面和额状面内都可以描述面关节运动，即一个关节的两个关节面之间的运动，但不能在水平面内加以描述。所用的方法称为瞬时中心法。这种方法可用来描述身体两个邻近环节上相对的单平面运动，以及这些环节间接触点的位移方向。通常这些环节称为链节。当一个链节绕另一链节转动时，在某一瞬间有一个不运动的中心点，就是说此点速度为零。此点形成一个瞬时运动中心，即瞬时中心。

在正常膝关节中，应力分布在胫骨平台宽阔的面积上，若去除半月板，应力便只局限于平台中心的接触面上。因此，去除半月板，不仅使胫骨平台中心处的软骨应力值增加，还使接触面积减小，并改变接触面积的位置。长期在这种较小的接触面上作用着高应力，可损害裸露的软骨，此面内的软骨通常是柔软而纤弱的，这就是创伤性半月板损伤手术切除后出现膝骨性关节炎早发的可能机制。

3. 肩关节

肩关节属球臼关节，在一特定的平面内能够产生三种类型的表面运动。一是旋转，当球头在臼内旋转时，球的接触点改变，瞬间中心点不断变化，而臼的接触点维持不变。二是滚动，每个关节面上的每一个接触点作等量的改变和位移。三是平移，球的接触点保持不变，而臼的接触点改变。

肩是身体中最复杂的关节。肩结构的复杂联结使它的运动范围极易超过任何其他关节，使肱骨在空间运动超过半球范围。由于肩运动范围大，组成成分多以及这些成分在尺寸和形状上均有很大的个体差异，因而要对肩作一完全的定量的生物力学阐述非常困难。

肩关节存在前屈、后伸、外展、内收、旋前、旋后、上举、环转等多种运动轨迹，是人体大关节中最为灵活的关节。

肩关节的关节稳定性取决于大小匹配的关节盂、后倾的盂窝、后倾的肱骨头、完整的关节囊、组成肩袖的各群肌肉。

三、关节结构对运动力学的影响

滑膜液是血清透析液，含有电泳蛋白。它的功能是提供润滑。干燥的关节摩擦系数较有滑膜液的关节摩擦系数大 14 倍。透明质酸是润滑作用的物质。同时滑膜液能提供营养作用。经前辈们以往的研究显示，肌肉对关节的作用并非独立的，可因其对抗肌的调整作用或施于肢体上的外界约束力而改变。根据肌肉所占面积及其力量计算出来的人均肌力为 0.39～1.1N/mm²。无关节外影响的运动称为"局解机制"，而肌肉和外部影响(如负重)共向形成的运动称"联合机制"。肢体活动还有开放或闭合运动链之别。如挥手时，前臂为开放运动链。手握持一固定物时，前行为闭合运动链。因此要预测某一关节的运动和力，必须全面了解肢体和身体的位置、外力和肌肉作用。必要时，尚可将肌力分解为压缩分力和运动分力。

影响关节退变的因素很多，除遗传、代谢、创伤及炎症等因素外，力学因素亦至关重要。如异常应力(高应力或低应力)作用于正常关节。人工关节是集生物力学及生物材料力学为一体的内植入物替代已损害的关节，而达到恢复功能，是骨科最新成就之一。

第二章　骨与关节感染性疾病

第一节　急性血源性骨髓炎

一、概述

在急性化脓性骨髓炎中，急性血源性骨髓炎最多见；约 80%以上为 12 岁以下儿童，男女比例为 4∶1。长骨干骺端为好发部位，其中以胫骨上下端、股骨下端及肱骨上端最多见。

在急性血源性骨髓炎发病前，身体其他部位常有明显或不明显的感染性病灶，若处理不当或机体抵抗力降低，感染灶内的致病菌经血液循环至骨内停留而引起骨组织的急性感染。

急性血源性骨髓炎的病理演变，至今尚未建立可靠的实验模型，所以仍以 Star 学说解释：由于儿童干骺端的骨滋养动脉在此处为终末端，血流缓慢，经血液循环散播的细菌易于在此停留，并在干骺端的骨松质内繁殖，引起局部急性炎症反应，如充血、水肿、白细胞浸润等，局部骨内压升高，引起剧痛。而后白细胞坏死，释放溶蛋白酶，破坏骨基质而形成脓肿，脓肿向压力低的方向扩展、蔓延，向骨髓腔方向扩张引起髓腔急性感染，再向 Havers 管和 Volkmann 管蔓延，引起骨密质感染。如脓液再穿破骨密质外层骨板蔓延到骨膜下，形成骨膜下脓肿。因干骺端骨密质较薄，此部位易被脓汁穿破。也可穿破骨密质外层骨板后顺着关节囊表面向皮下蔓延。骨膜下脓肿可穿破骨膜而进入软组织间隙，引起软组织蜂窝织炎，形成窦道。虽然干骺端脓肿极少穿破骨骺生长板、关节软骨和关节囊，引起关节感染，但常引起关节腔反应性积液。少数情况下，脓肿可穿破关节囊附着点处的外层骨板，或经骨膜下进入关节腔，引起化脓性关节炎。发生于股骨上端的骨髓炎，因股骨颈位于关节囊内，脓肿常穿破股骨颈的骨密质进入关节腔，引起急性化脓性髋关节炎。

骨髓腔滋养动脉被炎性栓子栓塞后，可引起骨密质内层的骨坏死。骨膜下脓肿可使骨膜滋养血管栓塞，引起骨密质外层坏死。若骨密质内外层滋养血管均被栓塞，可导致大块骨密质或整段骨干的骨坏死。骨坏死在尚未与周围活组织脱离时，如炎症被控制，建立侧支循环，有再血管化而复活的可能；若与周围组织脱离，则形成死骨，可长期存留。骨膜在未被感染破坏时，炎症刺激骨膜下形成新骨，可包裹死骨及其上、下活骨段表面，保持骨干的连续性，不发生病理性骨折。如骨膜被感染破坏，无新骨壳形成，可发生感染性骨缺损及病理性骨折。

死骨的存留及窦道的形成，可使病灶经久不愈，是慢性骨髓炎的特征。

骨坏死的另一学说认为：骨是坚硬组织，一旦骨髓感染，充血、肿胀后骨内压升高并超过滋养动脉的灌注压，骨密质首先因缺血而坏死。这一现象发生在滋养血管因炎性栓塞之前，说明骨密质坏死主要由骨内压升高和滋养动脉因炎性栓塞这两个因素所致。

此外，细菌毒力、机体抵抗力以及抗生素疗效等因素，也影响本病的演变及其程度。

在急性血源性骨髓炎发病前，身体其他部位常有明显或不明显的感染性病灶，当处理不当或机体抵抗力降低时，感染灶内的致病菌经血液循环至骨内停留而引起骨组织的急性感染。

二、诊断

(一)病史

(1)起病急,全身中毒症状重。有高热,体温常达 39～40℃,伴寒战、精神不振、食欲不佳、心率加快,小儿可有惊厥。感染早期,局部剧痛,皮温升高,患肢半屈曲。幼儿被动活动肢体时疼痛加剧,常引起啼哭,但局部压痛可不明显。当骨脓肿穿破骨密质到骨膜下时,常伴剧痛,随后骨内压降低,疼痛也随之减轻。

(2)波及骨膜下时,局部压痛明显。当脓肿穿入皮下时,局部红、肿、痛、热明显。

(3)病情严重者可发生中毒性休克,出现多发感染灶等。

(二)检查

(1)高热,患肢疼痛剧烈,不敢活动,长骨干骺端有深压痛;血白细胞总数升高($10×10^9$/L以上),中性粒细胞比值增大,应考虑为急性骨髓炎。如局部肿胀,皮温升高,骨局部压痛明显,则应高度怀疑本病。

(2)局部分层穿刺对早期诊断有重要价值。在肿胀及压痛最明显处,用粗针头先穿入软组织内抽吸,如无脓液再穿入骨膜下,如无脓液则穿破骨密质进入干骺端骨髓内。如在骨膜下或骨髓内抽出脓液,涂片检查有脓细胞则可明确诊断,应同时做细胞培养和药敏试验。

(3)早期,X 线片上无骨膜反应不能否认诊断。如仔细观察,常可见干骺端骨松质内,有模糊阴影,骨纹理不清。2 周后逐渐出现骨松质虫蚀样散在骨坏死。病变继续发展时,可见分层骨膜增生。病变再发展,可见游离致密的死骨,围绕骨干形成骨包壳,是转为慢性骨髓炎的表现。

(4)感染灶在发病 48h 内即可显示 ^{99m}Tc 浓集,影像较 X 线检查出现早,对早期诊断有帮助。

(5)MRI 显示骨内病灶 T_1 信号加强,有早期诊断价值。

三、治疗

治疗原则是预防中毒性休克和并发多处感染。局部治疗应及早进行,力争在急性期治愈,防止死骨形成而转变成慢性骨髓炎。

(一)全身支持疗法

提高机体免疫力,可少量多次输新鲜血或球蛋白。给予高蛋白高维生素饮食。高热时物理降温,保持体内水、电解质的平衡,纠正酸中毒。应早期大量联合使用广谱抗生素,依据细菌学药敏试验,再调整敏感抗生素,直到体温正常,局部炎症消失。

(二)局部处理

早期引流病灶,降低骨内压,阻止炎症扩散及死骨形成,是防止急性骨髓炎转变成慢性骨髓炎的重要手段。引流越早、越彻底越好。方法:在病灶一侧切开暴露,不剥离骨膜,在骨膜外先对病灶钻孔,如有脓汁流出,表示已进入病灶,再钻一系列孔形成方框,沿骨孔方框凿一骨窗,使引流充分,促进滋养动脉恢复对组织的血流灌注,促进炎症消退。于骨窗内放置两根导管,一根导管用以连续滴注抗生素,另一根导管用以持续负压引流,缝合创口。维持 2 周后,如引流无脓汁,先拔滴注管;3d 后可考虑拔除引流管。

(三)肢体制动

患肢用石膏托或皮牵引制动,有促进炎症消退和减轻疼痛的功效,也可防止病理性骨折和关节挛缩。

第二节 慢性化脓性骨髓炎

一、分型

疾病的分型,是用综合分析的方法将疾病在发病学、病理学、临床学上的复杂性及多样性进行规律化和条理化的过程。一个好的分型,不仅能从不同角度反映各型的特点,也能体现出共性,其本身不但应该具有学术价值,更重要的是临床工作及科学研究中应具有实用性。

(一)按致病菌侵入途径及感染形成过程不同分型

1.慢性(血源性)化脓性骨髓炎

(1)非典型慢性化脓性骨髓炎(亚急性骨髓炎):①局限性骨脓肿(Brodie 骨脓肿);②硬化性骨髓炎(Garre 硬化性骨髓炎);③浆细胞性骨髓炎;④非典型骨干型慢性化脓性骨髓炎(骨干型亚急性骨髓炎);⑤非典型干骺端并骨骺型慢性化脓性骨髓炎(干骺端并骨骺型亚急性骨髓炎);⑥非典型骨骺型慢性化脓性骨髓炎(骨骺型亚急性骨髓炎);⑦非典型不规则骨慢性化脓性骨髓炎(不规则骨亚急性骨髓炎)。

(2)典型慢性化脓性骨髓炎:由急性血源性骨髓炎演变而来。

2.慢性外伤性化脓性骨髓炎

典型的慢性外伤性化脓性骨髓炎多数由急性外伤性化脓性骨髓炎演变而来。也有少数病例一开始就是慢性炎症表现,即非典型外伤性化脓性骨髓炎。

(1)开放性骨折后继发的慢性化脓性骨髓炎。

(2)软组织损伤后化脓感染继发的慢性化脓性骨髓炎。

(3)褥疮或其他感染组织化脓感染继发的慢性化脓性骨髓炎。

(4)烧伤继发的慢性化脓性骨髓炎。

3.医源性慢性化脓性骨髓炎(手术后继发骨化脓感染)

医源性慢性化脓性骨髓炎也包括两种类型,术后发生急性感染,以后演变为慢性,即继发性慢性化脓性骨髓炎者占多数。也有无急性感染症状,但术后数月至一年,甚至数年出现慢性化脓性骨髓炎的表现者,即非典型慢性化脓性骨髓炎。

(二)根据发病部位及病变范围大小分型

1.四肢长骨的慢性化脓性骨髓炎

(1)局限性病变(累及全骨的 1/3 以下):①干骺端慢性化脓性骨髓炎;②骨骺慢性化脓性骨髓炎;③骨干局限性慢性化脓性骨髓炎;④局限性骨脓肿(Brodie 骨脓肿);⑤局限性硬化性骨髓炎(Garre 硬化性骨髓炎)。

(2)广泛性病变(累及全骨 1/2 以上):①干骺端、骨干慢性化脓性骨髓炎;②全骨慢性化脓性骨髓炎;③广泛性硬化性骨髓炎(Garre 硬化性骨髓炎)。

2.特殊部位的慢性化脓性骨髓炎

特殊部位的慢性化脓性骨髓炎(局限性或广泛性)：①颅骨慢性化脓性骨髓炎；②下颌骨慢性化脓性骨髓炎；③脊椎慢性化脓性骨髓炎；④胸骨、肋骨慢性化脓性骨髓炎；⑤髂骨慢性化脓性骨髓炎；⑥跟骨慢性化脓性骨髓炎；⑦跗骨慢性化脓性骨髓炎；⑧指、趾骨慢性化脓性骨髓炎；⑨籽骨慢性化脓性骨髓炎。

二、病因

遗留的骨腔、死骨、坏死组织、细菌及局部血循环障碍是急性炎症发作的潜在因素，当患者抵抗力降低时，存留在病骨中的细菌大量繁殖，破坏骨质，再次形成骨脓肿。此时，患者可有畏寒、发热、患肢疼痛，白细胞计数及中性粒细胞增多，血沉增快等急性感染的全身症状。患肢局部疼痛、皮肤发红、发热、肿胀。原有窦道瘢痕出现高出皮肤表面的混浊水泡，或在附近皮肤出现有波动的肿块，肿块压痛明显。水泡或皮肤肿块破溃后，脓液流出，有时也可有小死骨块流出。之后，全身症状消失，局部症状消除，流脓窦道可暂时自行愈合或长期不愈合。

三、临床表现与诊断

典型慢性化脓性骨髓炎诊断比较容易，病史、临床表现及 X 线检查是诊断的主要依据。

(一)急性发作期

慢性化脓性骨髓炎由急性血源性骨髓炎治疗不当或不及时而发展的结果。急性发病多始于儿童和青年时代，发病突然，先是发冷、寒战，体温急剧上升，高达 39～40℃，白细胞总数及中性粒细胞增高，可高达 $30×10^9/L$ 以上，血沉增快。同时，患肢剧痛、肿胀，运动受限，局部有深压痛，患肢处于半屈曲位。发病后 1～2 周，局部疼痛加剧，整个肢体肿胀，局部皮肤有红、肿、热、痛，有压痛和波动。3～4 周后，脓液穿破皮肤自行破溃或手术切开引流后形成窦道，体温逐渐下降，患肢疼痛缓解，进入慢性化脓性骨髓炎阶段。自此以后，常反复急性发作，时好时坏，时轻时重，病程漫长，有的可长达数十年。在此期间，虽然经多方治疗，多次手术，但仍然不能根治。

(二)炎症静止期

发病男性明显多于女性，就诊时年龄以 20～40 岁最多。常见发病部位为胫骨、股骨、肱骨的干骺部及骨干。患者多有消瘦、贫血等慢性消耗表现及精神抑郁、低沉等心理损害表现。炎症静止期可以完全没有全身症状、血沉增快等急性感染的全身表现。局部检查常可见患肢肌肉萎缩、邻近关节僵硬、肢体增粗变形、不规则，可有过长、过短、弯曲等畸形。局部皮肤色素沉着，肤色黯黑，皮肤薄而易破，破溃后形成溃疡，愈合缓慢。瘢痕硬化，位于皮下的患骨易形成"贴骨瘢痕"。病变部位常可发现窦道口，窦道数目为一个或多个，窦道口有在病骨附近者，也有较远者，其部位取决于急性期脓液流注的位置和距离。长期不愈和反复发作的窦道，周围常有色素沉着，窦道口常有肉芽组织增生，高出皮肤表面，表皮则向内凹陷，长入窦道口边缘。

四、鉴别诊断

典型的慢性化脓性骨髓炎和其他疾病容易鉴别，其长期的炎症病史、排脓的窦道和典型

X线改变是诊断的可靠依据。然而，不典型病例在临床及X线诊断上发生误诊的并不少见，在鉴别诊断上应注意排除以下疾患：

（一）骨结核

1. 干骺端或骨干结核骨结核

无论是发生在干骺端或是骨干，都不易与不典型慢性化脓性骨髓炎相鉴别，特别是长骨干结核和扁骨结核。长骨干结核的全身症状比较明显，患者有发热、消瘦、食欲缺乏、局部疼痛等。骨干结核临床很少见，常合并其他部位结核，无混合感染时白细胞计数正常，死骨及窦道形成比较少见，即便形成脓肿或窦道，经适当非手术治疗也容易痊愈。慢性化脓性骨髓炎所形成的窦道愈合非常困难，往往经多次手术，数月数年还不能完全根治，窦道排出物和慢性化脓性骨髓炎不同，为稀薄的结核性脓液。细菌学检查可帮助诊断，鉴别诊断有困难时，需行病理检查。

2. 松质骨结核

慢性化脓性骨髓炎有时不易和松质骨结核，特别是与髂骨、跟骨、肩胛骨结核鉴别。松质骨发生结核病变后，骨组织发生坏死，以溶骨性破坏为主，不易形成死骨，形成局部脓肿较多，脓肿压力增大时，病灶扩大，脓液可穿破骨膜在软组织中形成脓肿，最后破溃形成窦道。X线平片最初显示骨小梁模糊不清，呈一致的磨砂玻璃样改变，其密度比周围脱钙的骨质高（图2-1a）。而慢性化脓性骨髓炎则以增生硬化为主，且易形成大块死骨（图2-1b）。脓液的性质、细菌学检查和病理学检查可确定诊断。

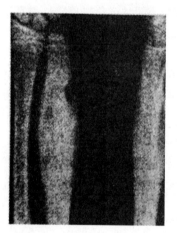

图2-1a 尺骨干结核显示骨膜增生并有溶骨性破坏区

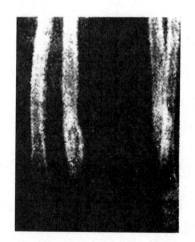

图2-1b 慢性化脓性骨髓炎显示骨膜增生并有死骨形成

（二）骨肿瘤

临床及X线检查将慢性化脓性骨髓炎误诊为骨肉瘤，或将骨肉瘤误诊为慢性化脓性骨髓炎的病例并不罕见，有时二者的鉴别诊断最终需病理学诊断，因为二者在处理上是截然不同的。

1.硬化型成骨肉瘤

硬化型成骨肉瘤与慢性化脓性骨髓炎，特别是低毒感染的慢性化脓性骨髓炎在临床和X线表现上有时十分相似。

慢性化脓性骨髓炎多数是急性血源性骨髓炎发展而来，有急性感染病史，病程较长，发展缓慢，部分患者有窦道形成。无急性感染时，无疼痛，血清碱性磷酸酶检查正常。硬化型成骨肉瘤无感染病史，发展较快，疼痛较剧烈，夜晚疼痛较白天重，血清碱性磷酸酶多高于正常值。在鉴别诊断时除注意其各自的临床特点外，还应注意X线表现，慢性化脓性骨髓炎的骨膜反应总是由轻变重，由模糊变为光滑；而骨肉瘤骨膜大多由层次清楚、均匀、光滑变为模糊，残缺不全或厚薄不均，不是趋向修复，而是继续破坏，显示肿瘤对骨膜新生骨的侵犯。

2.骨样骨瘤

是一种比较常见的良性骨肿瘤，以骨干为好发部位。病变部位呈局部较广泛的骨皮质增厚，新生骨多在X线平片上颇似慢性化脓性骨髓炎，但骨样骨瘤无脓肿死骨，皮质较光滑，一般是一侧性的皮质增厚，髓腔不对称的变窄。其特征性表现为骨增生区中心的瘤巢呈圆形或卵圆形透明区，通常在1cm以下，超过2cm者罕见。水杨酸钠制剂对骨样骨瘤常有良好的止痛作用，而对慢性骨髓炎则不然。

3.尤文肉瘤

是需与急性血源性骨髓炎鉴别的主要疾病之一，这里需指出的是该病有时亦需和慢性化脓性骨髓炎鉴别，过去认为，洋葱皮样骨膜增生是尤文肉瘤的特征性改变，事实上并非其所独有，也可见于慢性化脓性骨髓炎，其增生改变在个别病例颇似慢性化脓性骨髓炎。尤文肉瘤无骨感染病史，疼痛为最突出的症状，开始为间歇性疼痛，以后变为持续性疼痛，而慢性化脓性骨髓炎除急性发作外很少有疼痛，特点是多数有窦道形成，穿刺可抽出脓液或窦道分泌物，作细菌学检查可查出致病菌，而尤文肉瘤则无。一般来说，尤文肉瘤的增生仅局限于骨外膜，量也较少，常有一定形态，如葱皮样或放射状骨针，不产生死骨，而慢性化脓性骨髓炎则既有骨外膜增生，又有骨内膜增生，因而髓腔变窄，且往往有死骨和骨腔并存，这些特点有助于二者的鉴别诊断。

五、治疗

慢性化脓性骨髓炎的现代治疗，必须解决两个问题：一是病灶的彻底清除和通畅的引流；二是有效地提高局部病灶的抗生素浓度。治疗上应达到三个目的，即缩短疗程、减少复发率及尽可能保存功能。

(一)改善全身状况，提高机体抵抗力

(1)慢性化脓性骨髓炎病程长期迁延，反复急性发作，有窦道形成者长期排出脓性分泌物，对患者机体产生慢性消耗性损害，因此患者往往有贫血和低蛋白血症。这些并发症进一步降低了全身及局部抗病能力，使慢性化脓性骨髓炎更不易治愈，从而形成恶性病理循环。

(2)进行系统的全身检查，了解患者重要脏器的功能状态，以便发现可能存在的慢性病，如糖尿病及慢性肝、肾损害。治疗中应加强营养，给予高蛋白食物，必要和可能情况下静脉滴入人体血清蛋白或氨基酸制剂，补充B族、C族维生素。贫血者应予以纠正，必要时少量多次输血。最大限度提高患者的身体素质，增强机体对感染的免疫功能以及对手术的耐受能力，这是治疗慢性化脓性骨髓炎的基础。

(二)抗生素的应用

在慢性化脓性骨髓炎的治疗中，应用抗生素是一个很重要的环节。选择抗生素的原则是采用最有效的抗生素，通常是通过细菌培养和药物敏感试验筛选出的，有时尚需通过临床验证。一般血源性感染的致病菌以金黄色葡萄球菌最多，外伤性感染以绿脓杆菌最多，局部抗生素的浓度应大大超过最小抑菌浓度。而且，使用抗生素时必须考虑耐药性问题。

1. 全身用药

抗生素应用于慢性化脓性骨髓炎的急性发作期、手术前的准备和术后处理，主要目的是预防和治疗炎症的扩散及血行全身感染。患者入院后应及时做脓液细菌培养和药物敏感试验，从而找出致病菌种和敏感的抗生素，选择最敏感的杀菌性抗生素，抗生素应联合应用，如青霉素类或头孢菌素类与氨基糖苷类联合应用可起到协同作用。

2. 局部用药

慢性化脓性骨髓炎由于局部血循环障碍，通过全身给予的抗生素很难或很少渗透到病灶内，病灶部位的抗生素含量达不到有效的杀菌浓度。局部应用抗生素可使病灶内抗生素浓度比全身用药高数倍，甚至数十倍，从而提高了疗效。

(1)病灶清除后应用抗生素溶液冲洗和一次性局部药物撒布，上述方式可以在短时间内提高局部抗生素浓度。

(2)病灶内留置药物链，近年来有将庆大霉素或头孢菌素类放入聚甲基丙烯酸甲酯中，制成直径6～8mm的小球，用细不锈钢线串连起来，每串30珠即为庆大霉素链或头孢菌素链，将其置入病灶内，可在2～3周内不断释放有效浓度的庆大霉素或头孢菌素。3周后取出或将链的一端置于切口外，每日拉出一颗，等待肉芽逐渐填充无效腔。

(3)进行间歇性动脉加压灌注或静脉加压灌注抗生素，提高病灶局部抗生素浓度。前者上肢用肱动脉，下肢用股动脉，进行动脉插管，将全身应用剂量的抗生素溶于50～100mL的生理盐水，用注射泵在30～60min内加压注入动脉。静脉加压灌注系采用皮静脉穿刺法，近端上应用止血带，远端加压包扎，将抗生素用动脉输液加压器注入。

(三)病灶清除和引流

病灶清除和引流需要手术来解决，病灶清除包括彻底切除窦道、摘除死骨、清除病灶中的脓液、炎性肉芽组织、坏死组织及无效腔壁，并适当扩大骨腔。病灶清除后可用肌肉瓣、大网膜、自体松质骨、抗生素血凝块等填塞以消灭残腔。在有效抗生素配合下，如病灶清除彻底，可以一期闭合伤口，但复发率较高。

1. 奥尔(Orr)手术

是一个经典的慢性化脓性骨髓炎手术，它的原理是清除病灶后，残腔用凡士林纱布填塞，通过慢性持续引流作用，使残腔通过肉芽的瘢痕化而治愈。

2. 闭合性持续冲洗－吸引疗法

国内外普遍采用的闭合性持续冲洗－吸引疗法，解决了病灶清除、通畅引流和局部高浓度抗生素作用三个基本问题，与其他疗法相比治愈率显著提高，疗程明显缩短，可以认为是效果较好的疗法。

(四)治疗方法上的其他进展

1. 高压氧(HBO)治疗

有单独进行 HBO 的，也有配合手术，于术前、术后应用的。一般用 2～8 个绝对大气压，每 60min 为 1 次，1 次/d，连续 30 次为 1 疗程，休息 1 周后可再治疗 1 疗程。动物试验证明，高压氧吸入可以改善骨病灶局部的低氧分压状态，促进机体对感染的抵抗力。

2. 显微外科技术

通过带血管蒂的或吻合血管的组织移植治疗慢性化脓性骨髓炎，可以改善病灶局部的血液循环，从而有效地发挥抗生素的杀菌作用。不仅可以解决慢性化脓性骨髓炎合并软组织缺损的覆盖问题，也同样可以行骨移植治疗骨缺损或骨不连。进行复合组织移植可同时解决骨骼和皮肤同时缺损，大网膜移植治疗慢性化脓性骨髓炎，也是一种疗效较好的方法。

3. 硝酸银离子电透入

据报道此方法有治愈窦道的良好效果，主要应用于无死骨者。以 3%硝酸银溶液浸湿棉条，置入窦道深部，棉条远端露出窦道外，以 1～10mA 直流电导入银离子，有杀菌作用。

4. 放射疗法

放射疗法主要是根据高能 X 线的电离效应使组织内产生大量自由基，而自由基非常活跃，它与增生细胞群的 DNA 结合并使之破坏，进而杀灭细菌、抑制肉芽组织和瘢痕组织增生达到控制炎症的目的。治疗技术的关键在于必须准确确定病灶的位置，设定合适的治疗体积，并要求剂量准确，以免欠量和损伤正常组织。

六、预后的判断与分期

从全身和局部的临床表现，白细胞计数、血沉的变化来判定慢性化脓性骨髓炎是否治愈是困难的，即使长时间病情稳定，也不能排除再次发作的可能性。因为病骨内潜隐的病灶，在机体抵抗力下降时，可再次急性发作。什么时间发作，取决于机体抗病能力、病灶清除是否彻底，潜在的隐患是否彻底消除以及细菌的致病能力。可能在一个或几个月内发作，也可能 1 年内发作，几年或几十年发作，当然，也可能终身不再发作。正确的判断是困难的，目前尚缺少一个统一的治愈标准。

我们试图将慢性化脓性骨髓炎的预后分为三个期，即静止期、残存期和治愈期。

(一)静止期

静止期是指慢性化脓性骨髓炎经过治疗后，炎症已被控制，全身及局部症状消失，病灶相对静止、稳定，骨破坏及骨质增生停止，窦道闭合，但原有骨病灶仍然存在，在 3～6 个月内无任何感染症状和体征。

在此期内，多数患者不需要任何治疗，随着机体抗病能力的增强，病灶在一定时间内不再急性发作，可过渡到残存期或治愈期。对稳定局限的病灶可行病灶清除肌瓣或松质骨填塞术，对合并病理骨折、骨缺损及假关节形成者，如无其他手术禁忌证可行骨移植术，手术成功率较高。

(二)残存期

原病变骨硬化，其血供和强度已接近正常，负重能力基本正常，瘢痕组织相对软化。在 6 个月至 1 年内，没有任何感染症状和体征，原有窦道未再开放。但如果病变骨定位于皮下的，皮肤往往和骨发生粘连，这种与骨发生粘连的皮肤在受到损伤的时候，常易破裂，愈合慢，甚至可引起感染的重新发作。

显然，此期与慢性化脓性骨髓炎静止期并没有一个严格的界限，只是上述特点持续时间越长，就越能证实是残存期。在此期内，可以对病骨和相应关节存在的畸形进行手术矫正，对挛缩的瘢痕进行松解。如有皮肤和骨的粘连，脆薄而易损，可用皮瓣转移予以取代。

(三)治愈期

慢性化脓性骨髓炎治疗后，经过长时间的观察，全身及局部症状消失，一般状况改善，窦道纤维性愈合，连续 X 线摄片检查，病变骨结构逐渐规则，无骨破坏，骨硬化、骨皮质肥厚及骨髓腔狭窄等表现趋向稳定，则可以认为是临床治愈期。以后在长期观察中，则可确定 2 年治愈，5 年治愈或 10 年治愈，这对评定治疗效果可能是一种比较客观的标准。

当然，慢性化脓性骨髓炎完全彻底治愈者也并不少见，不像过去错误地认为慢性化脓性骨髓炎是不能治愈的。尤其是近几年，采用中西医结合治疗，效果更为明显。这些完全治愈的病例多见于年龄较小的儿童。由于儿童处于生长旺盛时期，修复能力强，通过正确的治疗之后，病灶消除，骨结构基本恢复正常或完全恢复正常。

七、常见并发症和后遗症

慢性化脓性骨髓炎的并发症包括全身性并发症和局部并发症。

(一)全身并发症

1.贫血、低蛋白血症

慢性化脓性骨髓炎病程迁延，长期反复急性发作，低热和窦道内脓性分泌物的排出，对全身将产生慢性消耗性损害。贫血和低蛋白血症是慢性化脓性骨髓炎的常见并发症。

2.全身性淀粉样变

淀粉样变是病理学上组织变性的一种，分全身性与局限性两种。全身性淀粉样变常并发于像慢性化脓性骨髓炎这样的长期反复化脓性炎症，病理学表现为全身脏器的细胞间隙、血管基膜上淀粉样物质的沉积。

(二)局部并发症

1.病理骨折

当骨的破坏严重且广泛，而骨包壳尚未形成，或者骨包壳不牢固时，在外力作用下，即便是比较轻微的外力，也可造成骨折－病理骨折。

2.骨不连

病理骨折发生后未进行及时正确的治疗，可发生骨不连。另外，在骨包壳尚未完全形成之前进行手术治疗，摘除大块死骨，亦可造成骨缺损或骨不连。由于局部血循环差，病骨的破坏仍在继续进行，这种骨折愈合十分困难，日久将形成假关节，使整个治疗更加复杂和困难。假关节分两种，一种为接触型，另一种为大块骨缺损型，后者治疗更为困难。

3.化脓性关节炎

干骺端化脓性骨髓炎，脓肿可经多个途径进入关节腔合并化脓性关节炎。一是通过骺板血管交通支，脓肿穿破关节软骨直接进入关节，形成化脓性关节炎，这种情况多见于婴幼儿及成人化脓性骨髓炎；另一种情况是干骺端位于关节囊内时(如股骨颈位于髋关节囊内)，则脓肿可穿破干骺端骨皮质而进入关节。关节内脓液破坏关节软骨，侵犯软骨下骨质，严重影响关节功能，甚至完全强直。

4.脊髓或马尾神经受压

化脓性脊柱炎尤其是椎弓、椎板破坏后，脓肿、坏死组织及新生的纤维组织可压迫脊髓或马尾神经引起截瘫或神经根受压，这种情况多见于颈段及胸段脊椎，感染亦可波及蛛网膜引起蛛网膜炎。

5.恶性变慢性化脓性骨髓炎

窦道周围皮肤因长期受炎性刺激可发生恶变，多数为角化的鳞状上皮癌。窦道内壁的类上皮细胞亦有发生恶变的，极少有肉瘤变。

(三)后遗症

1.关节强直

当病变侵犯邻近关节软组织时可形成瘢痕或纤维组织粘连，致使关节挛缩畸形。感染侵犯关节合并化脓性关节炎时，若治疗不及时或不得当，晚期可发生关节强直，尤其是发生非功能位强直时，严重影响关节功能，需要矫正治疗。

2.脊柱后突畸形

化脓性脊柱炎，因椎体被侵犯，破坏严重者后突畸形更明显。

3.肢体短缩畸形

发育期患慢性化脓性骨髓炎的患者，如病变侵犯骨骺和骺板，可影响受累骨的正常发育，随年龄增长会出现肢体短缩畸形，也可导致关节外翻或内翻畸形。如骺板中心部破坏严重，停止生长，而骺板的周围部分继续增长，在生长过程中逐渐将骨化中心埋入骨骺端，形成杵样短缩畸形(图 2-2)。

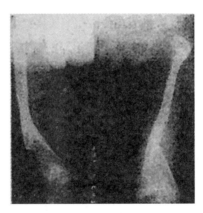

图 2-2　慢性化脓性骨髓炎合并病骨弯曲畸形

4.肢体增长畸形

有时骺板受炎症刺激而过度生长，使患骨长于健侧，骨干部偏向一侧的病变可使病骨呈弓状畸形。

第三节　硬化性骨髓炎

1893 年 Garre 最初报道本病，临床上并不少见。骨感染后可能由于细菌毒力较轻，而不形成脓肿与骨坏死，无死骨形成。由于强烈的成骨反应，表现为一段骨干增生、硬化，故此得名，亦称 Garre 硬化性骨髓炎，也有人称为特发性皮质硬化。

一、临床表现

本病多发生于青壮年，男性多于女性，体质多健壮，病程发展缓慢，病史长，全身症状较轻。自觉患部持续性钝痛，久站或步行过多，或过度疲劳时疼痛加剧，夜间尤甚。局部有压痛，多发生在长管状骨骨干皮质，常见于股骨或胫骨，亦有报道见于腓骨、胸骨、骶骨、骨盆、锁骨、尺骨、桡骨。病变可为单侧或双侧，骨干皮质呈梭形增厚硬化，严重时髓腔几乎消失。

二、诊断与鉴别诊断

（一）诊断

本病发展缓慢，全身症状较轻，局部钝痛，劳累时有夜痛，多发生在股、胫骨的骨干皮质。骨干皮质呈梭形增厚硬化，严重时髓腔消失，据此不难做出诊断。X 线检查可见到一段骨干皮质增厚、硬化，骨髓腔狭窄，甚至消失，无骨破坏或可见死骨，在硬化区有时可见一小透光区。

（二）鉴别诊断

本病需与恶性骨肿瘤、骨梅毒、畸形性骨炎（Paget 病）、骨样骨瘤等鉴别。

1. 恶性骨肿瘤

进展快，疼痛剧烈，软组织肿胀较著，表面静脉怒张。除骨膜反应外，多有骨质破坏，针吸或切取活检可资鉴别。

2. 骨梅毒

多发生于长骨干，骨膜肥厚，骨皮质肥厚，发生在胫骨时可呈刀鞘状改变，具有夜间痛的特点。X 线平片可见明显骨膜肥厚，骨皮质肥厚，呈二重像，血清梅毒反应有助于鉴别。

3. 畸形性骨炎（Paget 病）

是一种发育成熟后骨组织代谢紊乱的疾病，病变以颅骨、胫骨、股骨、盆骨和腰椎多见。本病常多发，但初发时可局限于单发，以疼痛与骨干变形为主，发展缓慢。血清碱性磷酸酶显著增高，一般在 5～25U 之间（甘油磷酸钠法）。病变广泛时，可高达 150U。X 线平片表现为长骨干肥厚弯曲，骨内结构完全改变，皮层与髓腔界限不清，致密阴影和疏松阴影相掺杂，呈不规则的蜂窝状（图 2-3），本病国内少见。

4. 骨样骨瘤

主要症状为疼痛，由间歇性至持续性，尤以夜间或休息时加重是该病的特点，而硬化性骨髓炎的疼痛常为间歇性。主要表现为骨干皮质广泛增生，常为对称性，一般无脓肿或死骨形成，无透亮瘤巢。

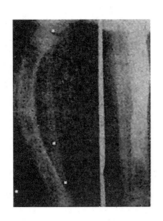

图 2-3 胫骨畸形性骨炎

三、治疗

(一)保守治疗

早期局部制动，应用抗生素，疼痛可逐渐缓解，但易反复发作。

(二)手术治疗

在抗生素控制下进行手术，对于范围较小的病例，可局部切除增厚的皮质骨。若病变范围广，两侧皮质骨增厚，髓腔狭窄，甚或消失时，可行手术切除一侧骨皮质或开窗，彻底刮除髓腔内病变肉芽组织，并广泛切除髓腔内及皮质外增厚的无血运骨质，扩大髓腔使髓腔再通，而后用过氧化氢、1‰苯扎溴铵、生理盐水反复冲洗髓腔、骨质及切口，然后在髓腔中置 3mm 直径的硅胶管作为灌注管，再于病灶低端置入直径 7mm 以上的粗导尿管，管的髓腔段多剪几个侧孔以便引流。手术切口内置入敏感抗生素和常规置入青霉素粉 400 万 U，链霉素粉 1～2g。也可在增厚的骨皮质钻孔，在凿除增生骨皮质后，找到小透光区，其中常有少量肉芽组织和脓液，将其刮除，疼痛即渐渐解除，骨增生停止。

第四节 脊椎化脓性骨髓炎

脊椎化脓性骨髓炎约占所有骨髓炎的 4%，多见于 20～40 岁的男性，儿童和老年较少见。腰椎和胸椎发病率最高，其次为颈椎。

一、病因

(一)感染源

本病主要为血源性感染，其原发感染灶可为疖肿、脓肿和泌尿生殖系下端的感染，少数为外伤、椎间盘手术或腰椎穿刺术后感染所致，亦可由脊椎附近的软组织感染如肾周围脓肿，褥疮等蔓延而来，如全身其他部位有感染病灶，皮肤感染、咽喉感染等。根据血液供应的特殊性，脓栓或菌栓经血行，多先侵犯椎体中心或边缘，然后侵及椎弓，有的直接侵犯椎弓，然后向前侵犯椎管。

(二)致病菌

致病菌以金黄色葡萄球菌最多见，其次为表皮葡萄球菌、链球菌、绿脓杆菌、变形杆菌、偶尔有伤寒杆菌与布氏杆菌等。

(三)感染途径

脊椎化脓性骨髓炎也有沿肌间隙扩展者，如病变位于第 2 腰椎以下可向腰大肌鞘扩展，形成腰大肌脓肿或髂窝脓肿也是常见的。

二、分类

血源性感染临床可分急性、亚急性及慢性三种类型，而以急性者常见。

(一)急性型

急性型多见于儿童突然发病，常有恶寒、高热、神志模糊、颈项强直、谵妄甚至昏迷症状，可持续 1 周左右。颈背或腰背部剧痛，疼痛可放射至下肢、腹股沟、会阴部或大腿等处。有时有腹胀，腹部两侧放射性疼痛，腹肌轻微紧张。背肌痉挛，脊柱活动明显受限，有持续性局限性棘突叩击痛，白细胞计数升高，血沉加快，血培养阳性。

(二)亚急性型

亚急性型可出现于急性期后，亦可开始即为亚急性。起病较急性型稍缓慢，但仍有明确的发病日期，这一点与脊椎结核不同。全身毒血症状较轻，局部疼痛、功能障碍仍较显著，有局部压痛，患者多不能起床或下地活动。

(三)慢性型或潜伏型

慢性型发病缓慢，全身反应不显著，体温常不升高或间歇性低热，局部微痛，有压痛及活动受限，甚至发生脊柱畸形后或体检 X 线检查时才被发现，本型不易与脊椎结核相鉴别。本病病程为 1 年 4 个月至 13 年，大多数病例仍能叙述其发病日期，这对与脊椎结核的鉴别诊断有重要意义。

三、临床表现

急性期可出现寒战、高热、全身酸痛不适，腰背部剧烈疼痛及神经根受炎性刺激引起的肢体放射痛等症状。脊椎化脓性骨髓炎未得到正确诊断与及时治疗，可发生脓肿、窦道、病理性骨折和脱位，以及神经根受压与截瘫等并发症。

(一)颈、胸椎病变

脊神经受压或炎性刺激所引起的症状为病变早期的突出症状，颈、胸椎化脓性骨髓炎易发生截瘫，椎弓化脓性骨髓炎更易引起截瘫。

(二)腰椎病变

腰椎病变时，可发生根性股神经或坐骨神经痛，脊椎病变部位不同，可有不同的临床症状。如病变发生在腰椎，由于腹后壁腰神经丛受刺激后，可有腹痛、腹胀、腹肌紧张等症状，检查可发现，腰部活动受限，病变部位棘突有明显叩击痛，股神经牵拉试验阳性或直腿抬高试验阳性，少数患者可触及腰大肌或髂窝部脓肿包块。脓肿的扩散方式与结核性脓肿有所不同，常不沿肌间隙向远方扩散，而多位于病灶附近，易直接扩散到皮下，穿破皮肤，形成窦道，常见部位有椎管外脓肿及椎管内脓肿。

1.椎管外脓肿

在颈椎，脓液穿破骨膜后，可流注至咽后壁形成咽后壁脓肿。在上胸椎可成为纵隔后间隙脓肿，在下胸椎为腹膜后间隙脓肿。

2.椎管内脓肿

在椎管内，较小的硬膜外脓肿也可压迫脊髓或马尾神经引起一系列症状和体征，轻者引起受压平面以远肢体放射性疼痛，感觉迟钝，大小便困难，重者可引起肌肉瘫痪、大小便失控，感觉功能丧失等截瘫表现。当脓肿由椎间孔穿出椎管外后，引起神经根受压等并发症状，也有扩散到硬膜下腔隙，引起蛛网膜炎、脑膜炎或横断型脊髓炎，导致截瘫，甚至还可以扩散到颅内引起脑脓肿，这些并发症病死率很高，应特别重视。

四、诊断

X线检查在早期无明显改变，于病后1～2个月，由于发病部位不同，其X线表现可分为四型。

(一)椎间型

本型较少见，起病于两椎体上下缘的软骨下骨质，早期骨质疏松及溶骨性反应，呈溶骨样及虫蚀样骨质破坏，椎间隙早期狭窄，边缘模糊，相邻两个椎体甚至3～4个椎体常可同时受累。数周至数月后，病变进入慢性期，侵及椎体中央，但骨质破坏不超过椎体高度并随即出现成骨性反应，椎体骨质硬化，密度增高，并出现粗大骨桥，呈拱形跨越两椎体之间，最后产生骨性融合。如椎间盘病损较轻，则见椎间隙狭窄及骨桥形成而无骨性融合。部分病例的病变侵及椎体中央，其边缘硬化，表现为双弧形或半月形骨质缺损，又称边缘局限型，需与Schmorl结节相鉴别。

(二)椎体型

感染病灶起病于椎体中央松质骨内以后逐渐向四周蔓延，早期仅见骨质疏松，后见骨质破坏的透光区，但椎间隙仍保持正常。当病变继续发展时则发生病理性压缩性骨折，所压缩的椎体向前方及两侧膨出。侧位片显示压缩，而裂开的前后两半椎体，呈尖端相对的楔形硬化骨块，或压缩的椎体上缘呈倒置的等腰三角形凹陷。其塌陷处的凹面均在椎体上缘，系病椎承受来自从上而下的重力所致，这是一个具有特征性的征象。骨质破坏多局限于一个椎体或跳跃式侵犯数个椎体，随后出现骨质增生与硬化，上下相邻椎间隙可长期保持正常或仅有轻度狭窄。

(三)骨膜下型

骨膜下型病变最早位于椎体前缘或两侧缘的骨膜下，可累及两个以上的椎体。椎体皮质骨增厚，前纵韧带和椎旁韧带钙化，椎体边缘有骨赘和宽大的骨桥形成，松质骨和椎间隙可无改变。

(四)附件型

附件型起病于椎弓或附件，由于脓肿易向邻近软组织穿破，病变不累及椎体，此型较少见。早期出现溶骨性反应，后椎弓及附件逐渐增生硬化，横突有边缘锐利的骨质缺损，圆形透明区及横突棘突有多数小唇状骨赘，亦可发生椎间小关节骨性融合。若椎弓及其附件的化脓性骨髓炎由椎体蔓延而来，既可见椎体破坏压缩，还可见到椎弓及其附件的破坏消失，或伴有不同程度的骨质增生。

五、鉴别诊断

急性型脊椎化脓性骨髓炎临床表现典型，诊断比较容易，亚急性及慢性型则因缺乏典型的临床及 X 线表现，给诊断带来困难。本病应与脊椎结核、布氏杆菌性脊柱炎、强直性脊柱炎、伤寒性脊柱炎等相鉴别。

(一)脊椎结核

(1)脊椎结核起病缓慢，病程长，以月、年计算，往往追述不清具体起病时间，而脊椎化脓性骨髓炎多有明确的发病日期。

(2)脊椎化脓性骨髓炎的骨质疏松比脊椎结核更明显，骨破坏进行更快。

(3)脊椎化脓性骨髓炎在发病 4~6 周内可显示骨膜反应性增生，而脊椎结核在 6~9 个月后也很少看到此种现象。

(4)脊椎化脓性骨髓炎病后 2~3 个月内受累椎体间可形成致密骨桥，脊椎结核极少见。

(5)脊椎化脓性骨髓炎邻近软组织受累轻微或不受累，而脊椎结核则常出现椎旁脓肿。

(6)脊椎化脓性骨髓炎临床症状、体征较多，白细胞升高，血沉加快等。

(7)脊椎结核椎间盘常遭破坏，但发生骨性融合者少见，而椎旁脓肿则多见。

(8)脊椎结核椎体病变以破坏为主，常常被压缩变扁，而脊椎化脓性骨髓炎则以增生硬化为主，椎体密度增高，多有骨桥形成，诊断困难者可做 CT 断层照片协助诊断。

(二)布氏杆菌性脊柱炎

患者有居住或来往于布氏杆菌病流行区，并有接触羊、牛的病史。具有布氏杆菌病的全身症状，如间歇性发热(波浪热)、多汗、无力、游走性关节疼痛，并有严重的腰背痛，疼痛程度与脊椎 X 线表现不相称。本病多发生于腰椎，少数发生于下胸椎或胸腰段。

(三)强直性脊柱炎

本病多见于青壮年，男性多于女性，男女之比约为 10∶1 患者脊椎强硬板直，晚期呈圆形后凸畸形，脊柱各方向的运动均明显受限，程度比脊椎化脓性骨髓炎严重。患者体温不高，一般不超过 37.5℃，不像脊椎化脓性骨髓炎那样高热、寒战，白细胞计数多数正常，血沉加快，类风湿因子阳性。早期 X 线平片仅见骨质疏松，无骨破坏，无死骨形成，晚期呈典型的竹节样改变，韧带及椎间盘钙化。此外，骶髂关节和髋关节也常被累及，患者绝无脓肿及窦道形成。

(四)伤寒性脊柱炎

伤寒性脊柱炎可发生在伤寒感染后期或伤寒痊愈后数月或数年内，患者有典型的伤寒病史，如缓起而呈梯形上升的体温，相对缓慢，特殊中毒症状、胃肠道症状、脾大，白细胞计数降低，嗜酸粒细胞减少或消失，肥达反应及细菌培养能确定诊断。同时，患者有腰背痛及向腹部及股部的放射痛，脊柱活动时加剧。X 线表现椎间隙狭窄，以后脊椎韧带钙化和骨性强直。

(五)脊椎硬化型转移癌

椎体转移癌多见于前列腺癌、鼻咽癌，也可见于乳腺癌。患者患有原发病病史，临床可表现为腰背部疼痛，根性坐骨神经、股神经、肋间神经痛，有的患者可出现瘫痪症状。患者无高热、畏寒、白细胞计数增高等急性感染症状。X 线检查椎体硬化呈弥漫状，可呈絮状，但椎间隙多数无变窄，也无骨桥形成。

六、治疗

(一)保守治疗

急性期患者应绝对卧床休息，必要时石膏固定。加强营养，给予高蛋白、高维生素饮食，补充液体，必要时给予少量多次输血。早期大剂量应用有效的抗生素，脊椎化脓性骨髓炎多为金黄色葡萄球菌感染，应首先选耐青霉素酶的半合成青霉素，如苯唑西林、邻氯青霉素钠、头孢菌素与氨基苷类抗生素联合应用。若考虑为革兰阴性杆菌感染，如大肠杆菌、变形杆菌等则应选择广谱青霉素，如氨苄西林或第二代、第三代头孢菌素类。绿脓杆菌感染者选用羧苄青霉素、磺苄青霉素等。

(二)手术治疗

对多数脊椎化脓性骨髓炎的患者，用全身抗生素治疗，病变可控制，脓液被吸收，椎体逐渐融合。但对少数出现较大的椎旁脓肿或腰大肌脓肿，通过保守治疗无效者，可从腹膜外或椎旁途径予以切开排脓，清除病灶，摘除死骨，生理盐水反复冲洗后置入敏感的抗生素或行闭合性持续冲洗－吸引疗法，手术入路及操作方法同脊椎结核病灶清除疗法。若出现脊髓或马尾神经受压症状时，应及时做减压手术，防止截瘫发生。

第三章　膝关节置换术

一、人工膝关节置换术的历史与发展

进入 20 世纪 70 年代后，随着大量相关学科的飞速发展，人工膝关节置换术迎来了发展的快车道。以假体设计为中心，从单纯铰链式到半限制型，进而发展到非限制型假体。由于新的假体设计、新材料、新技术和新方法的发展，人工膝关节置换作为一项成熟的治疗方法，在更多疾病及更大年龄范围中得到推广应用，并相应减少并发症，成为广泛接受的经典手术之一，已被广大患者和医生所接受。随着老龄化社会的到来，骨与关节疾病的发病日益增多，全膝关节置换数量急剧攀升，手术量已居人工关节首位。在发达国家，全膝关节置换术已是全髋置换的 2～3 倍。

(一)限制型(铰链式)人工膝关节

20 世纪 40 年代后期，单轴运动的铰链式人工膝关节开始应用于临床试验。为增加稳定性，胫/股骨假体均有长柄插入髓内；为更好地固定铰链式假体，假体柄表面呈孔隙状，期望骨长入以辅助固定。60 年代起，几乎所有的完全限制型假体均改用骨水泥固定。铰链式人工膝关节本身具有良好的内在稳定性，对关节周围韧带等软组织的功能完整性要求低，下肢力线易于掌握，手术操作简便易行。随着铰链式人工膝关节假体应用于临床，出现一系列并发症：铰链断裂、假体松动、术后感染比例惊人，假体失败率高达 20%～30%，使用寿命最长不超过 10 年。经过几十年的改进，铰链式人工膝关节在翻修手术和复杂的初次置换、肿瘤患者的保肢假体中仍占有一席之地。

(二)半限制型人工膝关节

20 世纪 50～60 年代设计的铰链式假体绝大部分为单轴铰链型，假体只允许膝关节单一平面上的活动，因而不符合正常膝关节的生物力学，会导致假体－骨水泥－骨组织界面应力异常集中，产生大量磨屑和假体松动断裂、感染、骨折等并发症。并且一旦假体失败，无法施行补救性的翻修术。研究者逐步认识到膝关节的活动非常复杂，增加活动轴，抛弃了单轴铰链结构，改用连结式结构，使得假体具有一定范围内的多平面活动能力，兼顾屈伸与旋转，关节面采取金属塑料，提高了假体存活率。这类假体尽管总体效果仍远不及非限制型假体，但其良好的内在稳定性被充分利用，发展成旋转铰链膝、球心膝及与表面置换"杂交"的高限制性膝(CCK)等。在软组织平衡非常困难、内外侧副韧带功能丧失的病例，尤其是翻修病例，以及肿瘤患者的保肢手术中可以轻易矫正畸形。

(三)膝关节表面置换

吸取铰链式人工假体的教训，1969 年英国 Gunston 的多中心型膝采用金属－高分子聚乙烯材料组合，用骨水泥固定，具有划时代的意义。20 世纪 70 年代发明了许多种最大限度减少限制性的膝关节表面置换假体。它要求内、外侧副韧带功能较好，能提供完好的膝关节稳定性。由于设计理念的不同，全膝关节假体即双髁置换假体，主要分为后交叉韧带保留型、牺牲型和替代型 3 种。

前交叉韧带不保留已成为大多数研究者的共识，而后交叉韧带保留还是替代的争论一直没有停息过。主张保留后叉韧带的理由是保持膝关节的本体感觉，利于控制膝关节的位置和运动；保持生理状态下股骨后滚，减轻假体表面的摩擦力，进而减小界面剪切力，延长假体寿命；模拟生理情况下运动学机制，改善全膝置换术后步态，尤其以下楼梯时明显。但最近的动态 X 线研究显示：保留后叉韧带的假体并没有复制正常膝关节的运动机制，相反许多病例因为后交叉韧带的张力不正常，屈曲时股骨髁前移，反而减少了屈曲活动度，加大衬垫的磨损。新一代的后稳定型假体改进凸轮-立柱机制，防止高屈曲度时脱位，允许膝关节更好地活动。精确判断后交叉韧带的情况对术后假体寿命、关节功能至关重要。现今多数厂家的假体都能在术中由后交叉韧带保留型改为后方稳定型，一般的，后稳定型假体对于技术要求更低，纠正畸形效果更可靠，年手术量在 20 台以下的医生，推荐选用后稳定型假体。

(四)活动半月板假体

固定半月板膝假体很难同时满足少限制性、高活动度和低接触应力的要求。平坦的聚乙烯平台对膝关节活动限制程度小，但屈膝活动中股骨髁对平台是点接触，局部压应力大，加重聚乙烯磨损，影响其寿命。但聚乙烯平台关节面杯状曲度，增加接触面积，固然可以减少磨损，但同时也限制假体活动，引起假体骨水泥界面剪切应力增加，导致松动。以低接触应力膝假体(LCS)为代表的滑动半月板假体模拟半月板功能，膝关节活动时聚乙烯垫能前后移动及旋转，可增大接触面积，减少压应力负荷，延缓磨损，同时具有一定的活动限度(稳定性)，减少假体松动率。理论上，滑动半月板型假体更符合膝关节的复杂的运动生物力学特点，广受膝关节外科大家的推崇，但到目前为止，固定半月板假体仍是主流。

(五)非骨水泥固定假体

实践证明，绝大多数骨水泥固定型假体的临床效果是令人满意的。但是，骨水泥本身存在一些缺陷，碎屑可引起远期假体松动已经得到临床证实。随着选择全膝关节置换术患者年龄降低，要求更大的活动度、更长的使用寿命。随着非骨水泥髋关节假体的成功，膝关节假体置换也自然开始非骨水泥固定。长期临床证明，胫骨平台假体的骨长入情况也远不如骨水泥可靠，因此要求术后推迟负重 4～6 周。现阶段的随访资料并未显示非骨水泥假体具有优势，但随着技术的进步，年纪轻、骨质好的患者应首选非水泥固定型假体。

二、初次全膝关节置换术

(一)初次全膝关节置换术的适应证

手术适应证选择是否正确是影响临床效果的首要因素。人工膝关节置换术的主要适应证是解除因严重关节炎而引起的疼痛，无论其是否合并有明显的畸形，经过保守治疗无效或效果不显著的病例。包括：①各种炎性关节炎，如类风湿关节炎、骨性关节炎、血友病性关节炎、Charcot 关节炎等；②终末期创伤性关节炎；③大范围的骨坏死不能通过常规手术修复；④少数老年人的髌骨关节炎；⑤感染性关节炎遗留的关节破坏(包括结核)；⑥大面积原发性或继发性骨软骨坏死性疾病；⑦骨缺损的补救，如肿瘤相关疾病。

全膝关节置换术并不是一种十全十美的手术方式，因为膝关节置换后假体的使用寿命有限，并且与患者活动水平呈负相关关系，因此常适用于年龄较大的、有较多坐立生活习惯的患者。该手术也适用于比较年轻的，如类风湿关节炎、强直性脊柱炎等患者，多关节受累致严重功能障碍的，可明显改善生活质量。

全膝关节置换术的目的是解除疼痛、改善功能、纠正关节畸形，以获得一个长期稳定、无痛、有良好功能的膝关节。对于有中度关节炎有不同程度疼痛，估计未来畸形加重，可能影响到拟行人工关节置换术的预期效果时，畸形可作为手术适应证。当膝关节屈曲挛缩超过30°合并有明显步态障碍难以恢复伸直时，将需要手术治疗。在软组织平衡非常困难，内、外侧副韧带功能丧失的病例，尤其是翻修病例，以及肿瘤患者的保肢手术多数需采用限制型假体。同样，当内翻或外翻松弛严重时，必须使用半限制型假体以防止继发的冠状面上的不稳定。在未达到这种松弛程度之前时可以采用非限制型假体，无冠状面限制，活动度更大，有更长的使用寿命。

(二)初次全膝关节置换术的禁忌证

全身和局部关节的任何活动性感染应视为膝关节置换的绝对禁忌证。此外下列情况也属禁忌：①患肢周围肌肉、神经、血管病变；②膝关节已长时间融合于功能位，没有疼痛和畸形；③严重骨质疏松或骨缺损可能导致内植物不稳定；④全身情况差，合并有严重内科疾病，未获有效治疗。相对禁忌证包括年轻患者的单关节病变、术肢有明显的动脉硬化、术区有银屑病等皮肤病性或神经性关节病、术后活动多、肥胖症、手求耐受能力低下等，这些因素在术前均需仔细考虑。此外，患者精神不正常、对人工关节不理解等将会严重影响手术效果。

(三)初次全膝关节置换术的术前评估与准备

手术成功与否有赖于五方面的因素：①病例选择；②假体设计；③假体材料；④手术技术；⑤术后康复。良好周密的术前评估与准备是取得全膝关节置换术成功的关键之一。通过术前评估充分了解患者的总体情况，选择适于患者特殊需要的假体类型和尺寸，预防围手术期并发症的发生。病情越复杂，术前评估与准备越严密，越周详。

1.下肢力线

正常解剖情况下，在站立位，髋、膝、距小腿关节中点成一直线—下肢机械轴线；同时，经膝关节胫骨平台的水平轴与地面平行。股骨解剖轴与下肢机械轴在膝关节中点相交，形成平均为6°的外翻角。精密的术前测量为术中准确截骨提供依据，保证下肢力线与下肢机械轴重合。和人工全髋关节置换术不同，人工全膝关节置换术对手术技术的要求很高，前者可容许5°～10°，甚至20°的误差，而后者下肢力线只要有5°的误差就明显影响手术效果，缩短假体寿命，10°的误差就是毁灭性的。

2.手术顺序选择

骨关节炎患者很少出现下肢其他关节同时受累的情况，但严重的类风湿和强直性脊柱炎患者，术前必须对双下肢髋、膝、距小腿及双足的功能和结构，其他关节是否有畸形，力线是否正确等作评估。对那些严重下肢力线不正常，而又不能在膝关节置换同时矫正的畸形，应先行手术矫正。

3.髌骨关节

股四头肌的力线与髌腱延长线之间存在一个外翻角。所以，髌骨在生理情况下就存在向外侧移位的倾向，股骨外侧髁也比内侧髁高。膝关节骨关节炎患者中普遍存在髌骨外倾、外移，其他病例也不同程度存在外侧支持带紧张，手术中髌骨都有脱位的可能。为改善髌骨运动轨迹，必须重建正确的髌骨－滑车轨迹：①股骨前外侧截骨较多；②股骨远端外旋3°截骨；③髌骨假体稍偏内。术前摄髌骨轴线位X线片，充分了解髌骨关节，完善的术前准备才能有的放矢，避免不必要的髌骨外侧松解。

4. 软组织平衡

软组织平衡是膝关节置换术成功与否的关键，必须予以充分的重视。毫不夸张地说，全膝关节置换术实质是软组织手术。相比之下，髋关节周围丰富的肌肉能自动调节软组织的平衡，保证关节的稳定性，而膝关节的软组织平衡完全取决于手术本身。无论如何延长术后制动时间和肌力训练都不能纠正软组织的失衡。全膝关节假体除铰链式假体和高限制性假体设计上较少依赖膝关节本身的稳定结构外，其他部分限制性假体与表面置换都要求膝关节本身的稳定结构，尤其是内、外侧副韧带的功能至关重要。内、外翻畸形导致相应的内、外侧副韧带被牵长而松弛，术中要求对侧软组织松解或者合并同侧韧带的紧缩，其软组织松解的程度和范围由内、外翻畸形的程度决定。

(四) 初次全膝关节置换的手术入路

经典的全膝关节置换手术入路是经膝前正中皮肤切口，髌旁内侧入路。皮肤切口以膝正中切口最常用，也可行外侧切口或髌旁内侧切口。膝正中切口从髌骨上缘以上 5cm 至胫骨结节内侧连线，切皮时膝关节半屈曲位，皮下组织滑向两侧而增加暴露。该切口暴露最充分，兼顾内外，瘢痕小，出现愈合不良或感染时不易直接通向关节腔。若局部既往有切口，横行的瘢痕一般无影响，纵行的则应采用原切口，以免新旧两切口间皮肤坏死。

1. 髌旁内侧入路

经股内侧肌髌骨止点旁切开关节囊绕向髌骨内缘，向上延纵轴切开股四头肌肌腱内侧1/3，向下延长至胫骨结节内侧。屈膝 90°，将髌骨向外侧翻开，暴露整个膝关节前部。切除髌下脂肪垫，切除前交叉韧带，用 Hohmann 拉钩将胫骨平台撬出，充分暴露。

该入路是最经典的全膝关节置换术入路，至今为大部分医生采用。它的暴露较清楚，术中可以根据需要方便延长，很少有胫骨或股骨的并发症。切口远离重要血管神经，相对安全。但该入路髌骨外翻，损伤了股四头肌和髌上囊，干扰伸膝装置，造成一系列髌骨关节的问题，如术后易出现髌骨脱位、半脱位。

2. 股内侧肌下入路

在髌骨内侧缘中点处向下切开关节囊直至胫骨结节上缘内侧。向上，在股内侧肌髌骨止点下方关节囊缝合一针，作为术后关闭关节囊的标志。屈膝，寻找股内侧肌肌腹向前牵开并翻转，确定其在内侧髌旁支持带的腱性移行部分，保持肌腹张力，"L"型切开关节囊。向外翻开或仅牵开髌骨，其余暴露同上。股内侧肌下切口被认为是最符合生理解剖学的一种入路，可完整保护伸膝装置，是影响髌骨关节稳定性和运动轨迹最低的方法。髌骨血供保护较好，有一定抵抗感染的能力。行此切口的患者术后疼痛较轻，由于不触及髌上囊，术后粘连较少，伸膝力量恢复很快，可以明显减少患者卧床时间，从而减少并发症的产生。但股内侧肌下入路周围重要的血管神经较多，切口的延长有一定限制，髌骨翻转困难，故过度肥胖、股骨过短、骨关节肥大性改变、骨质疏松及翻修手术患者不宜行此手术入路。

3. 经股内侧肌入路

同样的，从髌骨内上极向下切开关节囊直至胫骨结节上缘内侧，在膝关节屈曲状态下，在股内侧肌髌骨止点，向内上方沿股内斜肌肌纤维将其分开。其余同上。

该切口较股内侧肌下切口容易翻转髌骨，兼顾髌骨关节稳定性好的特点。轻度干扰伸膝装置，术后粘连较少，恢复快。其暴露难易程度介于髌旁内侧切口与股内侧肌下切口之间，在患者的选择上也有同样的限制。此外，切口经肌腹，疼痛明显，止血困难，易出现血肿引发感染，关闭切口前应注意止血。

4.外侧入路

严重膝外翻的患者为避免内侧入路造成膝关节不稳，同时很容易损伤髌骨与皮肤血供，多采用外侧入路。经髌骨外侧缘直切口切开皮肤、皮下及外侧支持带。膝关节屈曲60°，由髌骨外上缘切开，向下延伸，于 Gerdy's 结节截骨，连同与其相连的髂胫束、胫前肌一起掀起，作为关节囊切口的外侧缘。骨膜下行外侧副韧带、腘肌腱松解。必要时切除腓骨头，注意保护腓总神经。

该入路技术要求高，暴露困难，对患者选择严格，多数情况翻转髌骨困难。但是该入路松解外侧软组织，将切口与外侧关节囊、支持带松解切口合二为一，能最大限度地保护髌骨血供。经过髂胫束，对股四头肌和髌上囊影响小；术中髌骨内移，胫骨内旋，最大限度地保护伸膝装置，对严重膝外翻患者特别适用。

(五)初次全膝关节置换的手术方法

人工全膝关节置换假体众多，设计理念各不相同，但目前一致认为人工全膝关节置换术后膝关节应外翻5°～7°，误差不超过2°；正常胫骨平台有3°～5°的内侧角。人类对如此之小的角度变化总是力不从心，经常截骨角度过大或过小。相反，手术者总是对垂直角度非常敏感，很容易截成标准的直角。利用这一特性，现行大部分人工膝关节置换术都要求术后胫骨平台假体与胫骨纵轴垂直，同时将股骨髁假体放置在轻度外旋位，与股骨内、外侧髁连线成3°～5°角以弥补内倾角。因此，多切除一些股骨内侧髁后方的骨质，既可保证术后屈膝位膝关节内外侧间隙的对称和内外侧韧带稳定，更能改善髌骨滑动轨迹。

总的来说，人工全膝关节置换术时应该注意：①截骨是手段，软组织平衡是目的，尽量少切除骨质；②膝关节屈曲间隙等于伸直间隙，内侧间隙与外侧间隙平衡，术后无过伸；③屈曲位与伸直位膝关节均稳定，胫股、髌骨关节运动轨迹良好；④术中使用定位器械，确保假体精确对位，对线与下肢力学轴重合，所有畸形完全矫正；⑤假体应尽量符合患者的实际解剖大小与形态；⑥骨质缺损处尽量用植骨块充填；⑦现阶段尽量采用骨水泥型假体，应用现代骨水泥技术；⑧内、外侧副韧带功能不全者改用半限制性或限制性假体。

1.膝周软组织松解

人工全膝关节置换术最常见的病因是骨关节炎和类风湿关节炎。骨关节炎病例85%以上合并膝内翻畸形，而类风湿关节炎病例则超过60%合并膝外翻畸形。因此，详细的术前检查，周密的术前计划，尤其是负重位膝关节 X 线片是获得软组织平衡的前提条件。人工全膝关节置换术究其根本是一种软组织手术，截骨是手段，软组织平衡是目的。膝周软组织松解不仅是手术入路的一部分，更是手术成功的关键所在，绝不可能用截骨纠正软组织调整的错误。无论是间隙技术还是等量截骨技术，没有软组织的松解平衡，再好的截骨都是缘木求鱼。

2.股骨侧截骨与假体安装

通常情况下，股骨截骨定位绝大部分医生采用髓内定位系统。只有在股骨骨折异常愈合、骨髓炎、Paget's 病等少见的远端股骨弯曲畸形和同侧全髋关节置换术史、仍有内置物存留等股骨髓腔有占位的情况下才采用髓外定位系统。由于使用器械的不同和关节病的不同，在股骨远端截骨时远端截骨模板常常会与股骨外髁或内髁先接触上；如果试图将整个截骨模板完全坐在两个髁上，就可能造成截骨错误。为避免此类情况发生，术中必须注意关节病的类型，合理使用髓内定位确定股骨远端截骨模板的正确位置，多数情况下截骨模板只能与一侧股骨髁接触。

股骨髁截骨是人工全膝关节置换术中最复杂、最容易犯错的步骤之一，因为股骨髁远端截骨角度决定术后膝关节的外翻角度，厚度决定伸直间隙的宽度；股骨髁前后截骨的位置与厚度决定屈曲间隙的宽度；股骨髁外翻截骨的度数决定内、外侧间隙的平衡和髌骨轨迹的优劣。多因素彼此制约，错综复杂，很容易顾此失彼。原则上，股骨髁截骨厚度应与所置换假体对应部位厚度一致，外翻、外旋度数以术前、术中测量为准，要求假体置换后不改变膝关节线位置及周围韧带的张力。

为保证弥补胫骨平台正常的3°～5°内倾角，股骨截骨应外旋3°～5°。另外，适当外旋股骨髁假体，也使得髌骨滑槽向前外侧旋转，膝关节"Q"角减少，减少外翻趋势，有利于屈伸膝关节时髌骨在滑槽内的上下移动。在此之前必须先进行软组织松解，保证软组织平衡。股骨外旋截骨的度数很难精确定位，因为解剖标志不一致，病理情况下可能相互矛盾，可以确定股骨外旋截骨的定位标志。

(1)股骨后髁连线：直观易懂，但骨关节炎时后髁常被侵蚀，且内侧重于外侧，从而限制其参考价值。

(2)股骨髁间窝前后连线(Whiteside线)的垂线：在股骨髁发育不良和膝外翻患者可靠性欠佳。

(3)胫骨干轴线：即下肢力学轴，牵引后是一个可靠的参考，据此截骨有助于屈曲间隙平衡。

(4)股骨内外上髁连线：相对最稳定，能最大限度地恢复股骨生理性的旋转。内上髁的中心位于内侧副韧带浅层的近端起点和深层的近端起点之间的小沟内，股骨外侧远端最突出的一点即为外上髁，两者连线即为内外上髁连线。

通常术中均须同时采用几种不同的方法分别确定股骨外旋角度，相互印证，相互比较，最大限度地避免误差，提高截骨精度。

3.胫骨侧截骨与假体安装

胫骨截骨采用髓内定位系统组件简单，定位过程不受距小腿关节异常情况的干扰，在准确性和重复性方面要优于髓外定位系统，但同时破坏了髓腔结构，增加术中出血、脂肪栓塞的概率。髓外定位系统根据胫骨结节、胫骨嵴和距小腿关节这3个容易扪及的体表解剖定位标志，操作简单易行，并发症少，尽管在准确性、重复性方面不如髓内定位系统，仍为绝大部分手术医生所采用。国人中胫骨呈弧形，骨干向前外侧弓形突起的情况不少，在老年女性中较为常见，影响髓内定位系统的放置。有学者认为这类情况下用髓外定位系统，以胫骨中下1/3胫骨嵴作为定位点，能保证与下肢承重轴一致，具有不可替代的作用。

胫骨平台截骨要求后倾角一般5°～7°，厚度与胫骨假体厚度相等，一般8～12mm。胫骨上端骨质强度较好，承重能力较强。越远离关节线，骨质强度越小，因此在实际操作中尽可能保留胫骨近端高强度的骨质，避免截骨过多引起术后假体下沉松动。另一方面，截骨过少会残留增生硬化骨，骨水泥或非骨水泥假体均不能牢固固定；减少胫骨近端的截骨量和骨赘清除、软组织松解，使替换假体相对过厚，无形中增加关节线与胫骨结节距离，提升关节线，造成低位髌骨，进而增加髌骨假体的磨损。

理想情况下，胫骨平台假体能完全覆盖住胫骨近端截骨面，不存在前后、内外偏移余地。但厂家提供假体尺寸毕竟有限，而人群实际数据变化较大。因此，假体安装前应彻底清除骨赘，避免误导。

4.髌骨置换

全膝关节置换术后约50%的并发症与髌骨置换有关，因此，适应证与假体选择是否合适，手术技术是否熟练可靠，对术后效果影响极大。与胫骨、股骨髁截骨不同，髌骨截骨缺乏很精密、可重复性强的定位系统，现在仍主要依靠医生的经验和手感。正确掌握髌骨截骨厚度、截骨面内外翻及前后对线是手术成功的关键。

髌骨假体安放无论是圆弧型还是解剖型髌骨假体，以能充分覆盖髌骨切割面为前提，尽量偏内侧放置。这样假体顶端(相当于正常髌骨中央嵴)位于髌骨内侧，能更好地模拟正常髌骨关节咬合面偏内的解剖结构，减少行外侧支持带松解的概率。

(六)活动半月板全膝关节置换术

目前人工全膝关节后10年以上的假体生存率已达到90%以上，被越来越多的骨科医生和患者所接受。但是对于年龄较轻、活动量较大的患者效果并不满意，特别是聚乙烯磨损导致的骨溶解仍然是膝关节置换术晚期失败的主要原因。为了解决假体设计上低接触应力和自由旋转之间的矛盾，20世纪70年代末产生了第一代可活动半月板的Oxford和低接触应力的LCS膝关节假体，这种关节十分接近正常膝关节的解剖特征，避免了相当一部分患者的聚乙烯磨损和假体松动。

固定半月板膝假体设计中最大的难点在于同时兼顾低接触应力与假体界面剪切力的矛盾。平坦的聚乙烯平台对膝关节活动限制程度小，但屈膝活动中对平台是点接触，局部压应力大，加重聚乙烯磨损，影响其寿命。另一方面，若聚乙烯平台设计为关节面杯状曲度，增加了接触面积，固然可以减少磨损，但同时也限制假体活动，引起假体—骨水泥界面剪切应力增加，导致松动增加。降低摩擦力、减少磨损要求增大接触面积，降低假体界面剪切应力、减少松动要求减小接触面积，通常固定半月板假体设计只能在两者间寻找妥协。

活动半月板人工全膝假体针对这一矛盾，尽可能地符合膝关节的生物力学要求，杯状聚乙烯衬垫底面平整光滑，与胫骨假体金属底托可以自由旋转和前后移动，兼顾膝关节的屈曲、旋转灵活性，同时降低衬垫的磨损、假体界面应力，进而延长假体寿命。同时，活动半月板假体设计使行走中的旋转力和剪切力通过活动半月板的相对移位而转移至软组织，这种情况与正常的膝关节很相似。不同厚度的活动半月板聚乙烯衬垫通过改变半月板的厚度调整膝关节韧带的张力，依靠韧带张力来维持正常膝关节的稳定性，从而获得更自然的功能和更长的假体寿命。长期的临床随访结果都表明：尽管活动半月板全膝关节置换手术复杂，但先进的假体设计理念随着人们认识的加深，必将获得越来越广泛的好评。

三、全膝关节翻修术

今天人工全膝关节置换已成为临床常用的手术，据估计仅美国和欧洲目前全年膝关节置换例数就有20万～30万例。通过近30年的不断改进和提高，感染、假体断裂、关节脱位等严重情况发生率已经大大减少，10年以上的临床优良率已在90%以上。随着这项医疗技术的广泛推广应用，翻修术病例的绝对数字将会不断增加。在今后的10～20年内，我们将面临呈几何级数增长的翻修病例。如何提高翻修假体成功率，改善翻修术后功能，延长假体使用寿命对每个关节外科医生都是巨大的挑战。

（一）翻修术前评估

全膝关节置换术术后各种并发症，如感染、疼痛、假体松动、断裂、关节半脱位、脱位、关节不稳、活动受限及严重的假体周围骨折等都可能行翻修手术。但是，并不是每一个病例都适合翻修手术，有的行关节融合术、关节切除成形术，甚至有时截肢术更适合患者。作为失败的人工关节置换术的补救措施，翻修术手术效果明显不如第一次手术，术后并发症多见，因此术前应慎重考虑。同时，许多病例不能一蹴而就，有时需要分阶段多次手术以完成翻修准备，如全膝置换术后深部感染多采用二期手术翻修。

1.全膝关节翻修术的适应证

全膝关节置换术术后各种并发症采用非手术疗法及常规手术不能解决的病例都是翻修手术潜在的患者，但必须具备几个条件：①伸膝装置和膝关节周围软组织完好，或部分受损可以修复；②没有无法修复的大段骨缺损；③无神经、肌源性疾病；④全身情况允许，无严重内科疾病引起的手术禁忌证；⑤依从性好，心理、家庭、经济等无明显不稳定因素的。

2.全膝关节翻修术的禁忌证

凡引起初次全膝关节置换失败因素未能去除的病例，如过度肥胖、抵抗力低下、神经肌源性疾病无明显好转，不能满足以上要求都会影响翻修手术的效果，建议用融合术等手术替代。依从性差、心理素质不稳定、对手术期望值过高都是相对禁忌证。

（二）翻修手术的原则

通常翻修术关节软组织平衡操作困难，范围广、程度重，同时与骨缺损相互影响，处理非常困难，必要时应选择内在稳定性较好的限制型、半限制型假体以弥补软组织的缺陷。无论一期置换，还是二期置换，术后均需要使用抗生素3～6个月，甚至更长时间。对软组织条件较差者，必要时可切除髌骨缝合切口。

二期翻修术多选用后交叉韧带替代型，如后稳定型假体。对于以伸膝障碍为主的病例，可适当多切除一些股骨髁远端的骨组织来解决；而过伸畸形多因假体不稳或骨缺损造成，实质是伸直间隙相对过大，而不是由于后关节囊松弛。因此，无须松解后关节囊，也不必过度切除股骨后髁增大屈曲间隙，更不能一味选用更大的假体，同时减小屈曲与伸直间隙。否则屈曲间隙过紧，同时关节线抬升，形成低位髌骨。翻修术后屈膝功能很差，正确的处理方法应根据屈曲间隙选择假体并放置在前后中立位，伸直间隙缺损多少就用金属垫块或植骨垫高多少。一般的缺损在10cm以下用金属垫块，10cm以上者需用自体或异体骨块。同样的，内外翻畸形也可用同样方法主要对骨和假体处理，重点解决假体的对位和固定等问题。施行诸如韧带松解、紧缩等软组织平衡术来重建关节稳定性的效果往往欠佳。另外，翻修手术难度大，要求手术医生十分熟悉膝关节韧带结构，并时刻关注关节线的改变，兼顾髌骨运动轨迹。除非患者年轻、术后活动量大，否则不宜采用铰链型限制型假体。

（三）翻修手术中骨缺损的处理

如何处理骨缺损是翻修手术面临的最大问题。根据皮质骨完整程度，又可分为包容型和节段型 2 种。前者是指外周皮质骨基本完整，只是大块松质骨缺损；后者是指包括皮质骨、松质骨整块骨缺损。严重骨缺损常见于各种原因，包括感染、无菌性松动、假体力线不正、继发股骨髁上或胫骨上端骨折等引起的初次全膝关节置换术失败患者。对严重包容型骨缺损只需填塞足量的自体、异体骨即可，而对严重节段型骨缺损，通常需要采用对应部位的冷冻异体骨进行移植。

大块异体移植骨通常包含有许多皮质骨成分，最终很难会完全被自体骨组织替代。为增强它们抗疲劳断裂的能力，防止应力集中，整段异体骨骼要获得坚强的固定。固定方式可通过假体长柄穿过植骨块插入自体骨髓腔实现，一般认为插入骨髓腔内的假体固定柄长度应至少在骨干直径的 2 倍以上。如有困难，也可采用移植骨块的加压钢板内固定。异体移植骨被机体爬行替代是有一定限度的，过大、过远、皮质骨多都会使爬行替代到一定范围就终止。这个移行区机械强度最低，骨折通常发生在这一区域，以术后 3 年左右为高峰。

假体固定应采用长柄加骨水泥固定，如有自体骨移植，应尽量将自体移植骨放置在异体骨和移植骨床之间，同时避免将骨水泥或软组织带入到移植骨和移植骨床，防止骨不长入。大块移植骨，尤其是股骨侧，常需修整以适应假体，这样会露出较大面积松质骨，术后有可能加速移植骨血管再生、重吸收现象，从而引起再置换失败。因此，为防止这种现象，有人提出用薄层骨水泥覆盖修整后外露的松质骨。术后避免负重至少 3~4 个月，直至 X 线检查自体、异体骨结合面无任何透亮线存在，或两者结合部有骨痂桥接，均提示已经愈合。

四、全膝关节置换术后并发症的处理与预防

近 20 年来，全膝关节置换术发展迅速，目前在发达国家已经成为对严重膝关节病变外科重建的常规手术。大量的全膝关节置换必然带来相应的并发症，给患者带来巨大的痛苦，也严重影响手术医生和患者对该手术的接受程度。由于膝关节周围肌肉少，位置表浅，假体作为异物也会影响局部组织对损伤的耐受性，因而术后局部并发症的发生率较高。关节内感染、假体松动等严重并发症无论对医生或患者都是一场灾难，一直是患者顾虑手术的主要原因。只有充分认识到全膝关节置换术后并发症的原因和病理生理过程，采取有效措施控制发生率，并且在并发症出现后及时、有效、妥善处理，才能提高全膝关节置换手术水平，延长使用寿命，促使更多的患者接受这一手术。

(一)全膝关节置换术后感染

感染也许是全膝关节置换术最具灾难性和最昂贵的并发症，常引起关节的疼痛和病废，以致手术完全失败。与全髋关节置换不同，膝关节软组织少，轻微的感染很容易扩展至整个膝关节，深部感染所有保守治疗几乎均无效，个别病例甚至需要截肢，多数感染病例最终需要再次手术去除假体和骨水泥。随着对其认识的深入、假体设计和手术技术的日益完善，预防性抗生素、层流过滤手术室、抗生素骨水泥和伤口处理技术的进展，感染发生率由早期的 1%~23%降至目前的 1%~1.5%。根据病变累及的范围，全膝关节置换术后感染可分为浅层感染(未累及关节囊)和深部感染(累及关节腔)，其处理方法稍有不同。

对全膝关节置换术后效果不理想的患者，尤其是那些术后膝关节持续疼痛、活动受限和假体松动的患者，都应提高警惕，首先排除感染的可能。红细胞沉降率增大、C 反应蛋白指标增高，一般无临床参考价值。X 线平片上出现的假体透亮线仅作为诊断感染的参考。放射

性核素扫描对诊断术后深部感染有较高的特异性和准确性,尤其是放射性核素标记的白细胞扫描更为敏感而准确。关节穿刺局部组织细菌培养是诊断感染最直接依据,同时穿刺液涂片作细菌革兰染色、白细胞计数和分类及细菌药物敏感试验。

1.保守治疗

根据病变累及的范围,一般浅层感染多采取保守治疗。对于深部感染患者,感染扩散累及关节腔,且多为年老体弱者,有多种内科疾病,处理十分棘手。一般的,单纯抗生素治疗适用范围极为有限,仅适用于术后 2 周内发生的早期革兰阳性菌感染。细菌对抗生素极度敏感,患者在感染 48h 内即得到及时有效的治疗,而且没有假体松动;或者病情严重,一般情况极差无法耐受手术治疗的患者作姑息治疗。这种方法疗效不确切,治愈率只有 6%~10%。

2.暴露与清创

取出假体、骨水泥等异物,彻底清创,是控制感染的最可靠方法。一般情况下,无论医生还是患者都将该术作为治疗全膝关节置换术后感染的首选。一期翻修术仅适于革兰阳性菌感染,术前明确病原学诊断和药敏,术中采用敏感抗生素骨水泥固定翻修假体,成功率低于70%;二期翻修术成功率高达 97%,感染复发率低,常作为衡量其他治疗方法的参考标准。但住院时间长,需要 2 次手术,伤口瘢痕增生、软组织挛缩,关节僵硬,影响翻修术后的关节功能。

根据患者术前关节活动度,医生可大致估计术中显露关节的难易。一般来说,术前膝关节活动度越差,术中关节显露就越困难。选择原切口作为手术入路,避免在切口周围作过多的游离,松解髌上囊、膝关节内外侧间沟内的组织瘢痕、粘连的纤维组织和脂肪。切口宜大,暴露充分,特别注意保护胫骨结节髌腱止点,防止撕脱。对于股四头肌挛缩、暴露极端困难的病例,直接做股四头肌"V-Y"手术入路也是改善膝关节显露的较好方法,同时也须预防无意中对髌腱可能造成的损伤。

如何准确估计清创的范围、骨质缺损程度及术中截骨范围是处理感染性膝关节翻修病例最重要的步骤之一。清创既要干净,彻底清除坏死组织和病灶,尤其是松质骨中的小脓肿,但是又不能任意扩大,人为造成过多的骨缺损。第一次清创,放置抗生素骨水泥临时假体时清创的标准可以稍宽些,不必过分要求每个地方都掘地三尺,尽量多保留骨质,尤其是外侧骨皮质。因为有了外侧皮质作支撑,包容性骨缺损处理起来比节段性骨缺损容易得多。

3.假体取出与放置临时假体

清除假体的顺序依次为股骨髁、胫骨平台和髌骨。取出原有假体及骨水泥时,应保护周围骨质及韧带结构。假体取出有时是很困难的,尤其是没有松动的股骨假体带有长柄,一般多需要骨凿、电锯等特殊器械。在分离假体固定面时,用骨凿千万不要硬性撬拨,防止局部支撑部骨组织的压缩性骨折。聚乙烯平台取出多较方便,问题常常出在取出固定良好的股骨髁和平台金属托时。对此,有学者常用交替敲打法加以解决。先用最窄的摆锯沿假体与骨交界的骨水泥层锯开,中途要不断用生理盐水冲洗,防止温度过高。待除柄体外的所有假体与骨组织都已分开,用锤子向金属假体远端分别左右、前后交替敲打,反复数次后,假体反复扭曲,与骨水泥逐渐脱离,待击打的声调变化后,说明假体已松动。这时可装上假体固定器,小心向外击打,拔除假体。此法总结为"欲进先退"。注意操作要轻柔,强行拔出假体有时会导致大半个股骨髁都掉下来,这时处理起来就异常困难了。

对少数柄体固定十分坚固者，有时需用金属切割器来离断柄体与平台的连接部，然后再处理柄体。在切割金属时，需要用纱布严密盖住周围术野，以减少金属碎屑进入组织，同时用冷水冷却。髌骨残余骨质薄，全聚乙烯髌骨假体去除困难时切不可强行撬拨，宜用摆锯沿截骨面切断假体，再适当钻孔，取出 3 个固定桩。

4. 翻修假体的放置

二期关节置换时截骨平面应选择在成活的自体骨处。术前根据可能的截骨平面准备合适长度的异体移植骨。移植骨大小应按照残存的自体骨和软组织情形来选择。尽量使异体骨与自体骨在两者的结合部位直径保持一致。多数翻修术病例的后交叉韧带和内、外侧副韧带有破坏。翻修假体选择的原则是在综合关节稳定性和骨质缺损程度的前提下，尽可能选择限制程度小的假体，通常情况下均选用后稳定性假体。若侧副韧带也有病变或缺损，半限制型假体或旋转铰链型假体可能是最好的选择。

5. 全膝关节置换术后感染的预防

在膝关节这一身体表浅部位内埋藏大块金属异物和骨水泥等材料，增加了感染的机会和严重性。许多微生物能在异物表面产生一层多糖蛋白质复合物保护膜，造成假体周围厌氧菌和需氧菌共生环境，逃避机体的抵抗作用。除非去除假体，否则这类感染病灶很难控制。全膝关节置换术后感染原因很多，相应的预防措施也要从消灭传染源、控制传播途径和保护易感区域着手，增加全身、局部抗感染能力。

(1) 消灭传染源：理论上各种急性感染和慢性感染急性发作均是手术禁忌证，应排除手术。因此，术前应首先控制远处感染病灶，缩短术前不必要的住院时间。同时，术前预防性地使用抗生素十分有效，可显著降低感染率已成为广泛共识，这也是最重要的感染预防方法。理想的预防性抗生素应具备：对葡萄球菌、链球菌等人工关节置换术后常见感染菌高度敏感，组织穿透性好，半衰期长，毒性小，价格便宜。抗生素可根据全膝关节置换术后感染的细菌学经验和药敏试验选用，多以头孢类为主，可合并氨基糖苷类，严重时或对青霉素过敏者，改用万古霉素。预防性抗生素仅术晨使用，特殊情况如类风湿关节炎、长期使用激素或免疫抑制剂的病例提前 1~2d 使用。静脉给药多在术前 15min 内，以头孢曲松钠等半衰期长的药物为佳，双膝手术或手术时间长还可在中途加用一次。术后预防性抗生素使用时间意见仍未统一，一般主张术后维持 3~7d，常规每 8h 一次。

含抗生素骨水泥在体内可持续释放抗生素，保持相当时间内局部药物在有效浓度以上。因此，全膝关节翻修术、既往膝关节周围有感染史的患者可常规使用含抗生素骨水泥，类风湿关节炎、长期使用激素或免疫抑制剂患者也主张使用。因骨水泥聚合产热，部分抗生素会分解，故一般多用万古霉素、妥布霉素或庆大霉素。抗生素添加量以不超过总量的 5% 为宜，避免显著降低骨水泥强度。

(2) 控制传播途径：随着术前预防性抗生素的常规使用，以及长期大量病例的随访分析，目前对空气隔离式手术衣颇有微词。一般认为，尽管层流手术室设施昂贵，但为保证质量，仍有必要使用。同时，国内外均已达成共识，人工关节置换，特别是全膝关节置换不能遍地开花，应在有相当硬件、软件和人员条件下完成。

严格的术前备皮消毒、粘贴塑料手术薄膜合并碘液擦洗可显著降低感染的发生率。手术室管理包括手术室紫外线消毒，控制手术室人员数目，减少人员在手术室内随意移动，采用防水手术巾、双手套操作，术中抗生素盐水冲洗均可达到控制传播途径的目的。用含抗生素盐水冲洗枪冲洗伤口可减少伤口污染物，保持创面湿润，及时清除血痂、磨屑、骨水泥等异物，也是预防感染的常规手段。

（3）保护易感区域：早期感染多由于伤口内形成的血肿或切口延迟愈合、皮肤坏死等引起；晚期感染大部分为血源性途径感染所致。术中无损伤手术操作，不做皮下广泛分离，避免因一味追求小切口而反复牵拉皮肤。及时冲洗手术野，关闭切口前彻底止血，避免血肿形成等均可保护局部皮肤软组织，避免由外到内的细菌侵蚀。出现切口愈合问题及时处理，早期植皮或皮瓣转移。术后除注意常规的各种伤口局部护理外，关键在于提高机体抵抗力，及时使用预防性抗生素治疗，控制身体其他部位的感染灶，防止血源性感染的发生。术后 1 年以上切不可放松警惕，对有关节肿胀的患者，如怀疑有感染的可能，应先分层穿刺进行细菌培养，而不要盲目切开引流开放换药。在进行拔牙和各种侵入性内镜检查、置管时，也应常规则使用抗生素预防。

（二）深静脉栓塞及其预防

下肢深静脉栓塞（DVT）和肺栓塞是术后常见的并发症，同时也是术后早期的主要致死原因。据文献报道如不做预防性治疗，将有 40%～60% 患者发生术后深静脉血栓，0.1%～0.4% 有致命性肺栓塞。即使采用了适当的预防方法，全膝关节置换术后下肢深静脉血栓发生率仍高达 11%～33%。在某些高危人群，如老年、女性、吸烟、糖尿病、高血压、肥胖、小腿水肿、下肢静脉曲张、心功能不全及以往有深部静脉血栓者，发生率更高。以往研究认为人工膝关节置换术后深静脉血栓现象多见于欧美人种，黄种人少见。但近年来随着全膝关节置换术广泛开展，术后 DVT 的发生率正在逐步上升，并已与欧美人种接近。分析原因可能与亚洲人饮食结构的西方化及医疗卫生水平提高使更多老年患者能够接受手术治疗等因素有关。

大部分深静脉血栓患者早期无自觉症状，体检时可发现小腿、踝部肿胀，表浅静脉充盈，皮肤颜色改变，皮温升高。一般而言，依靠临床表现做出诊断往往时机已晚。肺栓塞典型症状是气短、胸痛和咯血。临床上几乎找不到典型病例，很难判断是否发生。据报道只有不到 1/4 的肺栓塞临床怀疑对象经客观检查得到证实。通气/灌注肺扫描是一种有效的肺栓塞筛选方法，而血管造影则是唯一的确诊手段，但费用昂贵，又是有创检查，应限制其使用。

深静脉血栓形成和肺栓塞的预防主要有：①机械方法：使用弹力长袜、下肢持续被动活动（CPM）、术后早期活动等；②药物方法：经长期临床使用，低分子肝素被证明能有效抑制血栓形成，很少影响凝血功能，因此使用过程无须经常检测出血时间，现已广泛使用，成为术前常规之一。此外，对于高危患者，有必要服用小剂量华法林、阿司匹林等。术前 1d 服用 5mg 华法林，手术当晚服用 10mg，随后依据 PT 和 APTT 检查结果，使用剂量个体化，直至患者下床活动。有充足的证据表明局部区域麻醉较全身麻醉能明显减少术后下肢深静脉血栓的形成。这可能与前者能区域性阻滞交感神经，引起下肢血管舒张，血流增加有关。这些预防措施相当有效，有报道显示这些措施能使术后静脉造影 DVT 阳性率从 84% 下降至 57%。对哪些患者需要进行常规的抗凝治疗，预防性治疗需维持多长时间，目前意见不一。有学者认为如果不加区别地对所有患者都采用预防性治疗。不但增加医疗费用，也增加药物特别是华法林不良反应的发生机会。由于膝关节周围软组织较薄，缺乏富有弹性的厚实肌肉包裹，对血肿的耐受性较差，为减少伤口出血机会，使用预防性抗凝药物应推迟至术后 24h

以后。同时，术前使用抗凝药物，麻醉师因顾虑椎管内出血而坚持使用全麻，得不偿失。因此，65 岁以上患者术后常规使用低相对分子质量肝素抗凝 5～7d，其他 DVT 高危患者在血液科指导下可术前即开始使用多种抗凝剂。

(三)切口愈合不良与皮肤坏死

伤口愈合不良包括伤口边缘坏死、伤口裂开、血肿形成、窦道形成和皮肤坏死，其主要有 2 类因素：①全身因素：患者存在高危因素例如糖尿病、类风湿关节炎长期服用激素或免疫抑制剂，抑制了成纤维细胞的增生；肥胖患者皮下脂肪过多，膝关节暴露困难；营养不良、吸烟等都会减少局部血供，减轻炎症反应，影响切口愈合；②局部因素：以手术操作为主，如肥胖患者组织过度剥离和牵拉；一味追求小切口，皮肤过度牵拉或皮下潜行剥离；止血不彻底，血肿形成；外侧髌骨支持带松解术降低膝关节外侧皮肤的血供，继而影响皮肤愈合；术后功能锻炼过早、过强，不仅降低伤口氧张力，影响组织愈合，而且容易导致伤口持续渗血、渗液，引起感染。此外，皮肤切口应尽可能沿用旧手术切口，不应在其边缘再做平行切口，以防皮肤坏死；皮肤切口长度不应过短，以免术中屈膝状态下操作时两侧皮缘张力过大。

一旦发生伤口持续渗液、伤口红肿等愈合不良迹象时，应予以迅速及时处理，否则可能很快引起深部感染。明显的伤口边缘坏死、皮肤坏死、窦道形成，特别是伤口裂开，要及时进行清创、闭合伤口，必要时植皮。较小的血肿可行保守治疗，如穿刺、冷敷和加压包扎。张力高的较大血肿，影响皮肤血运或有自行破溃形成窦道的危险时，需在无菌手术条件下清理。

对直径 3cm 以内的小范围表浅皮肤坏死，其原因主要是局部血供不良，单纯换药耗时长，容易出现痂下感染，继而发展到关节深部感染，故而应积极切痂，清创缝合，皮肤多能延迟自行愈合。大范围的表浅皮肤坏死，则需行二期皮肤移植。少数膝前软组织全层坏死，露出关节假体的则需要进一步的皮肤、皮肤筋膜瓣和皮肤肌肉瓣等转移修复，常用内侧腓肠肌皮瓣。

(四)髌骨相关问题

髌骨关节应力巨大，通常情况是体重的 2～5 倍，下蹲时高达体重的 7～8 倍。很多研究都支持在全膝关节置换同时作髌骨置换，除能明显缓解膝前疼痛、改善上下楼能力外，肌肉力量、关节稳定性也明显增高。尽管是否常规置换髌骨的争论还在持续，但仔细分析历年来发表的相关文献，髌骨置换病例已越来越多。髌骨置换无疑会带来许多并发症，如髌骨骨折、髌骨轨迹欠佳甚至脱位，还有假体松动、假体断裂、髌韧带断裂、软组织过度增生发生撞击等相关并发症日益突出，几乎占全膝关节置换术后并发症的 50%左右。

1.髌骨骨折

初次全膝关节置换术后发生髌骨骨折很少见，但类风湿关节炎，特别是翻修术后容易出现。通常与截骨不当、髌骨异常受力和血供受损有关。髌骨置换后最好能恢复原有髌骨厚度，残存不应小于 15mm。髌骨关节关系异常，假体偏厚、股骨髁假体太靠前、过伸位放置都会使股四头肌张力和髌骨关节压力异常增大；假体位置不当、力线不正或半脱位也使髌骨内部应力分布不均，导致骨折。常规内侧髌旁入路已经切断髌骨内上、内下以及膝上动脉，切除外侧半月板、髌下脂肪垫时还可累及膝外下动脉。术中膝外侧支持带松解时特别容易损伤膝外上动脉，引起骨质缺血性坏死，最终导致髌骨骨折。从保护髌骨血供角度出发，应注意保留髌下脂肪垫；外侧支持带松解时避免损伤膝外上动脉，距离髌缘2cm左右，以免损伤髌骨周围血管网；不用中央固定栓较粗的髌骨假体。

髌骨骨折治疗的关键是平衡髌骨关节周围软组织。Ⅰ型骨折：假体稳定，伸膝装置完整。一般用保守治疗效果好，很少有并发症。Ⅱ型骨折：假体稳定，伸膝装置破裂。可行伸膝装置修补+髌骨部分或全部切除术，一般有伸膝无力、活动受限等并发症。Ⅲ型骨折：假体松动，伸膝装置完整，其中Ⅲa型髌骨残余骨床质量好，Ⅲb型髌骨残余骨床质量差，多残留较严重的并发症。①髌骨上下极骨折，如未累及伸膝装置，用管形石膏固定4周，若累及则需切开复位内固定，术后辅助支架治疗；②髌骨内、外缘骨折，多与假体旋转、肢体对线不当或膝外侧软组织挛缩等有关。若髌骨活动轨迹正常，骨折片轻度移位可予保守治疗。骨折片移位较大的，切除骨折片，松解膝侧方支持带；③髌骨中段横形骨折，若不涉及骨-骨水泥界面，骨折移位不明显的，用管型石膏固定4～6周；若髌骨假体松动，或膝前疼痛、伸膝装置功能失常持续1年以上者，可行软组织松解、部分髌骨切除或伸膝装置修复等手术；④水平剪切髌骨骨折，多发生在骨与假体交界面，常引起残存骨质破坏，影响翻修假体的固定，因此多行髌骨部分切除术，用筋膜等组织覆盖。

2. 髌骨弹响征

最初报道的髌骨弹响征(图3-1)主要见于全膝关节置换术患者。最近有资料认为这种弹响现象可同样出现在只置换髌骨关节的患者，只是两者在发生机制、出现症状的位置上有所区别。后者多是由于股骨假体滑槽下端向后延伸不够，或者髌骨上极本身结构如骨赘等因素，造成髌骨过度陷入髁间窝，使得在伸膝过程中出现髌骨上极与股骨滑槽下端的撞击现象。治疗多采用关节切开或关节镜下的增生纤维组织清理术，必要时行髌骨返修术。

3. 髌韧带断裂

髌韧带断裂发生率为0.1%～2.5%，断裂部位通常在胫骨结节附近，发生原因与术后髌韧带血供改变、摩擦，或由于手术操作过程中韧带周围或止点部位广泛剥离，或由于术后膝关节活动受限，患者接受按摩推拿受力过大所致。长期卧床的类风湿关节炎患者有严重的骨质疏松，暴露膝关节时易造成胫骨结节撕脱骨折，尤其是长期屈膝挛缩或强直的病例和糖尿病、红斑狼疮等疾病累及结缔组织，造成韧带病变脆弱，股四头肌挛缩，非常容易造成本已骨质疏松的胫骨结节撕脱骨折。

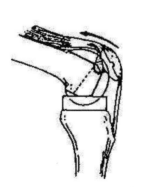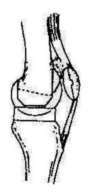

图3-1 髌骨弹响征

髌韧带断裂是治疗效果最差的术后并发症之一。临床应以预防为主,加强术中规范操作,切忌使用暴力。髌韧带断裂的治疗方法有许多,如石膏制动、肌膜缝合、骑缝钉固定、半膜肌加强、异体肌膜或合成材料移植等,但至今仍没有令人完全满意。即使用半膜肌移植修复,术后仍会出现髌韧带松弛、伸膝装置无力、膝关节不稳、关节活动范围差等并发症,严重影响了全膝关节置换术的临床效果。

(五)假体周围骨折

全膝关节置换术后可发生在胫骨干、股骨干,也可发生股骨髁或股骨髁上,大部分骨折发生在术后平均 3 年左右。

摔倒等轻微外伤常常是骨折的诱因,而骨质疏松则是引起术后假体周围骨折的最危险因素,特别是类风湿关节炎、长期服用激素、高龄及女性患者。由于假体材料的弹性模量远远大于骨,在假体尤其是柄的远方形成应力集中区,特别是假体位置不当引起局部应力遮挡,更易导致骨折。神经源性关节病造成膝关节不稳,术后关节纤维性粘连,采用按摩等方法作抗粘连治疗时用力不当,即可造成骨折。当然,手术操作不当也是假体周围骨折的重要原因:①过多修整股骨髁前方皮质骨,使该区域骨质变薄;或截骨过多形成股骨髁前方骨皮质切迹;或假体偏小、后倾,前翼上缘嵌入到股骨皮质内,使之强度减低,形成股骨髁上薄弱点,受到轻微外伤即造成骨折;②术中软组织过分松解,或膝关节外侧支持带松解影响血供,使假体周围骨重建不足,甚至局灶性坏死;③假体安放位置欠佳,对位对线不良,膝关节活动中产生有害的侧方力、剪切力;④假体无菌性松动,聚乙烯磨屑致骨溶解。在诸多因素中,力学因素是最直接的原因,轴向和扭转应力联合作用是导致骨折的直接力量。骨折线常穿过骨结构薄弱处,发生部位与假体类型有关,例如股骨干骨折多发生在髓内带长柄的假体柄端附近;而不带柄的股骨假体,骨折多位于股骨髁。

保守治疗适应于骨折无移位或轻度移位但能通过手法复位并保持稳定的病例,骨折端间距小于 5mm,成角畸形小于 10°。骨折粉碎程度较轻的患者,也可采用保守治疗,以骨牵引、石膏外固定等方法制动至少 3 个月。保守治疗骨折不愈合,畸形愈合率较高,而且长期局部制动,多引发膝关节功能障碍。因此,对无保守治疗适应证,或经保守治疗 3～6 个月骨折不愈合,或骨折同时伴有假体松动者,应选择切开复位内固定术。

手术方法包括髓内针固定、钢板固定和定制假体等。目前许多学者报道采用逆行髓内固定方式来治疗膝关节置换术后的骨折。

逆行髓内钉手术时间短,操作简单,无须破坏骨折附近的骨膜组织,固定确切,可以早期术后活动。术中取髁间窝中点为进针点,在牵引复位下将髓内针击入股骨髓腔,透视下确定骨折对位对线情况。一般来说,髓内针近端应抵达股骨中下 1/3,保证在骨折近远端均有至少 2 个锁钉。在能植入的前提下,髓内针越粗越好,有利于增强稳定性。但是,后方稳定型假体髁间窝封闭,亚洲人许多假体很小,髁间窝的宽度不允许植入髓内钉,都只能髓外固定。常规钢板内固定操作困难,技术要求高,术中需剥离较大范围的软组织,影响局部血供,并且对骨质疏松患者很难获得坚强内固定。如骨折部位偏向近端,可使用髁钢板,通过调整螺钉在髁上的拧入位置,很好地起到骨折整复、固定作用。最近,不少学者引入 LISS 钢板系统固定,不剥离骨膜,螺钉只穿透一侧皮质,同时与钢板紧密锁钉,操作简便,稳定性好,遗憾的是价格昂贵,限制其广泛使用。术前仅根据 X 线片有时很难确定假体是否已有松动,因此手术均应同时准备翻修手术器械和假体。若因骨水泥而受累，合并假体松动，宜选用大块自体或异体骨植骨加长柄假体翻修。小心骨水泥操作，避免骨水泥渗入骨折间隙，影响骨折愈合。

五、微创全膝关节置换术

微创技术是20世纪后半叶兴起的一项新的外科技术，以最小的侵袭和生理干扰达到最佳的外科疗效，较现行的标准外科手术方法具有更佳的内环境稳定状态。微创技术强调的不仅是小切口，而是在获得常规外科手术效果的前提下，通过精确的定位，减少手术对周围组织的创伤和对患者生理功能的干扰，达到更小的手术切口、更轻的全身反应、更少的瘢痕愈合、更短的恢复时间及更好的心理效应的手术目的。随着影像学技术、导航系统及骨科器械的发展，骨科微创技术在临床上将会获得越来越广泛的应用。

尽管手术切口的长度对患者有一定的诱惑，但是手术技术的改变并不仅局限于满足美容的需求。不以任何方式扰乱和破坏伸膝装置(QS)是微创全膝关节置换手术的根本。经股四头肌肌腱或股内侧肌的传统切口虽可以使手术的显露变得更容易，但对这些肌腱或肌肉的扰乱和破坏会延迟其功能的恢复，并将影响膝关节的活动度。因此，微创全膝关节置换手术，不仅仅是皮肤切口小，或关节切开得更短，而是通过一个不干扰股四头肌的入路而进行的关节置换手术。这意味着手术创伤更小，术中术后失血更少，术后康复更快，早期功能更好。MIS-TKA有别于传统的TKA，在操作技术上有下列要求和特点：①皮肤切口通常缩小至6～14cm；②伸、屈膝帮助手术显露；③"移动窗口"技术；④股内侧肌的保护；⑤髌上髌下关节囊的松解；⑥不翻转髌骨，避免关节脱位；⑦特定的截骨顺序；⑧缩小配套器械的尺寸。⑨截骨后分次取出截骨片；⑩小腿悬垂技术。

目前有关微创全膝关节置换术优点的报道较多，但多为一家之言，尚存争议。总结各家报道，以下观点基本达到共识：①在整个手术过程中，尽量减少手术对周围组织的创伤和对患者生理功能的干扰，术中出血少，有利于术后机体功能的康复；②这种切口会使髌骨提升或移位，但不会外翻，提高髌骨运行稳定性；③减轻术后疼痛，保护膝部降动脉，减少股四头肌瘢痕，从而使术后股四头肌肌力较好；④患者可以早期离床活动，缩短住院时间。

六、计算机导航下全膝关节置换术

人工膝关节置换术经过不断地改进和完善，已逐步发展成为经典的治疗膝关节疾患的手术，取得了公认的临床疗效。但是，仍有5%～8%的失败率，与假体松动和失稳等有关。髌骨关节疼痛和屈曲受限等并发症则占20%～40%，而高达50%的早期翻修术与力线不当、假体摆位不当和关节失稳等有关。影响人工膝关节置换术临床中远期疗效的因素主要表现在两方面：一是三维立体空间上的准确定位截骨与假体植入；二是伸屈膝关节等距间隙及韧带等软组织平衡和稳定。通过文献分析得出以下结论：第一是重建的下肢力线应控制在额面上膝内外翻3°以内；第二是膝关节胫、股骨侧假体的旋转摆位应控制股骨侧假体在相对于后髁轴线外旋3°～6°，平行于股骨上髁轴线；第三是保持置换的膝关节在屈伸位动态过程中的等距间隙和韧带平衡稳定。然而，传统的手术方法通常是用手工髓内外定位导向装置束进行划线定位截骨，术者仅凭肉眼和手感辅以术中X线片来判断假体摆位植入时下肢力线和韧带平衡等情况，有时会因为诸多的人为因素影响手术的精确度，即便是有经验的医生，有时也会发生超过 30°的下肢力线不良等结果，以及旋转摆位与关节平衡问题，术中仍会出现难以估量的因素。因此，传统手术方法的精确度问题往往困扰着手术医生。计算机辅助外科手术系统的临床应用要追溯到 20 世纪 80 年代，至 2004 年，计算机辅助人工膝关节置换手术系统已普遍应用于欧洲和北美，澳大利亚和日本等国也有临床应用报道，目前正成为关节外科的热点之一。

计算机辅助人工膝关节置换手术系统的主要原理是借助于导航子和红外线立体定位装置，术中标定股骨头、膝和踝的中心，在屏幕上实时地显示出下肢正侧位的机械力线，模拟和监控假体置换。人工膝关节置换手术系统具有可用性、安全性和稳定性，可达到 1°和 1mm 的精确度。与传统手术比较，在下肢力线重建方面有所提高。近期一系列临床研究表明，计算机辅助系统手术在下肢力线正确重建，假体的选定和准确摆位植入、韧带平衡、取得置换关节屈伸过程中的等距间隙等方面达到了传统手术难以达到的标准，提高了手术质量，手术后的近期疗效满意，中远期疗效还要经过一定时间的随访才能作出评估，尽管如此，计算机辅助人工膝关节置换手术系统在临床上已越来越广泛地得以开展和应用。

第四章　骨关节结核

第一节　脊柱结核

脊柱结核占全身骨关节结核的首位，多见于青少年，绝大多数为椎体结核，椎弓结核仅占1%。病变常单个椎体，仅10%侵犯二个以上椎体，偶有跳跃型病变者。椎体结核分两型：中心型，以儿童为主，椎体常呈楔形而椎间隙正常；边缘型，以成人为多，常累及邻近椎体，使椎间隙变窄或消失。脊椎结核中以腰椎最多见，胸椎次之，颈及骶椎少见，可能与负重、劳损、血供差有关。椎旁脓肿多见胸、腰段，骶、颈椎次之。截瘫是脊柱结核的严重并发症。

一、诊断

1. 病史

发病缓慢，病程长，多有全身症状，小儿常有夜啼，易哭闹。局部主要为疼痛、神经根放射性痛，如放射性颈肩痛、肋间神经或坐骨神经放射痛。有姿势异常、脊柱后凸畸形、运动障碍，胸椎结核可有胸部束带感，亦可出现截瘫。

2. 体征

棘突局部压痛、叩击痛，脊柱后凸畸形，活动受限，拾物试验阳性，儿童脊柱过伸试验阳性。寒性脓肿于颈椎一般在两侧，咽后壁脓肿常致呼吸困难；胸椎脓肿多在前外侧；腰椎常在腰大肌、腰三角区、腹股沟部、臀部、大腿下外侧，甚至可到达跟部；骶椎脓肿多在腰大肌或骶前。脓肿破溃即形成窦道。出现截瘫时，可有下肢或四肢运动、感觉及括约肌反射、植物神经系统、脑脊液动力试验改变，PPD实验阳性。

3. X线

生理前凸常消失，后凸增加，偶见侧凸。椎体破坏呈楔形变，可融合或消失，边缘模糊不整齐，密度不均匀，中央可有死骨或空洞。椎间隙模糊、变窄或消失。有脓肿者可见颈椎前方、胸椎旁或腰大肌出现软组织阴影增大，偶见钙化、死骨影。

本症应与慢性腰背肌劳损、陈旧性脊椎骨折、椎体骨骺无菌性坏死、扁平椎、脊柱侧凸症、腰椎间盘突出症、化脓性及其他细菌性脊椎炎、强直性或肥大性脊椎炎、神经性关节病、椎体畸形、肿瘤、梅毒、放线菌病等鉴别。并截瘫者应与癔症、脊髓肿瘤、炎症、硬膜外感染、蛛网膜炎及高位椎间盘脱出鉴别。

二、治疗

(一)全身治疗

全身治疗：休息，加强营养、改善体质、高蛋白、高热量、高维生素，禁烟禁酒。

化疗：目前常用抗结核药有异烟肼、利福平、吡嗪酰胺、氧氟沙星等，需早期足量、规律应用。初期1～3月需3～4联抗结核治疗，截瘫者可用鼠神经生长因子。晚期需2联抗结核治疗。疗程一般9～18个月。截瘫者可用鼠神经生长因子。应用维生素B族、细胞色素C及激素。

(二)局部治疗

1. 非手术治疗

休息，局部制动，可卧硬板床或带固定支架、石膏背心、围腰、围领等，一般应用6～12个月，颈椎者可行四头带牵引。截瘫者待瘫痪表现大部分消失后，可在支架保护下起床活动。

2. 手术治疗

以植骨融合、病灶清除和(或)脊髓减压术为常用。

(1)脊柱后路植骨融合术：①适应证：结核病变静止但脊柱不稳定，前路植骨不够坚固甚至失败者，及儿童病灶清除术后脊柱不稳定者；②麻醉和体位：局麻或全麻，侧卧位；③手术方法：先取髂骨并制成长条状，备植骨用。取脊柱后侧入路，将需融合的全部棘突两侧及椎板用圆凿凿成鱼鳞样骨粗糙面，将植骨条堆放于其上(改良Hibbs法)；④病灶清除术：凡脊髓受压、寒性脓肿、明显死骨或空洞者均适于施行本手术。而合并其他部位活动性结核(多发结核)，一般情况差，有严重心、肝、肾疾病，高血压，后凸严重影响心肺功能者，年龄60岁以上或小于3岁者列为禁忌。

(2)寰枢椎结核经口腔入路病灶清除术：①适应证：寰枢椎结核并咽后壁寒性脓肿，经非手术治疗无效者；②麻醉和体位：仰卧，气管切开插管，全麻；③手术方法：用开口器将口张大，于咽后壁正中、脓肿隆起处纵行切开约4cm，吸出脓液，清除死骨、肉芽及干酪样坏死组织，放入抗结核药物后分两层缝合。

(3)颈2～7椎体结核病灶清除术：①适应证：颈2～7椎体结核并寒性脓肿，经非手术治疗无效者；②麻醉和体位：局麻或经鼻腔插管全麻。仰卧，肩下垫高，面转向对侧。有牵引者仍维持；③手术方法：a.取颈外侧入路，以病灶为中心，沿胸锁乳突肌前缘作斜切口，或沿颈部皮纹作横切口，切开颈阔肌，结扎颈外静脉及其分支。b.将胸锁乳突肌牵向外，分离腮腺并牵向前，分离颈鞘将其与咽缩肌、喉头及椎前肌肉一并牵向中线，显露前斜角肌、颈长肌及咽后壁脓肿，必要时可触试或穿刺确定。c.于中线切开脓肿，吸出脓液，清除死骨、肉芽及干酪样坏死组织。用力挤压对侧颈部，如有脓液流出，即经瘘孔搔刮，必要时于对侧作小切口处理病灶。d.冲洗伤口放入抗结核药物逐层缝合。

(4)胸椎结核肋骨横突切除术：①适应证：胸椎结核；②麻醉和体位：气管插管全麻或局麻(作清醒插管准备)。侧卧，脓肿较大、椎体破坏较重侧在上；③手术方法：以病椎为中心，作胸椎椎体侧前方入路，如脓肿大，则切除肋横突时即可见脓液流出，沿窦道进入病灶，清除死骨、肉芽及干酪样坏死组织，必要时进入椎体对侧清除病灶伤口冲洗后放入抗结核药物，逐层缝合。

(5)胸椎结核经胸腔病灶清除术：①适应证：胸3～1椎体结核，尤其脓肿溃入胸腔或肺内者；②麻醉和体位：插管全麻或针麻。侧卧，术侧在上，可从左或右侧进入；③手术方法：a.病椎水平作后外侧切口，切除第五～九肋骨中的一肋，沿该肋走行方向，从腋前线至骶棘肌外缘，切开皮肤、皮下组织及筋膜。b.切开背阔肌，高位者尚切开部分斜方肌及菱形肌；再切开前锯肌、腹外斜肌及骶棘肌外缘，低位者需切开后下锯肌。切除肋骨备用。c.切开胸膜进入胸腔，喷洒1%利多卡因20mL，以减少胸膜反应。保护肺，触试或穿刺以确定脓肿，于其前外侧切开壁层胸膜及脓肿壁，清除脓液、死骨、肉芽及干酪样坏死组织，并结扎肋间血管。脓液溃入肺脏者，可作搔刮、楔形切除，肺段切除或肺叶切除。d.冲洗后作前路植骨，伤口及胸腔内放抗结核药物，缝合脓肿壁及胸膜。e.于第九～十肋腋后线作闭式引流后关胸。

(6)胸腰椎结核病灶清除术：①适应证：胸腰椎交界处结核伴寒性脓肿；②麻醉和体位：气管插管全麻。侧卧，术侧(椎板破坏多、脓肿大侧)在上；③手术方法：取胸腰段椎体侧前方入路，暴露病灶，清除脓液、死骨、肉芽及干酪样坏死组织，尽量清除对侧病变，冲洗伤口放入抗结核药物。逐层缝合。可同时行前路植骨，可利用切除正常肋骨或取髂骨移植。

(7)腰椎结核病灶清除术：①适应证：腰3～5椎体结核并寒性脓肿；②麻醉和体位：仰卧、全麻；③手术方法：取腰骶段椎体经腹膜外前侧入路。显露脓肿，切开脓肿后清除脓液、死骨、肉芽及干酪样坏死组织，伤口冲洗后放入抗结核药物，必要时行髂骨前路植骨。

(8)腰骶椎结核病灶清除术：①适应证：腰3～5椎体及骶椎结核；②麻醉和体位：仰卧位，全麻；③手术方法：取腰骶段椎体经腹膜前外侧入路，一般由右侧进入，必要时于左侧作小切口，腰大肌脓肿处理同前，骶前脓肿可触试或穿刺确定，切开脓肿壁后，彻底清除脓液、死骨、肉芽、干酪样坏死组织，伤口冲洗后放入抗结核药物，逐层缝合。

(9)脊柱结核并截瘫椎板切除减压术：①适用证：椎弓结核并截瘫，椎体结核不能行前或侧方减压，已行前外侧减压效果不佳者；②麻醉和体位：气管插管全麻或局麻，侧卧，术侧(瘫痪较重、椎板破坏多、脓肿大侧)在上；③手术方法：a.以病椎为中心，取脊柱后侧入路，上下多超过二个正常椎体。b.先显露正常椎板，再显露病灶，切除病椎棘突及其上下各一个正常棘突，由下而上咬除椎板。c.分离粘连后观察硬膜颜色、厚度及搏动情况，清除病灶后用硬膜剥离器探查上下椎管是否通畅、脊髓前方受压情况，必要时减压，并切开硬膜探查脊髓。d.缝合硬脊膜，冲洗后放入抗结核药物，逐层缝合。

(10)脊柱结核并截瘫前外侧减压术：①适应证：胸椎或胸腰椎结核截瘫较严重或需凿除椎管前方骨质者；②麻醉和体位：气管插管全麻或局麻(作清醒插管准备)，侧卧，术侧在上；③手术方法：a.取胸腰段椎体侧前方入路，以病椎为中心，上下各超过病椎二个椎体。b.显露椎体侧前方，逐步咬除病椎及其上下各一个正常椎体的术侧椎板、关节突和椎弓根，显露脊髓侧面。c.切开脓肿后彻底清除脓液、死骨、肉芽及干酪样坏死组织，观察硬膜搏动情况，通入导尿管以检查阻塞，并检查脊髓前侧有无骨嵴压迫。或同时作前路植骨。d.伤口冲洗后入抗结核药物，逐层缝合。

第二节　四肢骨关节结核

一、肩关节结核

肩关节结核甚为少见，约占全身骨关节结核的1%，成人较多，且常为全关节结核，主要来自肱骨头结核。

(一)诊断

1.诊断依据

(1)病史：长期肩部酸痛史，夜间或劳动后加重，病情逐渐进展，局部可有肿痛、运动障碍。

（2）体征：肩关节活动受限，尤以外展外旋为著，常呈内收挛缩畸形，肱骨头周围压痛，晚期肩关节强直或半脱位，极少形成寒性脓肿及窦道。三角肌萎缩常见。

2. 实验室及其他检查

X线：单纯滑膜结核见关节囊肿胀、骨质疏松。单纯骨结核于肱骨头、肩关节盂，大结节处可见骨质破坏区，常有死骨形成。全关节结核可见间隙变窄，边缘不整齐，甚至间隙消失，偶见病理性脱位。PPD强阳性。

3. 鉴别诊断

本症主要与肩周炎、化脓性关节炎、类风湿性关节炎、小儿麻痹后遗症、神经性关节病、布氏杆菌性肩关节炎等鉴别。

（二）治疗

1. 全身治疗（同前）

2. 局部治疗

（1）非手术治疗：主要适用于小于12岁的单纯滑膜结核、无死骨的单纯骨结核及不宜手术的全关节结核患者。可行患肢三角巾悬吊或肩人字石膏固定。滑膜结核可于关节内注入链霉素或异烟肼。

（2）手术治疗：有滑膜切除术、病灶清除术、肩关节融合术、肱骨头切除术和外展截骨术等。

1）滑膜切除术：适用于非手术无效的单纯滑膜结核。

2）病灶清除术：适用于单纯骨结核或早期全关节结核。术后用外展支架固定或三角巾悬吊，3周后练习活动。

3）关节置换术：为晚期全关节结核的常用手术。

4）病灶清除加肩关节融合术。

适应证：青壮年晚期全关节结核，多采用关节内、外融合术。

麻醉和体位：一般采用全麻、仰卧头转向对侧，患侧肩背部垫高。

手术方法：①多取肩关前内侧入路；②于关节内清除病灶及关节面软骨，使两骨以松质骨紧密接触，必要时松质骨亦可以螺丝钉或三棱钉、骨圆针、钢板、钢丝行内固定，将肱骨头固定在肩盂上；③然后劈开肱骨大结节，深约3~4cm，清除肩峰上软组织，并凿成粗糙面，于距肩峰端3cm处切断肩胛冈及锁骨外侧，按压后将肩峰嵌入大结节的劈裂口内，行关节外固定；④伤口内放抗结核药物，必要时加青霉素，然后逐层缝合。

术后处理：于功能位行肩人字石膏固定3~4个月，直至骨性愈合。注意患肢血运，预防压疮。必须保持功能位，如系用外展支架临时固定，拆线后再上肩人字石膏。继续应用抗结核药物一个疗程。

注意事项：①前内侧"＞"字形切口转角处应呈钝角，以防皮瓣尖端坏死；②注意保护头静脉；③肩外展角以30°~40°、前屈角30°，上倾角（屈肘90°后前臂与身体横断面之交角）25°为宜；④若需要广泛暴露，可行前上后方切口。

5）肱骨头切除术：适用于肱骨头破坏严重的全关节结核，尤其中年人，妇女或脑力劳动者。术后肩关节活动较灵活，但力量减弱。一般术后上肩人字石膏或以外展支架固定6~8周，以后练习肩关节活动。

6)外展截骨术：适用于病变基本痊愈，有内收畸形者。行肱骨头下截骨，肱骨外展40°、前屈30°、内旋25°，用4～6孔钢板行内固定，术后上肩人字石膏或外展支架固定6～8周。

二、肘关节结核

肘关节结核发病居上肢大关节结核之首位，多见于青壮年，常为全关节结核，多来自骨骼(尺骨鹰嘴和肱骨外髁)，约1/3有混合感染。

(一)诊断

1.诊断依据

(1)病史：起病缓慢，病程长，早期症状轻微。主要为胀痛、肿、功能障碍，可破溃、窦道经久不愈。

(2)体征：肘部肿胀、压痛、活动受限，可有脓肿、窦道形成、畸形、纤维性或骨性强直。

2.实验室及其他检查

X线：单纯滑膜结核仅有关节囊肿胀与骨质疏松。单纯骨结核见尺骨鹰嘴、肱骨外髁有骨质破坏、空洞形成及死骨。全关节结核关节面破坏，间隙变窄。

3.鉴别诊断

本症主要与类风湿性关节炎、肱骨外上髁炎、化脓性关节炎、创伤性关节炎、骨髓炎、增生性关节炎、神经性关节病及剥脱性骨软骨炎等鉴别。

(二)治疗

1.全身治疗(同前)

2.局部治疗

(1)非手术治疗：适用于单纯滑膜结核、单纯骨结核无明显死骨者，患肢用三角巾悬吊。滑膜结核可于关节内注入抗结核药物。

(2)手术治疗：有滑膜切除术、病灶清除术和肘关节融合术。

1)滑膜切除术：适用于非手术疗法无效的单纯滑膜结核。术后全臂石膏托固定于功能位4～6周，以后练习活动，逐步恢复关节功能。

2)病灶清除术：适用于非手术疗法治疗无效的单纯骨结核，早期全关节结核，术后全臂石膏托固定于功能位，3～4周后练习活动，若行植骨，则采用全臂石膏管型固定于功能位2～4个月。

3)关节置换术：为晚期全关节结核的常用手术。

4)病灶清除加肘关节融合术。

适应证：体力劳动者的全肘关节结核。

麻醉和体位：全麻或臂丛麻醉、仰卧，患肢置于胸前。应用气囊止血带。

手术方法：①取肘后侧入路；②进入关节内清除病灶及关节面软骨，切除桡骨头，使肱尺关节面以松质骨紧密接触，两者相嵌呈直角；③取髂骨片植于肱骨下端前后面及尺骨骨槽内，以两枚螺丝钉将骨片固定于肱骨下端。或以折弯的六孔钢板固定肱骨下端和尺骨鹰嘴下方并于其间植以松质骨；④冲洗伤口，放抗结核药物，必要时加青霉素，逐层缝合。

5)关节切除术：适用于非体力劳动者，术后早期活动关节。肱骨下端切除不应超过肱骨内、外上髁，桡骨在颈部切除，尺骨上端保留喙突和部分鹰嘴，两骨间相距 1～15cm，以克氏针交叉固定，术后全臂石膏托固定，3 周后去托并拔针，4 周后练习活动。

6)肘关节成形术：①适应证：结核病变治愈但关节发生骨性或纤维性强直者；②麻醉和体位：同肘关节融合术；③手术方法：取肘后侧入路进入关节，骨端切除范围同关节切除术，修平或保留内、外上髁使其呈叉状，以一块阔筋膜包绕肱骨头，并以克氏针固定鹰嘴及肱骨下端逐层缝合。

三、腕关节结核

在上肢大关节结核发病居第二位，青壮年多见，多为全关节结核，主要来自单纯骨结核。好发于桡骨远端、头状骨及钩骨。常有窦道形成或引起屈指肌腱鞘结核。

(一)诊断

1.诊断依据

(1)病史：发病缓慢，病程长，早期症状轻微，主要为局部肿痛，活动障碍，晚期破溃流脓及畸形。

(2)体征：局部肿胀、压痛，活动受限，可有脓肿、窦道形成，或呈前臂旋前、腕下垂、手尺偏或桡偏畸形。

2.实验室及其他检查

X 线：单纯滑膜结核仅软组织肿胀与骨质疏松。单纯骨结核见桡、尺骨下端骨质破坏，可有死骨及空洞形成。全关节结核腕骨轮廓不清、骨质致密、骨小梁排列紊乱。

3.鉴别诊断

本症主要与类风湿性关节炎，腕舟、月骨无菌坏死，慢性骨脓肿，骨肿瘤，腕骨囊性变，痛风等鉴别。

(二)治疗

1.全身治疗(同前)

2.局部治疗

(1)非手术治疗：适用于单纯滑膜结核、无明显死骨的儿童单纯骨结核及全关节结核不宜手术的成人。一般多用前臂石膏托固定腕关节于功能位。

(2)手术治疗：有滑膜切除术、病灶清除术及腕关节融合术等。

1)滑膜切除术：适用于单纯滑膜结核经非手术治疗无效者，术后前臂石膏托固定于功能位，3～4 周后去托练习活动。

2)病灶清除术：适用于单纯骨结核经非手术治疗无效或有明显死骨者。尺骨、桡骨下端结核，可于该侧作背侧纵行切口进入，腕骨、掌骨基底结核亦取背侧入路，必要时植骨。术后前臂石膏托固定于功能位 3～4 周以后去托练习活动。

3)关节置换术：为晚期全关节结核的常用手术。

4)病灶清除加腕关节融合术：

适应证：大于 12 岁的全关节结核者。

麻醉和体位：臂丛麻醉，仰卧。患肢外展或置于胸前。应用气囊止血带。

手术方法：①取腕背侧入路；②于关节内彻底清除病灶及各腕骨软骨面；③于桡骨远端、

月骨、头状骨及第三掌骨近端背侧凿一长 6～10cm、宽 1.5cm、深 0.8cm 的骨槽，将髂骨或胫骨板嵌入槽内，其上、下端插入桡骨下端及第三掌骨骨髓腔内，或以克氏针固定桡骨下端、植骨块及掌骨基底部；④冲洗伤口，放抗结核药物，必要时加青霉素，逐层缝合。

四、骶髂关节结核

骶髂关节结核少见，多发生于青壮年，女性较多，约半数合并其他部位结核，常为全关节结核，主要来自髂骨或骶骨结核。

(一)诊断

1.病史

发病缓慢，病程长，主要为腰骶部或臀部肿痛，站立或行走时病重，偶有跛行、继发腰椎侧弯、坐骨神经痛样症状。

2.体征

局部肿胀、压痛、叩击痛，可有寒性脓肿、窦道形成。脓肿可位于骶髂关节前方的髂凹、直肠周围，或脓液流至腹股沟、大腿根部。骨盆分离与挤压试验、"4"字试验，直腿抬高试验均阳性。肛诊可触及直肠周围脓肿。

3.X线检查

可见骶骨或髂骨破坏、死骨形成，最好摄斜位片或断层摄影。全关节结核关节面模糊、间隙增宽、狭窄甚至消失。可有骨性强直、病理性半脱位等。

本症主要与腰椎间盘突出症、类风湿性关节炎、化脓性、肥大性或致密性关节炎、骨肿瘤等鉴别。此外，与腰骶部及髋关节结核鉴别。

(二)治疗

1.全身治疗(同前)

2.局部治疗

(1)非手术治疗：适用于年老体弱、多发结核、无明显死骨者。卧床休息，痛重时患肢行皮牵引，亦可局部注射抗结核药物。

(2)手术治疗：常以病灶清除术处理。

3.病灶清除术

(1)适应证：适用于脓肿，死骨明显，窦道经久不愈，非手术治疗无效者。

(2)麻醉和体位：全麻、硬膜外麻醉或腰麻。侧卧或半俯卧位，患侧在上。

(3)手术方法：①取骶髂关节后侧入路进入；②彻底清除死骨、肉芽、干酪样物质、脓液、残余软骨面等，并用拳压同侧髂凹，必要时于其前方作切口进行清除；③病灶冲洗后，必要时植松质骨，病灶内置抗结核药物，必要时加青霉素，将骨瓣复位后逐层缝合。

五、髋关节结核

髋关节结核较常见，占全身骨关节结核发病的第三位，仅次于脊柱和膝关节，居六大关节的第二位，多见于 10 岁以下的儿童及青少年，男性较多，少数累及双侧，多为全关节结核。主要来自单纯骨结核。

(一)诊断

1.病史

发病缓慢,病程长,有结核接触史或其他结核病史,多有全身症状如低热、盗汗、食欲不振等,小儿可有夜啼、易哭闹,局部肿痛,跛行、活动障碍,亦可出现膝痛。

2.体征

腹股沟部肿胀:腹股沟韧带中点下方压痛,早期患肢外旋外展,晚期则内收内旋,可有跛行,不能负重,髋关节活动受限、肌肉萎缩,甚至强直、病理性脱位,可有寒性脓肿,窦道形成。儿童晚期累及骨骺,出现肢体短缩和畸形。跟部叩击试验阳性,托马斯征阳性,脱位后出现粗隆移位征、艾斯利阳性。

3.X 线检查

常作两侧对比。单纯滑膜结核见骨质疏松,关节囊肿胀,间隙宽窄不定,患侧闭孔变小。单纯骨结核可见髋臼、股骨头或颈部骨质破坏、死骨、空洞等。全关节结核关节骨质破坏,正常轮廓模糊消失,间隙变窄,可有骨性强直、脱位、股骨头颈部消失、畸形、硬化性骨髓炎等。

本症主要与急性化脓性髋关节炎、股骨头无菌性坏死、类风湿或风湿性关节炎、髋部肿瘤、先天性髋关节脱位、髋内翻、髋关节炎等鉴别,还应与髂凹寒性脓肿、大粗隆结核鉴别。

(二)治疗

1.全身治疗(同前)

2.局部

(1)非手术治疗:适用于单纯滑膜结核、无明显死骨的单纯骨结核及年老体弱、儿童患者。卧床休息,少行走。皮牵引可减轻疼痛,并纠正髋关节屈曲挛缩畸形。牵引重量为1～2kg,亦可行髋人字石膏固定。偶行关节内抗结核药物注射。

(2)手术治疗:滑膜切除术和病灶清除术等为有效方法。

1)滑膜切除术。

适应证:大于 3 岁的单纯滑膜结核,经非手术治疗无效者。

麻醉和体位:全麻或硬膜外麻醉。仰卧,患侧臀部稍垫高。

手术方法:取髋关节前外侧入路进入。剪断圆韧带后稍屈髋并内收外旋,使其逐渐脱位,必要时插入骨膜剥离器撬出股骨头,彻底切除滑膜。冲洗后放入抗结核药物,必要时加青霉素,逐层缝合。

2)病灶清除术:适用于大于 3 岁的单纯骨结核及早期全关节结核者。麻醉、体位及切口同前,将髋关节逐渐脱位后彻底清除脓液、病变滑膜、死骨、破坏的软骨、肉芽及干酪样物质,冲洗伤口并放入抗结核药物,必要时加青霉素。术后处理同前。

3)病灶清除加髋关节融合术。

适应证:大于 12～15 岁、需体力劳动、经常行走、站立的全髋关节结核者。

麻醉和体位:同滑膜切除术。

手术方法:切口同前。进入关节后,先行病灶清除,必要时凿开关节清除病灶。冲洗后将髋关节复位,放入抗结核药物,必要时加青霉素。将髋关节固定于屈曲 20°～30°、外展 0～5°、外旋 15°～20°位,逐层缝合。如骨质缺损较多、无混合感染者,可同时植骨融合,于同侧髂翼取一 8cm×4cm 长方形骨块及部分松质骨，将臼上缘凿成粗糙面，凿下大粗隆，松质骨填于关节之间，骨块置于臼上缘与大粗隆之间，以两枚螺丝钉固定，下方螺丝钉将大粗隆一并固定。

六、膝关节结核

膝关节为结核好发部位，国内统计仅次于脊柱，在六大关节中居首位。多见于 10 岁以下儿童，易累及骨骺，对生长发育影响较大，一般为单关节病变。病变由滑膜开始者占 80% 以上，髌骨结核很少见。

(一)诊断

1.症状

发病缓慢，病程长。早期主要为局部肿痛、功能障碍，以后出现肌肉萎缩、脓肿窦道，甚至畸形与发育障碍。全身症状较轻，合并其他部位结核时症状较重，儿童有夜啼、易哭闹。

2.体征

局部肿胀、压痛、活动受限，晚期膝关节呈梭形，可有脓肿、窦道形成、畸形等。浮髌试验阳性，皮肤皱褶试验阳性。

3.X 线检查

(1)单纯滑膜结核见骨质疏松，关节囊肿胀，髌上、下和膝后滑膜囊呈一致性增厚，积液时侧位片示髌上囊扩大，骨骺可增大、提前出现或过早融合，关节间隙宽窄不定。

(2)单纯骨结核多见于股骨下端，胫骨上端较少。中心型早期呈磨砂玻璃状，以后可有死骨、空洞形成，边缘型见骨质边缘有单纯溶骨性缺损，多无死骨。

(3)全关节结核具有单纯滑膜或骨结核的特点，尚可见关节面破坏、关节间隙变窄、消失、骨性强直、内或外翻屈曲畸形、骨骼发育障碍。混合感染者骨质增生硬化。

本症主要与类风湿性关节炎、创伤性滑膜炎、化脓性关节炎、增生性关节炎并腘窝囊肿、色素沉着绒毛结节性滑膜炎、血友病性关节病、神经性关节病、骨脓肿、亚急性骨骺骨髓炎、滑膜肉瘤及膝关节附近的肿瘤等鉴别。必要时行 PPD 试验或活检。

(二)治疗

1.全身治疗(同前)

2.局部治疗

(1)非手术治疗：适用于单纯滑膜结核、距关节较远又无明显死骨或脓肿的单纯骨结核、年老体弱的全关节结核者。应卧床休息，避免行走负重，局部用石膏、夹板或皮牵引进行固定，并纠正屈曲畸形。单纯滑膜结核可行关节穿刺抽液后注入抗结核药物。

(2)手术治疗：有滑膜切除术、病灶清除术和加压融合术等。

1)滑膜切除术。

适应证：单纯滑膜结核非手术治疗无效者。

麻醉和体位：硬膜外麻醉或全麻，仰卧。应用气囊止血带。

手术方法：取膝前内侧入路。一般行不切断侧副韧带和交叉韧带的次全滑膜切除术，清除脓液、肉芽及干酪样坏死组织，并由髌骨外侧引入细塑料管固定以备行持续灌注疗法。伤口放入抗结核药物，必要时加青霉素，逐层缝合。

2)病灶清除术。

适应证：单纯滑膜结核非手术治疗无效，接近关节，有死骨或脓肿的单纯骨结核，小于10岁的全关节结核者。

麻醉和体位：同滑膜切除术。应用气囊止血带。

手术方法：根据病变部位取膝内侧或外侧直切口进入，彻底清除病灶，必要时植骨。单纯骨结核者慎勿进入关节及切断侧副韧带。髌骨结核可取膝前横行或纵行"S"形切口进入清除病灶或摘除髌骨。全关节结核清除病灶后，关节内引入细塑料管，伤口内放抗结核药物，亦可再加青霉素，逐层缝合。

3)膝关节加压融合术。

适应证：大于10岁的晚期全关节结核者。

麻醉和体位：同滑膜切除术。

手术方法：①取膝前内侧切口，亦可取横行或"U"形切口；②切除髌骨及股、胫骨病变关节面约1～3cm，两骨断端融合于屈曲10°位，无偏斜，但有5°生理外翻角；③于距截骨面3～5cm处平行穿入两枚4mm骨圆针，并安放加压器，使钢针稍弯即可。

七、踝关节结核

在下肢三大关节中最少见，多见于青壮年及10岁以下儿童，男性稍多于女性，单纯滑膜结核较多，常发展为全关节结核。

(一)诊断

1.病史

发病缓慢，病程长，常有扭伤史，主要症状为局部肿痛和跛行。小儿可有夜啼。

2.体征

局部肿胀、压痛，踝伸屈或内外翻受限，晚期可有脓肿、窦道、足下垂畸形。

3.X线检查

单纯滑膜结核见关节囊肿胀及局限性骨质疏松。单纯骨结核见骨质破坏、死骨及空洞。全关节结核见关节面破坏，间隙变窄，混合感染后有骨质硬化。

本症主要与类风湿性关节炎、踝部扭伤、色素沉着绒毛结节性滑膜炎、化脓性关节炎、局限性骨脓肿及大骨节病等鉴别。

(二)治疗

1.全身治疗(同前)

2.局部治疗

(1)非手术治疗：适用于单纯滑膜结核，距关节较远又无明显死骨的单纯骨结核。可休息，石膏托固定，关节内注入抗结核药物。

(2)手术治疗：以滑膜切除术、病灶清除术和(或)踝关节加压融合术为主。

1)滑膜切除术：适用于单纯滑膜结核非手术治疗无效者。多取踝关节外侧入路进入，切除病变滑膜，术后石膏托固定3周，以后去托练习活动。

2)病灶清除术：适用经非手术治疗无效或有脓肿、死骨、距关节较近的单纯骨结核及早期全关节结核。根据病变部位采用关节内、外或前方切口，慎勿进入关节，必要时植骨，术后处理同滑膜切除术。

3)踝关节加压融合术：手术方法①多取踝关节前外侧入路；②彻底清除脓液，死骨、肉芽、干酪样坏死组织及破坏的软骨面后，对合骨粗糙面；③于距踝关节 6～8cm 处之胫骨下端由内向外穿入直径 3mm 骨圆针，再于内踝下 2～3cm 处由内向外经跟骨穿入另一骨圆针，将踝关节于中立位固定并加压；④伤口放抗结核药物或加青霉素后逐层缝合。

八、骨干结核

(一)长骨骨干结核

长骨骨干结核很少见，其发病顺序为股骨、胫骨、桡尺骨干、肱骨干和腓骨干。1 岁以下的儿童最多，且常为多发。30 岁以上的则很少见。

1.诊断

(1)临床表现：在儿童，病变多波及几个长骨干，常存在肺结核或其他骨结核。患者有明显的全身症状。单发病例的全身症状不明显，局部症状也轻微。早期，局部疼痛和肿胀都不明显，但有局部压痛。仔细触诊可发现骨干变粗。脓液流到软组织内，形成寒性脓肿，但很少有窦道形成。

关节多保持良好的功能，或仅轻微受限。只有当病变向骨端发展侵犯关节后，关节才引起肿胀和功能受限。下肢骨干结核患者，跛行多不明显。

(2)病理：骨干结核的病理变化以增生为主，溶骨性破坏次之，死骨形成少见。除胫骨外，其他长骨干的周围都有丰富的肌肉包围，因而脓肿不易被发现，脓肿容易被吸收，窦道形成比较少见。由于病变离骨骺板和关节都较远，故对骨的生长影响不大，对关节功能也无明显影响。若骨干病变向骨端发展，可穿破骺板和关节软骨面而进入关节，造成关节结核。由于骨干结核以骨膜性新骨增生为主，一般不易发生病理性骨折。

(3)实验室及其他检查：X 线片可见骨干周围新骨形成，其边缘光滑整齐，有时呈葱皮样改变。髓腔内或新骨内可见单发或多发的椭圆形溶骨性破坏区。死骨较少见。

(4)鉴别诊断：有明显结核病接触史的患者比较容易作出诊断，但有时也不易与慢性化脓性骨髓炎鉴别。根据脓液的细菌学检查和病理切片检查，可以确诊。此外从临床上与尤文肉瘤有时也很难区别，可作针吸或切取活检作出鉴别。还应与嗜酸性肉芽肿和维生素 C 缺乏病作鉴别。

2.治疗

长骨骨干结核的诊断有时虽然很困难，但在治疗上却比较容易。经过适当的非手术疗法都能好转。局部有明显死骨或经非手术疗法无效者，也可采用手术病灶清除。手术切口和入路可根据病灶位置选择。到达骨干后，切开骨膜，凿开骨膜新骨及骨皮质，显露病灶，并加以清除。混合感染严重者，可作蝶形手术，或用带蒂肌肉瓣充填骨腔。术后一般不用外固定。

(二)短骨骨干结核

手足短骨骨干结核较为常见。患者多为 10 岁以下儿童，成年人和老年人少见，病变也常多发。

1.诊断

(1)临床表现：不合并其他结核的病例，一般没有明显的全身症状。早期局部症状也轻微，晚期病变部位肿胀，病骨显著增粗，局部皮温升高，有压痛。脓肿易破溃，形成瘘管。局部淋巴结偶见肿胀或溃破。

（2）病理：与一般坚质骨结核相同，短骨骨干结核也以增生为主，溶骨性破坏次之。其病理变化不同于长骨骨干结核，表现为：①骨气臌即骨皮质膨胀变薄，骨髓腔因溶骨性破坏而扩大；②死骨形成较多，可能因为骨体细小，病变容易将骨干血运全部破坏；③由于骨干细小，病变波及骨骺或骨端，以及侵入邻近关节的可能性要比长骨骨干大得多。

短骨的发病率高于长骨的原因可能是：①短骨干周围肌肉较少，缺乏肌肉的保护作用；②短骨干位于肢体的远端，营养血管较细，血流速度缓慢，细菌栓子容易在局部滞留而发病。

在手骨结核中，掌骨结核比指骨结核多见。在掌骨中，又以第一、二、三掌骨最多。

在足骨结核中，第一跖骨和拇趾趾骨的发病率远超过其他四趾，约等于其他四趾的总和。手足骨结核的脓肿溃破，形成窦道较常见，因为骨外的软组织覆盖较少。

2. X 线表现

X 线片可见短骨骨干有骨膜新骨形成，或形成骨气臌。也有形成死骨的，老年患者新骨增生不明显，甚至出现病理性骨折。

3. 鉴别诊断

根据病史，临床症状和 X 线所见，诊断无困难。但须与化脓性骨髓炎、内生软骨瘤、纤维异样增殖、痛风、疲劳骨折、跖骨头骨骺坏死（Freiberg 病）、指骨骨骺坏死（Thiemann 病）作鉴别。

4. 治疗

由于短骨骨干结核的自愈力强，一般都可采用非手术疗法。包括局部注射和石膏托间断固定。局部注射每周一次，每次注射异烟肼 100mg，儿童减半，3 个月为一疗程。多数病例经两个疗程后可治愈。

非手术疗法无效，或有明显死骨的，也可采用手术治疗，清除骨病灶及死骨。术后用石膏托作短期固定。

第三节　骨附属组织结核

一、肌肉结核

继发于骨关节病变的肌肉结核是很常见的，如继发于脊柱结核的腰大肌脓肿，继发于骶髂关节或髋关节结核的臀肌脓肿，继发于肩关节结核的三角肌脓肿等。这些继发性病变的症状、体征和治疗都以骨病灶为主。

（一）诊断

1. 临床表现

本病多见于 20～30 岁青壮年，但半数以上均合并肺或它处结核病。一般发病缓慢，病期都在 1 年左右。若单是肌肉结核，全身症状不明显，若合并它处结核或有多发病变，则可能有发热、食欲不振、消瘦、盗汗等全身症状。

局部症状主要是缓慢增大的包块。包块在肌肉内，随肌肉收缩沿肌纤维方向移动。触之多为实质样包块，很少有波动感。疼痛和功能障碍均很轻微，有的病例除局部肿块外无任何症状。晚期肿块可互相融合，软化，脓肿或窦道形成。

2.病理

全身任何肌肉都会被累及，但以股四头肌和腓肠肌为多见。一般多为一块肌肉受累，约为70%，在一块肌肉内，可见只有一处或多处病灶；多发性肌肉受累较少，占30%，个别的患者可有10余块肌肉同时受累，甚至全身多数肌肉受累。

肌肉结核可分为蕈菌型、结节型、冷脓肿型和硬化型，其中以冷脓肿型最多，结节型次之，硬化型最少。前三型多有干酪样坏死，而硬化型主要为纤维化。

病程一般较长，作者曾见到1例病史达20年。脓肿破溃后形成窦道，最后纤维化或钙化痊愈。

3.实验室及其他检查

X线表现：X线片可见受累肌肉有肿块阴影，在肿块内可见不规则的钙化灶。

4.鉴别诊断

本病由于极为少见，故诊断常很困难。因此本病的诊断常有赖于肿块穿刺或活体检查。应与肌肉包囊虫病、肌肉纤维瘤、肌肉脂肪瘤、化脓性肌炎等作鉴别。

(二)治疗

对单发病变可作手术切除。手术切除既可诊断，又可根治，术后功能恢复良好。

多发病变可采用非手术疗法。对脓肿大的可定期穿刺排脓，并注入抗结核药物。经久不愈者，也可手术切除。

二、腱鞘结核

与肌肉结核一样，腱鞘结核可分为继发于邻近骨关节病变和血源性两类，以前者为多见。如肩关节结核可蔓延到结节间沟，引起肱二头肌长头腱鞘结核，甚至可破坏肱二头肌长头肌腱；腕关节结核也可穿破邻近腱鞘而引起腱鞘结核。

血源性腱鞘结核也属少见，本病多见于成年人。血源性腱鞘结核多发生于腕部，其次为手指，足部较少。

(一)诊断

1.临床表现

发病缓慢，全身症状不明显。局部症状主要是沿腱鞘走向的肿胀，腱鞘的纵轴因受腕横韧带或踝支持带的约束而呈特有的葫芦形。

早期有轻微疼痛，待局部肿胀增加，并有脓肿形成或窦道发生混合感染，则疼痛加重。

沿腱鞘有轻微压痛。早期功能受限不明显，以后逐渐加重。有关肌腱活动时，触时可闻及"握雪音"。患手力量减弱，至晚期，因肌腱被破坏或形成粘连，则手指将发生畸形或功能障碍。

2.病理

腱鞘滑膜结核与关节滑膜结核很类似。受累滑膜首先发生充血、水肿、炎性细胞浸润和渗出液增加。腱鞘内液量增加，脓液稀薄，不透明，黏度下降，渗液中的纤维素经肌腱滑动的塑型作用可变成许多瓜子仁样的米粒体，腱组织被破坏断裂、消失。

鞘内脓液增多，压力增大，脓液可穿破腱鞘，在皮下形成脓肿，溃破后形成窦道。病变吸收好转时，肌腱可发生粘连。

3.实验室及其他检查

X线表现：早期仅见局部软组织肿胀，病期较长者，可见骨质疏松。

4.鉴别诊断

根据病史、症状和体征，诊断并不难。鞘内穿刺液培养和活组织检查可明确诊断。但应与腱鞘囊肿、关节疝、狭窄性腱鞘炎、类风湿性腱鞘炎、腱鞘滑膜瘤、腱鞘黄色瘤和化脓性腱鞘炎作鉴别。

（二）治疗

早期可采用全身和局部抗结核药物治疗，局部石膏托制动。

手术治疗包括局部滑膜切除、粘连肌腱的松解、被腐蚀破坏肌腱的切除和肌腱的修复等。

三、滑囊结核

滑囊结核有血源性和继发性两种。血源性结核除大粗隆滑囊外，其他滑囊很少发病。继发性滑囊结核较常见。

血源性滑囊结核的症状主要是局部疼痛、肿胀。肿块边界多较清楚，常有波动感和轻度压痛。继发性滑囊结核的症状和体征都以骨关节病变为主，所以常被误认为寒性脓肿而被忽视。穿刺液的细菌学检查和活组织检查可明确诊断。

确诊后，可采用全身及局部应用抗结核药物治疗，并可手术切除病变的滑囊。

第五章　风湿性关节炎

风湿性关节炎是人体因感受风寒湿邪而发生的一种慢性而又反复急性发作的关节炎性疾病，主要表现为关节肿大、疼痛、屈伸不利等症状，是风湿病的主要表现之一。现代医学认为该病是风湿病的一个症状，而风湿病是一种常见的反复发作的急性或慢性全身性胶原组织炎症，它以心脏和关节最为显著。本病的发病原因一般认为与咽部链球菌感染所引起的变态反应有密切关系。

一、病因病机

本病是风湿病的一个症状，而风湿病是一种常见的反复发作的急性或慢性全身性胶原组织炎症，它以心脏和关节受累最为显著。所谓风湿热，是指风湿病的急性期或慢性期活动阶段。临床表现以心肌炎或关节炎为主，伴有发热、毒血症、皮疹、皮下小结、舞蹈病等症状。急性发作后常遗留心脏损害。风湿病的确切病因迄今尚未完全明了，但就临床、流行病学及免疫学等方面的资料分析表明，A族乙型溶血性链球菌感染与风湿病的发病有关。目前也注意到病毒感染与风湿病的发生有一定关系。15年前曾发现柯萨奇B4病毒可使爪哇猴发生类似风湿性全心炎以及在慢性心瓣膜患者的左心房及心瓣膜上曾发现嗜心脏病毒，故此病毒感染发病学也应深入探讨。

风湿热的病理改变是结缔组织炎症，主要累及心瓣膜、心肌间质小动脉以及浆膜腔。关节的病理改变主要是关节滑膜及周围组织的水肿，关节囊液在有纤维蛋白粒细胞渗出，活动期过后不遗留任何关节畸形。

二、临床表现

(1)关节炎：典型者少见，其特点为多发性、对称性、游走性，多侵犯四肢大关节、不遗留关节畸形。游走性关节炎常由一个关节转移至另一个关节，常对称地累及膝、踝、肩、腕、肘、髋等大关节，局部有红、肿、热、痛的炎症表现，但永不化脓。部分患者可几个关节同时发病，亦可波及手、足小关节或脊柱关节等，成人比较显著。不典型者仅有关节酸痛，而无其他炎症表现。急性炎症消退后，关节功能完全康复，不遗留关节强直或其他畸形。常有复发。

(2)急性期或慢性期活动阶段：急性期可同时见到其他多种急性风湿病的临床表现，如上呼吸道感染、发热、心肌炎、皮肤病变、舞蹈病、胸膜炎、腹膜炎、脉管炎、肾炎、虹膜睫状体炎以及大、中型动脉病变。如果风湿病处在慢性阶段，则可见到各种风湿性心瓣膜病的改变。

三、实验室检查

(1)血清抗乙型链球菌各种抗体的测定：仅表现有近期乙链感染的证据，如：①抗链球菌溶血素"O"滴度500U；②抗链球菌透明质酸酶＞1.024U；③抗链球菌激酶＞80U；④特异性高的检查，尚有抗M蛋白抗体、抗DNA酶B及抗核贰酶测定。

(2)反映血中白蛋白和球蛋白改变的检查：①红细胞沉降率增快，与血中白蛋白降低，γ

及 α_2-球蛋白增高有关；②血清 C 反应蛋白阳性，表明血清中有能沉淀肺炎双球菌膜上 C 多糖体的 α 球蛋白。

(3)反映结缔组织胶原纤维破坏的检查：血清黏蛋白的改变。

四、诊断要点

(1)发病前有扁桃体炎或咽喉炎等上呼吸道感染史，多数为大关节游走性、多发性疼痛或固定不移。

(2)急性风湿活动时，局部关节红、肿、热、痛，活动障碍，或关节腔有积液，并伴有不同程度的发热、汗多或鼻出血。躯干或四肢皮肤可出现环形红斑。在关节伸侧或四周，可能触到绿豆大小的皮下结节，数周后可逐渐消失。

(3)如有心慌气急、心音低、心率快、心律不规则、心脏扩大等症状体征时，提示有风湿性心脏炎(即心内膜、心肌、心包膜发生炎性损害)，严重的可引起心力衰竭。心内膜炎可发展成慢性风湿性心瓣膜病。

(4)目前大都仍采用 1965 年修订的 Jones 标准，即以心脏炎、多发性关节炎、舞蹈病、环形红斑及皮下结节作为主要诊断依据，以既往风湿热史或风湿性心脏病证据、关节痛、发现血沉增快、C 反应蛋白阳性、白细胞计数增多及心电图 P-R 间期延长作为次要依据，结合近期乙链感染和其他病毒证据等而做出诊断。

五、鉴别诊断

风湿性心脏炎应与亚急性感染性心内膜炎和病毒性心肌炎相鉴别；风湿性关节炎应与类风湿性关节炎和结核变态反应性关节炎相鉴别；风湿热应与系统性红斑狼疮相鉴别。

六、临床治疗

1. 一般治疗

急性期应卧床休息，加强护理，适当注意营养，补充维生素 C 等。症状消失及实验室检查正常 2 周后逐步增加活动。

2. 控制乙链感染

成人青霉素水剂肌注 80 万 U，每日 2 次，共 10～14 日。对青霉素过敏者，改用羟氨苄青霉素口服，也可选用红霉素、螺旋霉素等治疗。

3. 抗风湿药物

有助于消除全身症状及渗出性炎症，尚未肯定有预防形成瓣膜病变作用。诊断不明确时勿滥用。

(1)非甾体制剂：①水杨酸制剂：对无心脏炎者为首选，有解热、镇痛、消炎效果。用药至症状消失、正常 2 周后减半量，共服 6～12 周。a.阿司匹林，每日用量为 4～6g，分 4～6 次服。b.玻璃酸钠，每日用量成人为 6～8g，分 4～6 次服。宜饭后服用，加服铝镁乳或三硅酸镁可减轻胃刺激。忌用碳酸氢钠，因其可减少水杨酸钠吸收及促其从肾排出，降低血浓度。c.苯来乐(Benorylate)，系阿司匹林与扑热息痛的酯化物，对胃刺激很轻，吸收后在血中缓慢释放入水杨酸分子中，日量 1.5～4.5g。水杨酸类药物的副作用有耳鸣、耳聋、头痛等，可抑制凝血酶原合成并阻断前列腺素代谢，降低血小板黏附性，忌用于溃疡病及出血素质患者。过敏性皮疹及急性再生障碍性贫血偶见；②其他：氯灭酚(抗风湿灵)0.2～0.4g，每日 3 次；甲氯灭酸钠 0.25g，每日 3 次；对水杨酸类无效或不能耐受时可选用，疗程与水杨酸类同。

(2)糖皮质激素：消炎作用较强，用于有心脏炎或其他抗风湿药无效时。常用量：泼尼松 40～60mg/d，地塞米松 6～9mg/d。对严重心肌炎患者，静滴氢化可的松 200～300mg/d。

4. 中医中药

(1)辨证论治：①风寒湿型：关节或肌肉酸痛，阴雨天加重，反复发作，时轻时重，苔白或白腻，脉弦，疼痛呈游走性，涉及多个关节的为风湿性；疼痛剧烈，痛有定处，活动受限，局部怕冷，得热为舒的为寒性；痛处重着不移，关节局部肿胀，皮色不红的为湿性。治宜祛风散寒除湿。方药举例：蠲痹汤加减羌活、独活、桂枝、防风、制川乌、川芎、秦艽、威灵仙、桑枝、海风藤、鸡血藤；②风湿热证：病势较急的关节局部红肿热痛，触之痛甚，日轻夜重，屈伸不利，甚则不能活动，伴有发热，汗多畏风，口渴、烦躁、苔薄黄或黄腻，舌质微红，脉数。治宜清热祛风化湿。方剂举例：桂枝白虎汤加减桂枝、石膏、知母、防己、忍冬藤、甘草、地龙、蚕砂、黄芩、栀子。如湿热下注，下肢关节红肿疼痛，尿黄，酌加炒苍术、黄柏、土茯苓；皮肤有红斑结节或关节红肿明显，加丹皮、赤芍、生地；湿热伤阴，低热持续不退，汗多，口干，舌质红，去桂枝、石膏、晚蚕砂，酌加秦艽、银柴胡、鳖甲、生地；③血瘀痹阻：病程较长，反复发作，局部关节疼痛，遇冷加重；关节处变形，强直肿大，苔白或腻，舌质紫，脉缓小。治宜化痰行瘀，搜风通络。方药举例：制南星、制白附子、白芥子、僵蚕、炙全蝎、蜂房、炮山甲、土鳖虫、桃仁、红花、虎杖。如痛甚，可酌加炙乳香、炙没药、炙蜈蚣、乌梢蛇等；④气阴两虚：关节疼痛微肿，心悸，气短，胸闷，自汗，舌体胖，舌质红，舌苔淡白，脉濡数或细数。治宜补气活血，滋阴通络。方药举例：生脉散加白术、薏苡仁、防己、木瓜、秦艽、当归、丹参、生甘草。有人报道，丁公藤注射液、风湿寒痛片、活络丹等对本症有显著的疗效。

有学者报道用痛风汤治疗湿痹症的体会，治疗 120 例，有效率 96%。痛风汤方出自《丹溪心法·痛风门》，由威灵仙、防己、苍术、制南星、黄柏、川芎、桃仁、红花、桂枝、白芷、羌活、龙胆草等组成，具有祛风寒，利痰湿，通经络，止痛痹作用。

(2)外治法：针灸治疗：无心脏损害的急性期患者，可辨证局部取穴与循经取穴，予以中强度刺激，每日 1 次，10 次为一疗程。发热者加大椎、曲池；关节红肿者，可用三棱针刺病灶周围小静脉至出血。患部怕冷者可加灸。

5. 物理疗法

急性期可采用紫外线局部照射。也可采用直流电(调制中频电疗法)疗法或中药离子导入法。关节红肿热痛者用 10%雷公藤，肿而不红者用 20%竹节参，以痛为主者用 20%乌头作为导入剂，慢性期可用传导热(石蜡、蒸汽等)疗法。

6. 预防与调护

(1)要改善工作生活条件，避免久居潮湿之处。平日要注意气候变化，积极防寒保暖，谨防呼吸道感染。

(2)注意休息，急性期宜卧床休息 2～3 周，然后逐渐起床活动。

(3)应加强体育锻炼，如跑步、打球、骑自行车等，以提高机体抗病能力。

(4)预防链球菌感染，若已感染扁桃体炎、咽峡炎、猩红热、丹毒等，要及时治疗。

(5)饮食要有规律，平日可多选用赤豆、薏米、扁豆等健脾除湿之品，亦可适当多食黄鳝、泥鳅、蛇肉或狗肉、羊肉之类。

(6)平日要保持心情舒畅，避免暴怒、思虑过度或悲伤。

第六章　骨与关节肿瘤

　　骨关节肿瘤是指在骨关节里生长的肿瘤或新生物,包括原发性和继发性肿瘤以及一些瘤样病变。原发性骨关节肿瘤起源于骨的基本组织(包括骨、软骨、骨膜)和骨的附属组织(包括血管、神经、脂肪及骨髓单核-巨噬细胞系统等)。虽然根据肿瘤的生物特性,可分为良性和恶性两大类,但两者之间有时并没有截然的界限,甚至同一肿瘤中可同时存在组织学上良性和恶性的特征,必须结合影像学形态、临床表现和病理所见全面考虑判断。继发性骨关节肿瘤又称转移性骨关节肿瘤,指人体其他器官组织的恶性肿瘤(包括癌、肉瘤)通过血行、淋巴等途径转移到骨骼并继续生长的肿瘤,转移性骨关节肿瘤皆属恶性。在人体各系统的转移率中,骨骼转移仅次于肝、肺而居第三位。由骨骼邻近的肿瘤直接侵犯骨骼而发生继发性骨损害者又称为接触性骨肿瘤,良、恶性皆有。疼痛、肿块、组织压迫是骨关节肿瘤的主要临床表现,恶性者多伴有发热、乏力、消瘦等周身症状。采用手术治疗有压迫症状的良性骨关节肿瘤多能获得满意效果。对恶性骨关节肿瘤,虽然近年来采用化疗、放疗结合手术等综合治疗取得了很大的进步,但由于其病情复杂多变,实际临床仍有不少遗憾和问题。瘤样病变虽然不属于真性肿瘤,但其病变性质、临床表现以及治疗方法都与肿瘤相似,如纤维异样增殖症、嗜酸性肉芽肿、骨囊肿、动脉瘤样骨囊肿等。

　　骨关节肿瘤发病率占所有肿瘤的2%～3%,其中60%自骨组织,40%自骨的附属组织。良性骨肿瘤约占全身良性肿瘤的1.5%;恶性骨肿瘤约占全身恶性肿瘤的1%。良性骨关节肿瘤与恶性骨关节肿瘤之比为(1.02～1.99):1。恶性骨肿瘤的死亡率约占全身恶性肿瘤死亡率的1.6%。良性骨肿瘤以骨软骨瘤最多见,其次为骨巨细胞瘤、软骨瘤、骨囊肿、纤维异样增殖症等。原发性恶性骨肿瘤以骨肉瘤最多见,其次为软骨肉瘤、纤维肉瘤、Ewing 肉瘤和恶性纤维组织细胞瘤等。转移性骨肿瘤的发生率可以是骨原发性恶性肿瘤的30～40倍。其中癌转移占80%～90%,以乳腺癌、肺癌、前列腺癌、鼻咽癌、甲状腺癌、肾癌最多,其次为肝、胃、结肠、食管、子宫卵巢、睾丸的肿瘤。肉瘤有10%～15%发生骨转移,以尤因肉瘤、骨肉瘤、骨网状细胞瘤多见。临床上有许多恶性肿瘤主要表现为转移病灶的症状,而原发肿瘤可能没有任何表现。转移性骨肿瘤的死亡率可达80%～90%,约占全身恶性肿瘤死亡率的16%。儿童以成神经细胞瘤的转移多见。

　　对骨关节肿瘤来说,由于年龄不同,所生长的肿瘤也常有区别。总体上无论良、恶性骨肿瘤均以11～30岁好发,如骨软骨瘤、骨囊肿、骨肉瘤、Ewing 肉瘤等。其中骨肉瘤以15～25岁更常见,Ewing 肉瘤更多发生于8～12岁少年。成年到中年以骨巨细胞瘤、软骨瘤、软骨肉瘤、纤维肉瘤等较多见。骨髓瘤、脊索瘤等多见于中年后期。转移性骨关节肿瘤多发生在老年人,但神经细胞瘤的骨转移多见于10岁以下的儿童。骨关节肿瘤的年龄曲线可有两个高峰,即10～20岁以及壮年以后。性别对肿瘤的影响不十分明显,一般男性略多于女性。但也有少数肿瘤女性患者相对较多,如骨旁骨瘤、骨化性纤维瘤和血管球瘤等。

　　解剖部位对骨关节肿瘤的发生有显著的意义。理论上骨关节肿瘤可以发生于任何骨骼,其大致规律是:下肢多于上肢,肢体多于脊椎,长管状骨多于扁平骨,长管状骨的骨端多于骨干,发病最多在膝关节附近(股骨下端和胫骨上端),分别占良、恶性肿瘤的37.14%和

59.81%以上。不同类型的肿瘤有其好发部位,如骨巨细胞瘤和成软骨细胞瘤多发于干骺端;骨软骨瘤、骨肉瘤、软骨肉瘤以及骨囊肿多见于干骺区,但骨骺则很少受影响;软骨瘤、骨样骨瘤多见于骨干;小圆细胞肉瘤(包括 Ewing 肉瘤、网织细胞瘤和骨髓瘤)多发生于髓腔内;成骨细胞瘤、动脉瘤样骨囊肿、神经鞘瘤好发于脊椎;血管瘤、血管球瘤、软骨瘤好发于掌指部;脊索瘤主要见于骶椎和颅底。转移性骨关节肿瘤常为多发性,以脊柱、骨盆、股骨近端多见;肘、膝以下的转移很少见;手、足的骨转移肿瘤半数左右来自肺癌。

一、诊断和分期

1.骨关节肿瘤的诊断

骨关节肿瘤的诊断与患者的全面评估必须坚持临床-影像-病理(以及其他相关学科)相结合的原则,综合判断各方面的信息,才能获得准确或较准确的结论。

(1)临床诊断。结合骨关节肿瘤的流行病学特点,通过详细的病史(包括现病史和既往史、家族史)询问,认真全面的体格检查,仍然是肿瘤诊断的基础和重要手段。渐进性局部疼痛、肿块、功能障碍、出血和溃疡等是骨关节肿瘤常见的症状和体征,恶性肿瘤可伴有发热、食欲减退、消瘦等全身症状。其特点包括:①发生于表浅的良性肿瘤最早出现的症状多是局部肿块,而恶性骨肿瘤则是固定的、持续性疼痛为"早期"或首发表现;②轻微的外伤即可引起骨折,甚至这种病理性骨折是最早的征象而导致肿瘤的发现和诊断;③良性、恶性肿瘤均有压迫或刺激神经、血管的可能,但恶性肿瘤向软组织侵袭的机会更多;④局部血管怒张表明肿瘤的血管丰富,多数恶性,若出现搏动:说明肿瘤已穿破骨皮质,与口径较大的动脉相通;⑤肿瘤的迅速增大,除恶性生长因素外,也可因良性或恶性肿瘤的局部出血或坏死引起;⑥无论良性、恶性脊椎肿瘤,都有引起截瘫的可能。除临床症状和体征,还应从年龄、家族史、既往史中寻找可能与肿瘤相关的信息。如大部分骨关节肿瘤发生在青春期发育高峰,幼儿的恶性骨肿瘤多是神经母细胞瘤、Wilm 肾瘤的转移瘤或白血病,10 岁左右多为 Ewing 肉瘤,其后为骨肉瘤,50 岁以上多为转移瘤。

(2)影像学。①普通 X 线片:是诊断骨关节肿瘤必不可少的常规检查,是其他影像诊断的基础。通过常规 X 线片,可以初步区分骨肿瘤或肿瘤性病变以及良性、恶性。在阅读 X 线片时应注意了解分析:a.病变的部位,包括骺端、干骺端、骨干骨膜下、皮质内、骨髓内。每种肿瘤有一定的好发部位,如骨肉瘤好发于长骨骺端,骨巨细胞瘤好发于长骨干骺端,软骨瘤常见于手、足等短骨处,Ewing 肉瘤、骨样骨瘤以长骨骨干多见,转移瘤以脊椎骨最多见。b.破坏的程度和形状。一般而言,良性肿瘤没有骨质破坏,即使破坏也多是清晰有规则或膨胀性的,而恶性肿瘤的破坏则常是侵蚀性的,其边缘不清,界限模糊;其破坏形状可表现为地图形(即一处或多处相连边缘清晰的骨破坏)、虫蚀样、渗透浸润(即皮质有无数极小透明区,中心较多外围少)等。c.正常组织的反应带,包括骨膜、软组织。骨肿瘤侵入骨膜下引起的骨膜反应可表现为单纯、层(葱皮)状、针状和袖套状(Codman 三角)等。细长针状骨膜反应多见于恶性病变,而短钝针状骨膜反应多见于良性者。Codman 三角多见于恶性及侵袭性病变。软组织中出现肿瘤样阴影,说明肿瘤已突破骨皮质侵入软组织,提示肿瘤恶性度较高或有恶性变倾向。d.组织学及组织发生学的参考资料。以骨质矿化状况为例,如钙化提示软骨肉瘤,骨化提示骨肉瘤,磨砂玻璃样提示纤维异常增殖等。必须指出,普通 X 线平片对骨关节肿瘤的早期诊断是有限的，因为只有当每单位体积骨质有30%~40%的破坏时才能在普通X线片上显示出来。另外躯干(中轴)骨显像不如肢体骨。很多X线平片不能发现的病变，核素扫描、CT、MRI能发现。另外对中、高度恶性骨肿瘤患者，必须进行胸部X线平片或CT检查，因为这些骨肿瘤均能有肺部转移灶。胸部X线平片能发现直径1cm的病变和肺解剖及功能状态。CT能显示小至2mm的病变，是评估侵袭性骨肿瘤不可缺少的检查方法；②计算机体层摄影(CT)：CT对诊断骨骼病变，尤其是躯干骨极为有用。因为其较X线平片有更高的分辨率和能展示横断面解剖，能清晰地显示骨皮质及骨小梁、骨肿瘤对髓内、软组织的侵犯范围以及软组织肿瘤，虽然后者不如MRI准确。CT显示瘤内钙化比MRI好，特别是躯干骨的结构及钙化。CT还能明确骨肿瘤对化疗的反应，也能测定组织的密度。在肩、脊柱、骨盆、髋等解剖较复杂的部位，CT能解决X线平片中影像重叠、看不清或不能发现病变的问题。另外通过对比剂增强能判定骨肿瘤的血运和它与软组织肿块及周围主要血管的关系。用螺旋式CT能做二维或三维重建，这对检查骨外生的及关节周围的骨病变特别有用。既可去除部分结构，使某一特殊部分清楚显像，也可在任何平面上进行体层摄影，对手术方案常有决定性意义。但CT不能有效的扫描大的解剖区域，不能拍摄肢体纵轴像(除非采用螺旋式CT)，对软组织或骨髓病变的显示不如MRI；③磁共振成像(MRI)：MRI是评估脊柱、骨髓及软组织肿瘤的首选方法，其不足之处是缺乏特异性和对钙化的相对不敏感。MRI有多种技术和脉冲序列(pulse sequence)可供选择，但各有其优缺点。临床应用的成像射频脉冲序列有自旋回波序列(sE)、反转回复序列(IR)、梯度回波序列(GE)和脂肪抑制T加权序列。其中最常用的是sE的T_1加权和T_2加权像序列。其余作为sE的一种补充或特别加强检查应用。MRI信号强度决定于质子密度(质子数量)、固有的组织弛豫时间(T_1及T_2或T_2)和血流。其成像可分为质子密度加权(PDW)、T_1加权(T_1W)或T_2加权(T_2W)。多平面成像是MRI的突出优点，只有螺旋式CT在一定程度上能与之相比。其冠状面及矢状面的长轴成像能测定病变部位、范围和跳跃病灶。横断面成像能明确肿瘤、骨、软组织、神经血管束的解剖关系，骨皮质破坏类型和骨膜新骨形成，但缺点是不能准确地显示钙化的量及类型。恶性肿瘤组织的T_1和T_2弛豫时间较正常组织明显延长，T_1及T_2加权像信号强度常不均匀。T_1加权像主要显示病变在骨髓内的范围，表现为不规则低信号，T_2加权像主要显示邻近软组织受累情况(包括血管、神经)，表现为不规则高信号。髓内范围最好用冠状或矢状面T_1W显示，而软组织侵犯用横T_2W显示。MRI不但可用于骨肿瘤的诊断，而且还可用于肿瘤疗效的判定。④放射闪烁成像(核素扫描)：根据正常骨和病变骨对亲骨性核素吸收的不同，核素扫描可以用于骨肿瘤，是诊断骨转移瘤及多发骨肿瘤的首选方法，特别是早期X线平片不能发现的病灶(Hoope等，1990)。大量的临床、实验资料证明，核素扫描的特点是敏感性强、特异性差，不但可显示肿瘤，也能显示骨折、炎症、退变性病变。因此，诊断能力有限，临床必须结合其他检查所见方可诊断骨肿瘤。核素扫描主要有两个目的：①发现肺部有无骨性或骨化转移瘤；②化疗的随诊。然而，核素吸收的类型不代表肿瘤范围，因其有"假的"延伸反应，后者可为骨髓充血、髓内或骨膜反应。核素也可存在于滑膜液内。溶骨性骨肉瘤可出现冷点(Rossleigh等，1987)。有时活跃吸收区中出现冷点，这是由于该点的血供中断。肢体骨肿瘤较远的关节可有吸收增高，这是继发的失用性骨质疏松引起的；⑤超声检查：超声检查是可多次重复的非介入性方法，它能有效地确定软组织肿瘤(实体性或囊性)、原发骨肿瘤的骨外软组织肿块、骨膜反应骨及肿瘤与血管的关系。彩色多普勒(Doppler)血流显像技术还可测定肿瘤的血流及化疗后血流减少的程度。

(3)实验室诊断。外周血液及免疫学化验对骨关节肿瘤的诊断价值有限。血沉在良性骨肿瘤中绝大多数是正常的,但在一些恶性肿瘤,如 Ewing 肉瘤、白血病、淋巴瘤、组织细胞增生症中以及感染时多升高。血清碱性磷酸酶(ALP)在半数的骨肉瘤患者中升高(Simon 及 Finn,1993),但正常儿童生长发育期或骨折后也可升高。郭卫及 Healey(1997)分析 48 例骨肉瘤碱性磷酸酶(ALP)、骨钙素(Osteocalcin,Oc)、骨结合素(Osteonectin,On)的瘤组织 mRNA 表达和血清含量,发现瘤组织 ALP 高表达与血清值平行。ALP 高表达的肿瘤更多的有转移。低 ALP 高 Oc 的多为成熟的成骨型骨肉瘤,预后较好。Ewing 肉瘤不表达 ALP 及 Oc,因而它们是与小圆细胞型骨肉瘤相鉴别的良好标记物。Ewing 肉瘤可出现白细胞增高,多发性骨髓瘤 60%～70%的尿 Bence-Jones 蛋白阳性,酸性磷酸酶(cPK)增高仅见于前列腺癌骨转移。另外国内有报道,测定血清 CA-50 含量有一定意义,但不能定位诊断。其含量＞201mL 为异常。

(4)病理诊断。病理检查的标本包括活体组织标本和手术标本。活体组织标本同样必须由经治医生采集,为减少穿刺的盲目性,条件允许时应在 X 线或 CT、B 超等引导下操作。方法包括针吸法、套针采取法和环钻法(现已为针吸法代替)。其中针吸法优点最明显、临床应用最多,Akerman 等(1985)及 White 等(1988)报告针吸法的确诊率可达 80%～90%。

2.骨关节肿瘤的外科分期

外科分期是指在临床评估、活体病理检查的基础上,根据肿瘤的分化程度以及局部范围、有无远隔转移等情况评估骨关节肿瘤治疗和预后的一个分类系统,目前使用最广泛的分期系统是美国癌症联合会(AJCC)根据 Hajdu 设计的 Memorial Sloan-Kettering 分期发展起来的分期系统和肌肉骨骼肿瘤协会(MTS)采用的由 Enneking 等设计的分期系统。其中 Enneking 分期系统可用于良性和恶性骨肿瘤,AJCC 的分期系统用于恶性骨肿瘤。骨肿瘤的外科分期系统由外科分级(G)、外科区域(T)和转移(M)三部分组成。外科分级(G)包括良性(G0)、低度恶性(G1)和高度恶性(G2);外科区域(T)指肿瘤的范围,界限为肿瘤囊和解剖间室,分为囊内(T0)、囊外(T1)和间室外(T2);转移则分为无转移(M0)和有转移(M1)。外科分期系统的目的在于:①按肿瘤局部复发、远处转移的危险性分出层次级别;②将肿瘤分期与手术指征及辅助治疗联系起来;③提供一种按分期比较不同的手术治疗或非手术治疗效果的方法。这一系统反映出肿瘤生物学行为及侵袭性程度。采用外科分期系统评估骨关节肿瘤的治疗和预后已被公认为是一个合理而有效的措施。肿瘤治疗方案的制订目前已常规地采用外科分期系统。这是骨肿瘤诊治重要进展之一。

二、截肢术的康复

康复治疗从手术之前开始,一直持续到术后很长的时间,需要外科各个专业和内科的密切合作。对患者仔细检查分析,配制合适的假肢。有些假肢能改善患肢的功能,有些假肢纯粹是为了改善外观,无论如何,假肢对提高患者的生活质量有很大的帮助。可以给患者提供必要的装备,让患者能够独立生活。已经截肢的患者成功地解决了截肢以后的问题,能够正常地生活,这对于将要截肢的患者有极大的帮助。为了给患者制订周密的康复计划,最大程度地改善患者的生活质量，要考虑下面的因素：患者的全身状况、手术的大小和术后的治疗、患者的生活环境和生活目标、社区有没有康复设施等。

1. 术前康复

术前康复包括康复治疗人员与术者讨论截肢的水平、残端的情况。截肢时在残端不要留下多余的软组织，否则，不好戴假肢，难以发挥假肢的功能。另一方面，残端的软组织也不能太少，如果残端没有适当的肌肉包裹，用假肢时就会硌破，影响功能。手术应该避免这些问题。

残端痛有时是由神经瘤引起的。如果神经断端受假肢的压迫，就容易形成痛性神经瘤。瘢痕和游离植皮不耐受摩擦，手术时尽量避免。儿童患者容易在骨膜下形成骨赘，切除残端的骨膜可以预防这种情况的发生。

在患者和家人与主治医生讨论同意截肢以后，康复大夫给患者介绍截肢情况，儿童患者要有家长的陪伴。安排患者到康复科观察其他截肢患者的训练和治疗情况，讨论术后多长时间起床活动、坐立、行走以及重返工作岗位或学校。简要介绍如何包裹残端，以便截肢。介绍残端和患肢痛的知识，参观各种假肢。

通常，术前介绍完后，患者会提出许多有关身体外观和功能方面的问题。如我能不能不用拐杖行走？能不能生小孩？能不能游泳？医生对每个问题应给予诚实的回答。已经截肢的患者参加各种活动的照片这时有很大用处。

让已经康复的截肢者介绍截肢的经历能够有效地帮助即将手术者驱除焦虑。实践证明这样做非常有益。

术前让患者在平路和台阶上练习用健侧下肢单足跳，有助于术后患者保持平衡，保护疼痛的残端，减轻疼痛。对患者进行全面分析：力量、耐力、卫生习惯、疼痛史、职业和非职业状况、在家庭中的作用。对肩带截肢的患者，用热塑料材料制作肩部模具。对上肢截肢的患者介绍有关生活自理和使用单手的问题。

在病床的上方安装吊架，鼓励患者在床上活动，锻炼上肢的力量，把电话、呼叫按钮放在非手术一侧，便于患者使用。

2. 术后康复

康复科人员要学会打管形石膏。术中伤口缝合以后，康复人员进入手术室观察。先用潮湿的疏松敷料盖住伤口，最好用油纱或抗生素软膏覆盖伤口，能够减少伤口受到的摩擦。敷料不要太湿，太湿会引起皮肤上出现小水疱和不适。打管形石膏时患者应仍处于麻醉中。

截肢术后马上在残端打管形石膏，保护残端，减轻水肿和疼痛，对残端塑形及伤口愈合有好处。管形石膏的硬鞘使患者不用担心残端受到碰撞，有利于早独立活动。

上肢和下肢截肢要注意以下几点：术后根据残端的变化，对石膏或支具及时给予调整，如水肿消退后，更换新石膏。在骨突的部位垫上小垫子，如在膝下截肢的残端垫上垫子，能够减轻疼痛。负压引流管不固定在皮肤上，术后 3d 左右，不用拆除石膏敷料，直接从外面拔引流管。在下列情况下，需要立即打开敷料，检查伤口，最好有主治医生在场：①伤口有异常疼痛时，与"正常"的伤口又一样；②患者有高热，没有其他原因；③敷料上有血性渗出；④伤口局部发出异常的气味。髋离断、半盆截肢、肩带截肢不用管形石膏。

(1)临时性假肢：上肢术后几周，管形石膏变松，更换新石膏。新石膏上安装上临时性假肢，进行功能锻炼。伤口没有完全愈合时更换石膏，先不要拆线，皮肤上的血迹用 3% 的双氧水清除。

临时假肢的末端装置通常是一个钩，能够自动打开。外展对侧肩部，拉紧从悬吊装置到加压敷料上的绳子，打开末端装置。训练患者用不同的力量拿不同大小和重量的物体。当敷料变松时，在残端戴上一个棉袜套，然后戴上管形石膏。在伤口愈合和残端塑形过程中，常常要用多个临时性假体。

晚上，用弹性绷带包裹残端，或用弹性袜套，尽量让患者舒服，为下一步用长久性假肢做准备。残端塑形成熟上肢比下肢快得多，上肢假肢术后 6～8 周使用长久性假肢。用假肢越早，结果越好。

下肢术后 10～14d 在康复科制作膝上假肢或膝下假肢。这时主治医师可以拆除缝线，检查伤口，膝上假肢用吊带固定，膝下假肢固定在股骨髁上。24h 石膏干后，就可以负重。不用假肢的时候，把假肢从连接的部位拆下来。

每天晚上用弹性绷带包裹残端，需用多个临时性假肢，直到残端水肿消退，塑形稳定以后。

下肢截肢者的康复要恢复关节的活动度和下肢的力量。理疗师应该了解截肢常见的一些问题，积极预防。帮助患者恢复肌肉的协调性，控制患肢的水肿，减轻疼痛。患肢痛和肢体幻觉常常是间断性的，患者越活跃，这种症状越轻，对患者的影响就越小。

(2)永久性假肢：假肢应该既轻便又能承受较大的负荷。如果假肢用起来很舒服，功能和外观比较好，那么比较理想。如果使用时假肢发出异常的声响，就会大大影响假肢的使用。训练使用假肢时，能量消耗很大，容易疲劳。

下肢假肢比上肢假肢的功能好。行走只是两个平面上的运动，而上肢运动发生在三个平面上。使用什么样的假肢要考虑患者和医生的要求。医生、理疗师、假肢制作师要相互联系，满足患者的要求。假肢要能适应体重的变化，肥胖对活动的影响很大。化疗使患者活动减少，活动一少，体重就容易增加。患者和家人一开始要防止体重增加过多。出院时，接受营养方面的指导，尽可能预防肥胖。

(3)上肢假肢：截肢水平越靠远端，假肢就越简单。残留肢体的长度、年龄和活动状况决定使用哪一种假肢合适。肘下截肢者，假肢末端装置(钩或手)得靠肢体残端的肌肉收缩，通过肌电控制假手的活动。另一种方法通过一根连在对侧肩部的绳索活动：对侧肩部活动，拉紧绳索，带动假手活动。末端装置代替人手可以完成各种工作。假手和钩可以相互调换，假手的外观比较好，能够发挥稳定的作用。在假手上戴上乳胶手套，外观更逼真。假肢的腕部能够旋转。前臂残留的长度按残留部分占整个前臂的比例分为长(>55%)，短(35%～55%)，极短(<35%)三种类型。前臂旋转范围随残留长度的减少而减少。残留长度小于 40%，前臂就失去旋转功能。假肢与肢体残端的连接紧密，对肘下截肢者，前臂残留很短时，把假肢固定在上臂上，戴在对侧肩和上肢上。对前臂长度残留一半左右的患者，可以把假体直接套在肱骨髁上，不用额外的附件悬吊。肘上截肢的假肢，需要一个带锁的肘关节，以便活动假肢远端，肘关节锁靠一根绳索控制。

上肢的肌电假肢是一种新型的假肢，需要训练患者控制肌肉的收缩，通过肢体表面的电极操纵假肢末端，容易被患者接受，但价格比较昂贵。残留的长度十分重要，肘下截肢要求前臂残留至少保留 15cm，肘部要有安放电极的地方。肩离断的患者可以用肌电假肢。不过，有些需要双手的活动仍然不能胜任。患者需要几个阶段训练，才能学会使用假肢。

(4)肩带截肢：肩带截肢者术后 24h 就可以下床活动，指导患者活动颈部和保持头部端正，伤口拆完线以后，给患者戴上肩托。肩托有两种作用：①弥补肩部的缺损，有助于端正头颈部的姿态；②起支撑作用，帮助穿衣、戴乳罩。

肩带截肢的假肢活动很小，主要作用是改善外观，在术后几个月化疗和放疗完成以后应戴假肢，要根据患者的要求选择假肢。有肌电假肢和非肌电假肢，非肌电假肢用绳索或手动锁控制假肢肘关节的位置。用假肢以后，要注意观察截肢残端的皮肤，学习保养假肢。如果皮肤被磨破，暂时停用假肢，对假肢做一些调整。修改患者的衣服，改善美观。鼓励患者参加体育活动。把需要工作的患者介绍到特殊的职业介绍所，使患者尽早恢复正常的生活。

(5)下肢假肢：为了保留功能，膝下截肢胫骨的长度最短保留 4.0cm。中下 1/3 交界水平截肢戴假肢比较好，膝下假肢固定在大腿上。

下肢假肢的足部设计最近有很大的进步，足部支撑负荷，推动身体向前进，要求既灵活又稳定。常规假肢足部能够跖屈，价格便宜，重量比新型号的重。新的假肢足部有多种活动，能够适应不平的路面，减小作用在假体上的应力。多轴或单轴假肢足活动度较大，但是容易损坏。

膝上假肢用套吸在肢体残端，假肢的套穴为四边形，与肢体残端紧密结合。用特殊的气阀打气、放气，安装拆卸假肢，要求残端的肌肉结实。此外，可以用一些带子把假肢与骨盆固定。

单轴膝关节只能活动，不能控制行走的节奏。安装水压或气压部件的假肢能自动控制步态的摆动期和负重期，控制步速。

第七章 上肢骨折疾病

上肢为日常生活、运动和劳动操作的主要器官，其功能要求是灵活性高于稳定性。上肢骨折由近及远主要包括肩胛骨骨折、锁骨骨折、肱骨骨折、尺桡骨骨折及手腕部骨折等。

第一节 肩胛骨骨折

肩胛骨为一扁而宽的不规则骨，周围有较厚的肌肉包裹而不易骨折，如发生骨折，易伴发肋骨骨折，甚至血气胸等严重损伤，在诊治时需按病情的轻重缓急进行处理，按骨折部位不同，一般分为如下六类所述：

一、肩胛体骨折

（一）致伤机制

多由仰位跌倒或来自侧后方的直接暴力所致。暴力多较强，以肩胛体下部多见，可合并有肋骨骨折，甚至伴有胸部并发症。

（二）临床表现

1.疼痛

限于肩胛部，肩关节活动时尤为明显。其压痛部位多与骨折线相一致。

2.肿胀

需双侧对比方可发现，其程度视骨折类型而定。粉碎性骨折者因出血多，肿胀明显易见，甚至皮下可有瘀斑出现。而一般只有裂缝骨折则多无肿胀。

3.关节活动受限

患侧肩关节活动范围尤以外展为甚，并伴有剧痛而拒绝活动。

4.肌肉痉挛

包括冈上肌、冈下肌及肩胛下肌等因骨折及血肿刺激而出现持续性收缩样改变，甚至可因此而显示出假性肩袖损伤的症状。

（三）诊断分析

主要依据如下所述：

1.外伤史

多为直接暴力所致。

2.临床表现

以肩胛部肿胀、疼痛、压痛及肩关节活动障碍等为主。

3.影像学检查

要求清晰的 X 线平片（前后位、侧位及切线位），大多可获得确诊，对诊断困难者可借助于 CT 扫描；在影像学检查中尚应注意有无胸部伴发伤。因此，常规而清晰的全胸片是不可缺少的。

(四)治疗要领

1.无移位者

一般采用非手术疗法，包括患侧上肢吊带固定等。制动时间以 3 周为宜，可较早地开始肩部功能活动。

2.有移位者

利用上肢的外展或内收来观察骨折端的对位情况，多采用外展架或卧床牵引将肢体置于理想对位状态进行固定。需要手术复位及固定者仅为个别病例。

二、肩胛颈骨折

(一)致伤机制

主要为作用于手掌、肘部的传导暴力所引起；但亦可见于外力撞击肩部的直接暴力所致；前者的远端骨片多呈一完整块状，明显移位者少见；后者多伴有肩胛盂骨折，且骨折块可呈粉碎状。

(二)临床表现

1.疼痛

局限于肩部，活动时更甚。压痛点多呈环状，并与骨折线相一致。

2.肿胀

见于有移位的骨折，显示"方肩"样外形，锁骨下窝可完全消失。

3.活动受限

一般均较明显，尤以有移位的骨折活动受限更甚。

(三)诊断分析

主要依据如下所述：

1.外伤史

一般均较明显，应详细询问。

2.临床症状特点

如前所述，以肩关节活动受限及剧痛为主。

3.影像学检查

常规 X 线平片多可显示骨折线，对 X 线显示不清者，可行 CT 扫描检查或加照斜位片。

(四)治疗要领

1.无移位者

上肢悬吊固定 3～5 周。待骨折临床愈合时，可开始功能锻炼。

2.有移位者

闭合复位后行外展架固定。年龄超过 55 岁者，可卧床牵引以维持骨折对位，少有需要手术治疗者。

三、肩胛盂骨折

(一)致伤机制

多来自肩部的直接传导暴力，通过肱骨头作用于肩胛盂所致。视暴力的强度与方向不同，骨折片的形态及移位程度有显著差异。可能伴有肩关节脱位(多为一过性)及肱骨颈骨折等。

骨折之形态以盂缘撕脱及压缩性为多见，亦可遇到粉碎性骨折。

(二)临床表现

视骨折程度及类型不同差别较大，基本症状与肩胛颈骨折相似，肩部肿胀较为明显，且活动范围较前者更小。

(三)诊断分析

除外伤史及临床症状外，主要依据 X 线片进行诊断及鉴别诊断。X 线投照方向除常规的前后位及侧位外，应加拍腋窝位，以判定肩盂的前缘、后缘有无撕脱性骨折。

(四)治疗要领

为肩胛骨骨折中处理最为复杂的一种。依据骨折的类型不同，治疗方法有着明显的差异，现分述如下：

1. 一般病例

可行牵引疗法，并在牵引下进行关节活动。

2. 严重移位者

先牵引复位，保守疗法失败者行切开复位及内固定术；关节内不可遗留任何骨片，以防继发损伤性关节炎。关节囊撕裂者应进行修复。术后患肢以外展架固定。

3. 畸形愈合者

以功能锻炼疗法为主。畸形严重已影响关节功能及疼痛明显者，可行关节盂修整术或假体置换术。

四、肩峰骨折

(一)致伤机制

因该骨块骨突短而不易骨折，故较少见。主要为以下两种机制：

1. 直接暴力

即来自肩峰上方垂直向下的外力，其骨折线多位于肩锁关节外侧。

2. 间接传导暴力

当肩外展或内收位时跌倒，因肱骨大结节的杠杆顶撬作用而引起骨折。其骨折线多位于肩峰基底部。

(二)临床表现

1. 疼痛

局部疼痛明显。

2. 肿胀

其解剖部位浅表，故局部肿胀显而易见，多伴有皮下淤血或血肿形成。

3. 活动受限

外展及上举动作受限，无移位骨折者较轻，合并肩锁关节脱位或锁骨骨折者则较明显。

4. 其他

除注意有无伴发骨折外，尚应注意有无臂丛损伤。

(三)诊断分析

依据外伤史、临床表现及 X 线平片。拍片时均应拍摄前后位、斜位及腋窝位，如此可较全面地了解骨折的类型及特点。在阅片时应注意与不闭合的肩峰骨骺相区别。

(四)治疗要领

视骨折类型及并发伤不同而酌情采取相应措施。

(1)无移位者将患肢用三角巾或一般吊带制动即可。

(2)可手法复位者可采用肩—肘—胸石膏固定。

(3)开放复位+内固定术手法复位失败者,可行开放复位+张力带固定。

五、喙突骨折

相当少见,主因其位置深在,且易漏诊。

(一)致伤机制

1.直接暴力

多因严重暴力所致,一般与其他损伤伴发。

2.间接暴力

当肩关节前脱位时,因肱骨头撞击及杠杆作用所致。

3.肌肉韧带撕脱暴力

指肩锁关节脱位时,喙肱肌和肱二头肌短头猛烈收缩或喙锁韧带牵拉,可引起喙突撕脱性骨折,此时骨折片多伴有明显移位。

(二)临床表现

因解剖部位深在,主要表现为局部的疼痛和屈肘、肩内收及深呼吸时肌肉收缩的牵拉痛。个别病例可合并臂丛受压症状。

(三)诊断分析

除外伤史及临床表现外,主要依据 X 线平片检查,拍摄前后位、斜位及腋窝位。

(四)治疗要领

无移位及可复位者,可行非手术疗法;移位明显或伴有臂丛神经症状者,宜行探查、开放复位及内固定术;晚期病例有症状者,亦可行喙突切除及联合肌腱固定术。

六、肩胛冈骨折

肩胛冈骨折多与肩胛体部骨折同时发生,少有单发。诊断及治疗与体部骨折基本相似,不赘述。

第二节　锁骨骨折

因锁骨较细及其所处解剖地位特殊,易受外力作用而引起骨折,为门、急诊常见的损伤之一,约占全身骨折的 5%;尤以幼儿更为多见,且易漏诊,应引起注意。

一、致伤机制

多见于平地跌倒手掌或肩肘部着地的间接传导暴力所致,直接撞击等暴力则较少见。骨折部位好发于锁骨的中外 1/3 处,斜形多见。直接暴力所致者,多属粉碎型骨折,其部位偏中段。产伤所致锁骨骨折亦可遇到,多无明显移位。内侧断端因受胸锁乳突肌作用向上后方移位，外侧端则因骨折断端本身的重力影响而向下移位。由于胸大肌的收缩，断端同时出现短缩重叠移位。个别病例骨折端可刺破皮肤形成开放性骨折，并有可能伴有血管神经损伤，应注意检查下方的臂丛神经及锁骨下动、静脉，以防引起严重后果。直接暴力所致者尚应注意有无肋骨骨折及其他胸部伤。

二、临床表现

1.疼痛

多较明显，幼儿跌倒后啼哭不止，患肢拒动。切勿忘记脱衣检查肩部，否则颇易漏诊，年轻医师在冬夜值班时尤应注意。

2.肿胀与畸形

完全骨折，畸形及肿胀多较明显。因其浅在，易于检查发现及判定。

3.压痛及传导叩痛

对小儿青枝骨折，可以通过对锁骨触诊压痛的部位来判定，并结合传导叩痛的部位加以对照。

4.功能受限

患侧上肢运动明显受限，尤以上举及外展时因骨折端的疼痛而中止。

5.其他

注意上肢神经功能及桡动脉搏动，异常者应与健侧对比观察，以判定有无神经血管损伤。对直接暴力所致者，应对胸部认真检查，以除外肋骨骨折及胸腔损伤。

三、诊断分析

1.外伤史

多较明确。

2.临床表现

如前所述，应注意明确有无伴发伤。

3.X线平片

不仅可明确诊断，且有利于对骨折类型及移位程度的判定。有伴发伤者，可酌情行 MRI 或 CT 检查。

四、治疗要领

(一)青枝骨折

无移位者以 8 字绷带固定即可，有成角畸形者，复位后仍以 8 字绷带维持对位。有再移位倾向的较大儿童，则以 8 字石膏为宜。

(二)成年人无移位的骨折

以 8 字石膏绷带固定 6～8 周，并注意对石膏之塑形以防发生移位。

(三)有移位的骨折

均应在局麻下先行手法复位，之后再施以 8 字石膏固定。

(四)开放复位及内固定

主要用于以下几种病例：

(1)有神经血管受压症状，经一般处理无明显改善或加重者。

(2)手法复位失败的严重畸形者。

(3)因职业关系，如演员、模特儿及其他舞台表演者，需双肩外形对称美观者，可放宽施术标准。

(4)其他，包括合并胸部损伤、骨折端不愈合或晚期畸形影响功能或职业者等。视骨折的部位及类型等不同，在开放复位后可酌情选择钢丝结扎术(斜形骨折)，克氏针+张力带固定术或钢板螺丝钉固定术等方式。

(五)并发症处理

对明确有锁骨下血管损伤者，应急诊作血管探查修整术；伴臂丛神经损伤、肋骨骨折及肺部损伤者，应分别按其诊断及伤情采取相应措施处理。

第三节　肱骨髁上骨折

一、肱骨大结节骨折

根据骨折移位情况可分三种类型，无移位型、移位型以及合并肩关节脱位型。少数为单独发生，大多系肩关节前脱位时并发，故对其诊断应从关节脱位角度加以注意。

(一)致伤机制

1. 直接暴力

指平地跌倒，或重物直接撞击肩部所致；亦可见于肩关节前脱位时大结节碰击肩峰等所致。骨折以粉碎型居多，但少有移位。

2. 间接暴力

跌倒时由于上肢处于外展外旋位，致使冈上肌和冈下肌突然收缩，以致大结节被撕脱形成伴有移位骨折。当暴力较小时，骨折可有明显移位。

(二)临床表现

主要表现如下所述：

1. 疼痛

于肩峰下方有痛感及压痛，但无明显传导叩痛。

2. 肿胀

由于骨折局部出血及创伤性反应，显示肩峰下方肿胀。

3. 活动受限

肩关节活动受限，尤以外展外旋时最为明显。

(三)诊断分析

主要依据如下所述：

1. 外伤史

多见于生活及交通(步行滑倒居多)意外。

2. 临床表现

如前所述，以肩部的肿、痛及活动受限为主。

3.影像学检查

主要是 X 线平片，包括正位、侧位及轴位，一般不需要 CT 及 MRI 检查。

(四)治疗要领

视损伤机制及骨折移位情况不同，其治疗方法可酌情掌握。

1.无移位者

上肢悬吊制动 3～4 周，而后逐渐功能锻炼。

2.有移位者

先施以手法复位，在局麻下将患肢外展，压迫骨折片还纳至原位，而后在此外展位上用外展架固定之。固定 4 周后，患肢在外展架上功能活动。7～10d，再拆除外展架让肩关节充分活动。手法复位失败，且骨折片移位明显者，可于臂丛麻醉下行开放复位+内固定术。

二、肱骨小结节撕脱骨折

除与肩关节脱位及肱骨上端粉碎性骨折伴发外，单独发生者罕见。

(一)发生机制

由于肩胛下肌突然猛烈收缩牵拉所致，并向喙突下方移位。

(二)临床表现

主要表现为局部疼痛、压痛、肿胀及上肢外旋活动受限等，移位明显者可于喙突下方触及骨折片。

(三)诊断分析

除外伤史及临床症状外，主要依据 X 线片所见进行诊断。

(四)治疗要领

1.无移位者

上肢悬吊固定 3～4 周后开始功能锻炼。

2.有移位者

将上肢内收、内旋位制动多可自行复位，然后用三角巾及绷带固定 4 周左右。复位失败且移位严重者，可行开放复位及内固定术。

3.合并其他骨折及脱位者

将原骨折或脱位复位后，多可随之自行复位。

三、肱骨头骨折

(一)发生机制

与肱骨大结节骨折直接暴力所致的发生机制相似，即来自侧方的暴力太猛，可同时引起大结节及肱骨头骨折。或是此暴力未造成大结节骨折，而是继续向内传导以致引起肱骨头骨折。前者骨折多属粉碎状，而后者则以嵌压型多见。

(二)临床表现

因属于关节内骨折，临床症状与前两者略有不同。

1.肿胀

为肩关节弥漫性肿胀，范围较大。主要由于局部创伤反应及骨折端出血积于肩关节腔内所致。嵌入型者则出血少，因而局部肿胀亦轻。

2.疼痛及传导叩痛

除局部疼痛及压痛外，叩击肘部可出现肩部的传导痛。

3.活动受限

其活动范围明显受限，尤以粉碎型者受限更甚。骨折嵌入较多者，骨折端相对较为稳定，受限则较轻。

(三)诊断分析

依据外伤史、临床症状及 X 线平片多无困难，所摄 X 线片应包括正、侧位，以判定骨折端的移位情况。

(四)治疗要领

视骨折类型及年龄等因素不同对其治疗要求亦有所差异。

1.嵌入型

无移位者仅以三角巾悬吊固定 4 周左右。有成角移位者应先行复位，青壮年者以牵引，固定于外展架上为宜。

2.粉碎型

手法复位后外展架固定 4～5 周。手法复位失败者可将患肢置于外展位牵引 3～4 周，并及早开始功能活动。亦可行开放复位及内固定术。开放复位后仍无法维持对位或关节面严重缺损(缺损面积超过 50%)者，可采取人工肱骨头置换术，尤适用于 60 岁以上的老年患者。

3.游离骨片者

手法复位一般难以还纳，可行开放复位，对难以还纳者，可将其摘除。

4.晚期病例

以补救性手术为主，包括关节面修整术，肱二头肌腱的腱沟修整术，关节内游离体摘除术，肩关节成形术及人工关节置换术等。

四、肱骨上端骨骺分离

(一)致伤机制

肱骨上端骨骺在 18 岁前尚未闭合时，该处解剖学结构较为薄弱，可因作用于肩部的直接暴力，或通过肘、手部向上传导的间接暴力而使骨骺分离。外力较小时，仅使骨骺线损伤，断端并无移位。作用力大时，则骨骺呈分离状，且常有一个三角形骨片撕下。视骨骺端的错位情况可分为稳定型与不稳定型。前者指骨骺端无移位者，后者指向前成角大于 30°，且前后移位超过横断面 1/4 者，多为年龄较大的青少年。

(二)临床表现

其临床症状与体征与肱骨外科颈骨折相似，年龄多在 18 岁以下，个别病例可达 20 岁。

(三)诊断分析

主要根据外伤史、患者年龄、临床症状及 X 线片所见等进行诊断。无移位者则依据于骨骺线处的环状压痛、传导叩痛及软组织肿胀阴影等。应注意，此型最易漏诊。

(四)治疗要领

视骨骺移位及复位情况而酌情灵活掌握。

1. 无移位者

一般悬吊固定 3～4 周即可。

2. 有移位者

先行手法复位，而后以外展架固定 4～6 周。手法复位失败而骨骺端移位明显（横向移位超过该处直径 1/4 时），且为不稳定型者则需开放复位，而后用损伤较小的克氏针 2～3 根交叉固定，并辅助上肢外展架固定，术后 3 周拔除。

五、肱骨外科颈骨折

较为多见，占全身骨折的 1%左右，尤多发于中老年患者。

(一)致伤机制及分型

因该处骨质较薄，甚易发生骨折；视外伤时机制不同，所造成的骨折类型各异；临床上多将其分为外展型及内收型两类。

1. 外展型

跌倒时患肢呈外展状着地，由于应力作用于骨质较疏松的外科颈部而引起骨折。骨折远侧端全部、大部或部分骨质嵌插于骨折的近侧端内。多伴有骨折端向内成角畸形，临床上最为多见。

2. 内收型

指跌倒时上肢在内收位着地所发生的骨折，在日常生活中此种现象较少遇到。在发生机制上，患者多处于前进状态下跌倒，以致手掌或肘部由开始的外展变成内收状着地。

3. 粉碎型

少见，为外来暴力直接打击所致，此型在治疗上较复杂，且预后欠佳。

(二)临床表现

与其他肩部骨折大致相似，但其症状多较严重。

1. 肿胀

因骨折位于关节外，局部肿胀较为明显，尤以内收型及粉碎型者为甚。

2. 疼痛

除外展型者外，多较明显，尤以活动时明显且伴有环状压痛及叩痛。

3. 活动受限

以后二型为最严重。

4. 其他

注意有无神经血管受压症状。错位明显者患肢可出现短缩、成角畸形。

(三)诊断分析

主要依据如下所述：

1. 外伤史

多种暴力均可引起。

2. 临床表现

主要依据肩部肿胀、疼痛及活动受限等。

3.影像学检查

常规 X 线片可显示肱骨外科颈骨折线及成角畸形与移位情况，大多可明确诊断；一般不需要行 MRI、CT 等其他影像学检查。

(四)治疗要领

1.外展型

多属稳定性，成角畸形可在固定同时予以矫正。其中对 65 岁以上老年患者，可用三角巾悬吊固定 4 周，待骨折端临床愈合后，早期功能活动。对全身情况较好青壮年患者，则需外展架固定，并在石膏塑形时注意纠正其成角畸形。

2.内收型

在治疗上多较困难，尤以移位明显的高龄者，常成为临床治疗中的难题。

(1)年迈、体弱者。局麻下手法复位，而后以三角巾制动，或对(搭)肩位宽胶布及绷带固定，此类病例以预防肺部并发症及早期功能活动为主。

(2)骨折端移位轻度者。局麻后将患肢外展、外旋位置于外展架上，在给上肢石膏塑形时或塑形前施以手法复位，X 线拍片或透视证实对位满意后，将患肢再固定于外展架上。

(3)骨折端移位明显者。则需将患肢置于上肢螺旋牵引架上，一般多采取鹰嘴骨牵引，或牵引带牵引，在臂丛麻醉或全麻下先行手法复位。并以过肩石膏将上肢固定，X 线拍片证明对位满意后再以外展架固定，并注意石膏塑形。

(4)手法复位失败者。可酌情采取牵引疗法或开放复位+内固定术。

第四节　肱骨干骨折

随着我国体育运动事业的蓬勃发展，易见于运动及训练场上的肱骨干骨折日益增多；当然，骑车族及助动车的增加也促使其发生率的提高。此种损伤在诊断与治疗上的问题较少，关键是应注意是否伴发神经干损伤，其在治疗上问题远较骨折为多，应注意。

一、概述

(一)骨折范围

肱骨干的解剖范围指肱骨外科颈远端 1cm 以下，相当于胸大肌止点上方，下端至肱骨上方 2cm 以上的骨干。

(二)解剖特点

其上方为圆柱状，中段以下则近似三角形，近髁上部又呈扁形。于肱骨中上 1/3、三角肌附着点以下，为桡神经沟部位，有桡神经和肱深动脉绕过该沟向下走行。在肱骨干上与骨折端移位有关的肌群主要有胸大肌、三角肌、肱二头肌、肱三头肌、背阔肌、大圆肌和喙肱肌等。因此，在主要肌群附着点之上或之下的骨折，其移位方向可以截然不同，此对手法复位的成败至关重要。

(三)发生率

肱骨干骨折多见于青壮年患者，发生率占全身骨折的 1%～1.5%。除交通、工矿事故外，以运动训练伤为多见。

二、致伤机制

主要由以下三种暴力所致：

(一)直接暴力

常发生于交通及工矿事故或工伤事故。由外来暴力直接作用于肱骨干局部，包括重物撞击、压砸等，以致在受力处常有一个三角形骨块可见(底部在受力侧，尖部在对应处)。在战争情况下则以火器伤所致的开放性骨折为多见，此时，骨折多呈粉碎状。

(二)间接暴力

跌倒时因手掌或肘部着地所致。由于身体多伴有旋转或因附着肌肉的不对称收缩，骨折线多呈螺旋形或斜形。多系生活伤，以家庭、学校为多发场所。

(三)旋转暴力

主因肌肉收缩所致，故又称之肌肉收缩暴力，以军事或体育训练的投掷骨折，以及掰手腕所引起的骨折最为典型。多发于肱骨干的中下 1/3 处，其主要由于肌肉突然收缩，引起肢骨轴向受力，因而其骨折线多呈螺旋形，并伴有程度不同的移位。

三、骨折端移位的特点

除取决于暴力的方向及骨骼本身的重力外，肌肉的收缩更具有直接关系，因此，在骨折复位前必须全面了解，并注意有无桡神经损伤伴发。

(一)骨折线位于三角肌附着点以上

近侧端受胸大肌、背阔肌及大圆肌之作用而向内移位，呈内收状。远端则因三角肌收缩而向外上方位移，并同时受纵向肌群作用而出现短缩。

(二)骨折线位于三角肌肱骨附着点以下

骨折近端受三角肌及喙肱肌的作用而向前、向外移位，远侧端因纵向肌群作用而产生向上的位移。

(三)骨折线位于肱骨干下 1/3

两端肌肉拉力基本平衡，其移位方向及程度主要取决于外力方向、强度、肢体所处位置及骨骼的重力等。此处骨折易合并桡神经损伤，尤其是投掷骨折者，桡神经有可能被嵌夹于骨折断端之间，加之受伤时的肢体向远端牵拉，从而加重桡神经损伤程度。但真正完全断裂者十分少见。

以上是典型移位情况，但大型机器损伤所引起的碾轧伤，由于肌肉组织的损伤、断裂，其骨折端位移多不典型，甚至可无移位。

四、分类及分型

视分类要求不同，可有多种分类及分型。

1.按骨折部位分类

一般分肱骨干上 1/3 骨折，中上 1/3 骨折，中 1/3 骨折，中下 1/3 骨折及下 1/3 骨折五种。

2.按骨折部位是否与外界交通分类

可分为开放性骨折及闭合性骨折两大类。

3. 按骨折线状态分类

一般分为横形、斜形、螺旋形及粉碎性四种。

4. Muller 分类

其属 AO 治疗方法选择的分类标准，一般分为如下：

(1)简单骨折：包括螺旋形、斜形和横形三种亚型。

(2)楔形骨折：亦包括螺旋楔形骨折、斜形楔形骨折和横形、碎裂楔形骨折三种类型。

(3)复杂骨折：又有螺旋粉碎骨折、多段骨折及不规则骨折三种。

此种分类便于 AO 钢板内固定的选择。但对肱骨干骨折髓内钉更为适用，因此，此种分型仅有相对意义。

五、临床表现

其临床症状与体征主要包括如下内容：

1. 疼痛

表现为局部疼痛、环状压痛及传导叩痛等，一般均较明显。

2. 肿胀

完全骨折，尤其粉碎型者局部出血可达 200mL 以上，加之创伤性反应，局部肿胀明显。

3. 畸形

在创伤后，患者多先发现上臂出现成角及短缩畸形，除不完全骨折外，一般多较明显。

4. 异常活动

于伤后立即出现，患者可听到骨摩擦音。就诊检查时勿重复检查，以避免增加患者痛苦。

5. 功能受限

亦较明显，且患者多采取用健手扶托患肢的被迫体位。

6. 并发症

骨折线多波及桡神经沟，桡神经干紧贴骨面走行，甚易被挤压或刺伤。周围血管亦有可能被损伤。因此在临床检查及诊断时务必对肢体远端的感觉、运动及桡动脉搏动等加以检查，并与对侧对比观察。凡有此合并症时，应在诊断时注明。

六、诊断分析

肱骨干骨折诊断一般均无困难，主要依据如下所述：

1. 外伤史

均较明确。

2. 临床表现

除注意骨折之常见症状外，应认真检查有无并发伤，尤以桡神经受累，发生率约在 10%～20%之间。

3. 影像学检查

正、侧位 X 线平片即可明确显示骨折的确切部位及骨折特点。

七、治疗要领

视骨折部位、类型及患者全身具体情况等不同，可酌情灵活掌握。

1. 青枝骨折及不完全骨折

仅以上肢石膏托，中医夹板+三角巾，或充气性夹板固定均可。

2. 一般移位骨折

指小于 30° 之成角移位，不超过横断面 1/3 的侧向移位，以及斜形或螺旋形骨折、短缩移位在 2cm 以内者，可局麻或臂丛麻醉下手法复位，后以上肢悬垂石膏固定。并结合功能锻炼。

3. 明显移位骨折

指骨折端移位程度超过前者，骨折大多发生在肱骨中上 1/3 者。可酌情选择以下疗法。

(1)鹰嘴牵引+上肢悬吊石膏外固定。

(2)手法复位+外展架固定。

(3)骨外固定架复位及固定：多采用开放性骨折伴有明显移位者，可于清创术后采用 Hoffmann 架或其他形式外固定架进行复位及固定。

(4)开放复位+内固定：对闭合复位失败者，原则上均应考虑开放复位及内固定术，尤其是年龄较轻及伴有桡神经受压症状需作神经探查术者。

第五节　肱骨远端骨折

一、肱骨髁上骨折

常发生在 5～12 岁小儿，约占小儿肘部骨折中的 50%～60%。预后较好，但常容易合并血管神经损伤及肘内翻畸形，诊治时应注意。

(一)损伤机制和骨折类型

1. 伸展型

占 95%。跌倒时肘关节呈半屈状，手掌着地，间接暴力作用于肘关节，引起肱骨髁上部骨折，骨折近侧端向前下移位，远折端向后上移位，骨折线由后上方至前下方，严重时可压迫或损伤正中神经和肱动脉。按骨折的侧方移位情况，又可分为伸展尺偏型和伸展桡偏型；其中伸展尺偏型骨折易引起肘内翻畸形，可高达 74%。

2. 屈曲型

约占 5%。由于跌倒时肘关节屈曲，肘后着地所致，骨折远侧段向前移位，近侧段向后移位，骨折线从前上方斜向后下方。

(二)临床表现

肘关节肿胀、压痛、功能障碍，有向后突出及半屈位畸形，与肘关节后脱位相似，但可从骨擦音、反常活动、触及骨折端及正常的肘后三角等体征与脱位鉴别。检查患者应注意有无合并神经血管损伤。约 15% 的患者合并神经损伤，其中正中神经最常见。应特别注意有无血运障碍，血管损伤大多是损伤或压迫后发生血管痉挛。血管损伤的早期症状为 5 "P" 征，若处理不及时，可发生前臂肌肉缺血性坏死，至晚期缺血性肌挛缩，造成严重残废。此 5P 征为：剧痛(pain)；桡动脉搏动消失(pulselessness)；皮肤苍白(pallor)；麻痹(paralysis)；感觉异常(paraes-thesia)。

(三)诊断分析

主要依据如下所述：

1.外伤史

以生活及运动意外为多发，且多见于学龄前儿童。

2.临床表现

以肘部肿胀(较明显)、剧痛及活动受限为主，并应特别注意有无血管损伤。

3.影像学检查

常规正、侧位 X 线片即可确诊及分型。

(四)治疗要领

1.手法复位外固定

绝大部分轻度移位的肱骨髁上骨折手法复位均可成功，据统计达 95%以上。二次手法复位不成功则改行开放复位，因反复多次行手法复位可加重损伤和出血，诱发骨化性肌炎。手法复位后，患肢以外展架固定 3～4 周。

2.骨牵引复位

适用于骨折移位明显、时间较久、软组织肿胀严重，或有水泡形成者，此时不宜立即进行手法复位。应采用上肢尺骨鹰嘴克氏针悬吊牵引，3～5d 后再手法复位及外展架固定。个别肿胀严重或皮肤状态不佳者，可牵引 8～14d。

3.手术治疗

包括以下两个方面：

(1)血管损伤探查：合并血管损伤必须早期探查。探查的指征是骨折复位解除压迫因素后仍有 5"P"征。探查血管的同时可行骨折复位及内固定。

(2)开放复位内固定：适用于二次手法复位失败者。

二、肱骨髁间骨折

肱骨髁间骨折是青壮年严重的肘部损伤，常呈粉碎性，复位较困难，固定后容易发生再移位及关节粘连，影响肘关节功能。该骨折较少见。

(一)损伤机制及分类

肱骨髁间骨折的损伤机制与肱骨髁上骨折相似，亦可分为屈曲型和伸直型两类；按骨折线可分为"T"型和"Y"型；有时肱骨髁部可分裂成 3 块以上，即属粉碎性骨折。

根据骨折的移位程度，将其分为四度：

Ⅰ度 骨折无移位或轻度移位，关节面平整。

Ⅱ度 骨折块有移位，但两髁无分离及旋转。

Ⅲ度 骨折块有分离，内外髁有旋转，关节面破坏。

Ⅳ度 肱骨髁部粉碎成 3 块以上，关节面严重破坏。

(二)临床表现

外伤后肘关节明显肿胀，疼痛剧烈，肘关节位于半屈位，各方向活动受限。检查时注意有无血管神经损伤。

(三)诊断分析

主要依据如下所述:

1.外伤史

均较明确。

2.临床症状

特点以肘关节局部症状为主。

3.影像学检查

主要是 X 线平片,不仅可明确诊断,而且对骨折类型及移位程度的判断有重要意义。

(四)治疗要领

治疗原则是良好的骨折复位和早期功能锻炼,促进功能恢复。目前尚无统一的治疗方法。可酌情使用手法复位外固定;尺骨鹰嘴牵引+石膏或小夹板固定;钢针经皮撬拨复位和克氏针经皮内固定;开放复位张力带或钢板内固定等。

三、肱骨外髁骨折

肱骨外髁骨折是常见的儿童肘部骨折之一,约占儿童肘部骨折的 6.7%,其发生率仅次于肱骨髁上骨折。常见于 5～10 岁儿童。骨折块常包括外上髁、肱骨小头骨骺、部分滑车骨骺及干骺端骨质,属于 Salter-Harris 骨骺损伤的第Ⅳ型。

(一)损伤机制及分类

引起肱骨外髁骨折的暴力,与引起肱骨髁上骨折的暴力相似,再加上肘内翻暴力共同所致。根据骨折块移位程度,分为四型。

Ⅰ型 外髁骨骺骨折无移位。

Ⅱ型 骨折块向外后侧移位,但不旋转。

Ⅲ型 骨折块向外侧移位,同时向后下翻转,严重时可翻转 90°～180°,但是肱尺关节无变化。

Ⅳ型 骨折块移位伴肘关节脱位。

(二)临床表现

骨折后肘关节明显肿胀,以肘外侧明显,肘部疼痛,肘关节呈半屈状,有移位骨折可扪及骨折块活动感或骨擦感,肘后三角关系改变。

(三)诊断分析

1.外伤史

如前所述。

2.临床特点

以肘关节肿胀及疼痛为主。

3.X 线表现

成人可清楚显示骨折线,但对儿童可仅显示外髁骨化中心移位,必须加以注意,必要时可摄对侧肘关节 X 线片进行对照。

(四)治疗要领

肱骨外髁骨折属关节内骨折,治疗上要求解剖复位。

1.手法复位

多数病例手法复位可获得成功，按骨折分类不同，处理原则如下：

Ⅰ型　骨折用石膏屈肘90°位固定患肢4周。

Ⅱ型　骨折首选手法复位，复位时不能牵引，以防骨折块翻转。前臂旋前屈曲肘关节，用拇指将骨折块向内上方推按复位。

Ⅲ型　骨折可试行手法复位，不成功则改为开放复位。

Ⅳ型　骨折则应先推压肱骨端使肘关节脱位复位，一般骨折块亦随之复位，但禁止牵引以防止骨折块旋转。

2.撬拨复位

在透视条件下用克氏针撬拨骨折复位，术中可将肘关节置于微屈内翻位以利操作。此法操作简单，损伤小，但应熟悉解剖，避免损伤重要的血管神经。

3.开放复位

适用于以下病例：

(1)严重的Ⅲ型骨折移位或旋转移位。

(2)肿胀明显的移位骨折，手法复位失败者。

(3)某些陈旧性移位骨折，复位后可用丝线或克氏针内固定，术后石膏托固定3~4周。

四、肱骨外上髁骨折

多为成人男性患者，约占肱骨远端骨折的7%。

(一)损伤机制

多由于患者前臂过度旋前内收时跌倒，伸肌剧烈收缩而造成撕脱骨折。骨折片可仅有轻度移位，或发生60°~180°旋转移位。

(二)临床表现

跌倒后肘关节呈现半屈位，伸肘活动受限；于肱骨外上髁部肿胀、压痛；检查时常可扪及骨折块。

(三)诊断分析

1.外伤史

以生活及运动损伤为主，包括平地跌倒等。

2.临床表现

肱骨外上髁部肿胀、压痛及叩痛等症状，伸肘时疼痛加剧。

3.X线表现

X线片可显示肱骨外上髁骨折块及局部软组织肿胀影像。

(四)治疗要领

1.手法复位

肘关节屈曲60°~90°并旋后，挤压骨折片复位。而后石膏外固定3周。

2.撬拨复位

适用于手法复位困难，或骨折后时间较长，难以手法复位者。

3.开放复位

适用于上述方法复位失败和陈旧性骨折病例。

五、肱骨内髁骨折

肱骨内髁骨折,是指累及肱骨内髁包括肱骨滑车及内上髁的一种少见损伤,好发于儿童。

(一)损伤机制及分类

多为间接暴力所致,摔倒后手掌着地,外力传到肘部,尺骨鹰嘴关节面与滑车撞击可导致骨折,而骨折块的移位与屈肌牵拉有关。由于肱骨内髁后方为尺神经,故骨折可引起尺神经损伤。

根据骨折块移位情况,可将骨折分为如下三型:

Ⅰ型 骨折无移位,骨折线从内上髁上方斜向外下达滑车关节面。

Ⅱ型 骨折块向尺侧移位。

Ⅲ型 骨折块有明显旋转移位,最常见为冠状面上的旋转,有时可达180°。

(二)临床表现

肘关节疼痛、肿胀及活动受限;压痛以肘内侧明显;肘关节呈半屈状;可触及骨折块。

(三)诊断分析

主要依据如下所述:

1.外伤史

以间接暴力多见。

2.临床症状

以肘部创伤后共性症状为主,注意有无尺神经受损症状。

3.影像学检查

X线平片对该骨折有诊断意义。但在儿童肱骨内髁骨化中心未出现前则较难由X线片辨别,必要时应拍健侧X线片对比。

(四)治疗要领

1.一般手法复位

90%以上可获得成功。

2.开放复位适用于如下四种情况:

(1)旋转移位的Ⅲ型骨折。

(2)手法复位失败的有移位骨折。

(3)肘部肿胀明显,手法复位困难的Ⅱ型骨折。

(4)有明显尺神经损伤者。

3.手术方法

一般在开放复位后用克氏针交叉固定,并将尺神经前移至内上髁前方,术后石膏外固定4～5周。

六、肱骨内上髁骨折

肱骨内上髁骨折仅次于肱骨髁上骨折和肱骨外髁骨折,占肘关节骨折的第三位,约10%。多见于儿童,因儿童内上髁属骨骺,故又称为肱骨内上髁骨骺撕脱骨折。

(一)损伤机制及类型

跌倒时前臂过度外展，屈肌猛烈收缩将肱骨内上髁撕脱，骨折块被拉向前下方。与此同时，维持肘关节稳定的内侧副韧带丧失正常张力，使得内侧关节间隙被拉开或发生肘关节后脱位，撕脱的内上髁被夹在关节内侧或嵌入关节内。

根据骨折块移位及肘关节的变化，可将骨折分为四型：

Ⅰ型 肱骨内上髁骨折，轻度移位。

Ⅱ型 撕脱的内上髁向下、向前旋转移位，可达关节水平。

Ⅲ型 骨折块嵌于关节内。

Ⅳ型 骨折块明显移位伴肘关节脱位，该型为内上髁最严重的损伤。

(二)临床表现及诊断分析

肘关节内侧肿胀、疼痛，皮下瘀血及局限性压痛，有时可触及骨折块，X 线检查可确定诊断，但对 6 岁以下儿童骨骺未出现，要靠临床检查才能诊断。

(三)治疗要领

1. 手法复位

无移位的肱骨内上髁骨折，不需特殊治疗，直接外固定；有移位的骨折，包括轻度旋转移位和Ⅳ型骨折，均宜首选手法复位。

2. 开放复位

适用于以下病例：

(1)旋转移位的Ⅲ型骨折，估计手法复位难成功者。

(2)闭合复位失败者。

(3)合并尺神经损伤者。

对儿童肱骨内上髁骨骺，可用粗丝线缝合或细克氏针交叉固定。术后上肢功能位石膏外固定 4～6 周。

七、肱骨小头骨折

肱骨小头骨折是少见的肘部损伤，约占肘部骨折的 0.5%～1%成人多发生单纯肱骨小头骨折，儿童则可发生合并有部分外髁骨折的肱骨小头骨折。该骨折易误诊为肱骨外髁或外上髁骨折。

(一)损伤机制及分型

间接暴力经桡骨传至肘部，桡骨小头成锐角撞击肱骨小头造成骨折，故凡桡骨小头骨折病例均应想到肱骨小头骨折的可能。可分为如下四型：

Ⅰ型 完全性骨折(Hahn-steinthal 骨折)，骨折块包括肱骨小头及部分滑车。

Ⅱ型 单纯肱骨小头完全骨折(kocher-lorenz 骨折)，有时因骨折片小而在 X 线片上很难发现。

Ⅲ型 粉碎性骨折，或肱骨小头与滑车均骨折且二者分离。

Ⅳ型 肱骨小头关节软骨损伤。

(二)临床表现

肘关节外侧和肘窝部可明显肿胀和疼痛，肘关节活动受限。并伴有直接压痛与传导性叩痛，亦应注意有无神经与血管损伤。

（三）诊断分析

1.外伤史

多较明确，以间接暴力为多发。

2.临床症状

以肘部症状为主。

3.影像学检查

X线平片多显示骨折线，一般不需要CT扫描检查。

（四）治疗要领

治疗上要求解剖复位。多数作者主张先试行闭合复位外固定。骨折手法复位失败者，行开放复位及螺钉内固定技术，但钉尾不应暴露于关节表面上。骨折片小而游离，肱骨小头粉碎性骨折（Ⅲ型）及老年人肱骨小头移位的Ⅱ型骨折可行肱骨小头骨折片切除术。

第六节　尺桡骨上端骨折

在日常生活、工作、运动及旅游等活动中，前臂发生损伤的机会甚多，骨折发生率占全身骨折的15%～18%，且大多集中于尺桡骨上端、尺桡骨下端及尺桡骨骨干等三大部分。越接近手腕部，发生率越高。现分三节阐述，本节主要讨论尺桡骨上端骨折。

尺桡骨上端骨折包括：尺骨鹰嘴、尺骨冠状突、桡骨头、桡骨颈及孟氏骨折等，现将各段骨折分述于后。

一、尺骨鹰嘴骨折

常发生于成人，临床上较为多见。绝大部分骨折波及半月状关节面，属关节内骨折。骨折移位与肌肉收缩有关。治疗上要求解剖复位，牢固固定及早期功能锻炼，以求获得最佳功能的恢复。

（一）损伤机制及分型

直接暴力与间接暴力均可导致鹰嘴骨折。直接暴力导致粉碎性骨折，间接暴力引起撕脱骨折。骨折移位与肌肉收缩有关。由于肱肌和肱三头肌分别止于尺骨的喙突和鹰嘴，二者分别为屈伸肘关节的动力，故鹰嘴的关节面侧为压力侧，鹰嘴背侧为张力侧，骨折时以肱骨滑车为支点，骨折背侧张开或分离。

（二）临床表现

主要表现为肘后侧明显肿胀、压痛、皮下瘀血；肘关节呈半屈状，活动受限；被动活动可有骨擦感，可扪及骨折线；有移位病例，因其肘后三角关系破坏而变形。

（三）诊断分析

主要依据如下所述：

1.外伤史

多为直接暴力，而间接暴力及肌肉拉力性骨折者则相对少见。

2.临床表现

以肘部症状为主，注意肘后三角变形及局部压痛点，以除外肘关节脱位(后者可立即复位)。

3.影像学检查

常规 X 线检查可明确诊断及骨折移位程度。对儿童骨折及骨骺分离有怀疑者，可拍健侧肘关节 X 线片对照，一般不需要 CT 扫描检查。

(四)治疗要领

治疗上要求解剖复位，牢固固定及早期功能锻炼。

1.手法复位

对无移位骨折、用石膏外固定肘关节于功能位的轻度移位者，宜置肘关节伸直位，骨折片按压复位。复位后伸直位固定 2～3 周，再改为屈肘位固定 3 周。

2.开放复位

手术指征如下所述：

(1)手法复位后关节面仍不平滑者。

(2)复位后骨折裂隙仍大于 3mm 者。

(3)开放性骨折患者。

(4)合并有肌腱、神经损伤者。

(5)陈旧性骨折有功能障碍者。

开放复位后用张力带或钢丝交叉固定，必要时辅加外固定。

二、尺骨冠状突骨折

尺骨冠状突主要作用为稳定肘关节，阻止尺骨后脱位，防止肘关节过度屈曲。该骨折可单独发生，亦可并发肘关节后脱位，骨折后易发生移位。

(一)损伤机制及分类

该骨折多为间接暴力所致，可分为如下三型：

Ⅰ型　撕脱骨折。

Ⅱ型　骨折块小于关节面积 50%。

Ⅲ型　骨折块大于关节面积 50%。

(二)临床表现

与前者相反，表现为肘关节前方肿胀、疼痛及活动受限。此时应注意有无神经及血管损伤，虽较罕见，但后果严重，应注意。

(三)诊断分析

主要依据如下所述：

(1)外伤史为肘关节后脱位之原因，在询问中可发现有一过性肘关节脱位病史。

(2)临床症状以肘关节前方肿痛及活动障碍为主。有肘关节脱位病史者，则呈现全肘关节症状。注意有无并发伤。

(3)影像学检查常规 X 线片均可明确诊断，一般不需要 CT 检查。

(四)治疗要领

(1)以非手术疗法为主,大多数骨折均可经保守治疗治愈。

(2)手术病例选择Ⅲ型骨折可考虑行开放复位内固定。其中骨折片分离大而骨块较小,且游离于关节腔者,亦可考虑将骨折块切除。

三、桡骨头骨折

桡骨头骨折多见于青壮年,发病率较高,治疗不及时可造成前臂旋转功能障碍而影响日常基本功能。

(一)损伤机制及类型

跌倒时如果肩关节外展、肘关节伸直并呈外翻位,以致桡骨小头撞击肱骨小头,则易引起桡骨头下方的颈部骨折,这种骨折常合并肱骨小头骨折或肘内侧损伤。由于桡骨头与其颈干不在一直线上,而是偏向桡侧,故外伤时桡骨头外 1/3 易出现骨折。

按 Mason 和 Johnston 分类法可分为如下三型:

Ⅰ型 骨折无移位。

Ⅱ型 骨折有分离移位。

Ⅲ型 粉碎性骨折。

(二)临床表现

主要表现为肘关节外侧肿胀,压痛,肘关节屈、伸及旋转活动受限,尤以旋后功能受限更为明显。

(三)诊断分析

此种骨折在临床上易漏诊,在判定时应注意以下:

1.外伤史

主为手掌部向上传导间接暴力为主。

2.临床特点

以肘关节桡侧局部症状为主。

3.影像学检查

一般 X 线片可明确损伤的类型和移位程度,必要时可加摄对侧肘关节片对比。

(四)治疗要领

1.保守治疗

对Ⅰ型、Ⅲ型骨折无移位者,用石膏固定肘关节于功能位;对Ⅱ型骨折则采用手法复位,复位后石膏外固定 3～4 周。

2.手术治疗

包括如下三种术式:

(1)开放复位、酌情内固定:适用于关节面损伤较轻,估计复位后仍可保持良好功能者;对复位后不稳定者则需辅以内固定技术。

(2)桡骨小头切除:适用于Ⅱ型骨折超过关节面 1/3 且对合不良,Ⅲ型粉碎性骨折分离移位,合并肱骨小头关节面损伤及陈旧性骨折影响功能者。

(3)人工桡骨头颈置换术：适用于合并有肘内侧损伤，或尺骨上端同时伴发骨折者。

四、桡骨小头骨骺分离

在儿童肘部骨关节损伤中常见。

(一)损伤机制及类型

其损伤机制与桡骨头骨折相似。多属 Salter-Harris Ⅱ型和Ⅰ型损伤。可分为如下四型：

Ⅰ型 歪戴帽型，约占50%。

Ⅱ型 压缩型。

Ⅲ型 碎裂型。

Ⅳ型 压缩骨折型。

(二)临床表现

凡肘部受伤后出现肘外侧肿胀、疼痛、压痛、腕部传导叩击痛及功能障碍者，均应想及此种损伤，并摄X线片以明确局部情况。

(三)诊断分析

主要依据如下所述：

1. 外伤史

以传导暴力为主。

2. 临床表现

除肘部症状外，尚应作腕部叩击传导试验，阳性者诉肘部剧痛。

3. 影像学检查

常规X线平片即可清晰显示骨折线。

(四)治疗要领

1. 手法复位

多数病例效果良好，复位后行上肢石膏固定。

2. 撬拨复位

适用于手法复位无效的歪戴帽压缩骨折且分离者复位后附加外固定。

3. 开放复位

上述方法复位不满意者酌情附加内固定术。

骨骺融合前的桡骨小头骨骺分离不宜切除桡骨小头，否则可明显影响前臂发育。

五、桡骨颈骨折

单纯的桡骨颈骨折并不多见，常与桡骨头骨折伴发，亦可单发，二者之致伤机制及诊治要求均相似。

(一)致伤机制

由于提携角的存在，肘关节多呈自然外翻状，在跌倒手部撑地时暴力由远及近沿桡骨向肘部传导，当抵达桡骨上端时，桡骨头与肱骨小头撞击，引起桡骨头、桡骨颈或两者并存的骨折。如暴力再继续下去，则尚可出现尺骨鹰嘴或肱骨外髁骨折及脱位等。

(二)临床表现

主要表现如下所述：

1.疼痛

桡骨小头处有明显疼痛感、压痛及前臂旋转痛。

2.肿胀

较一般骨折为轻，且多局限于桡骨头处。

3.旋转活动受限

除肘关节屈伸受影响外，主要表现为前臂的旋转活动明显障碍。

4.其他

应注意有无桡神经深支损伤。

(三)影像学特点

分析 X 线所见，一般分为如下四种：

1.无移位型

指桡骨颈部的裂缝及青枝骨折，此型稳定，一般不用复位。多见于儿童。

2.嵌顿型

多系桡骨颈骨折时远侧断端嵌入其中，此型亦较稳定。

3.歪戴帽型

即桡骨颈骨折后，桡骨头部骨折块偏斜向一侧，犹如人戴法兰西帽姿势。

4.粉碎型

指桡骨颈和(或)头部骨折呈三块以上碎裂者。

(四)诊断分析

1.外伤史

多为直接暴力所致。

2.临床症状特点

主要表现为前臂尺侧症状，且多较明显，并伴旋转功能障碍。

3.影像学检查

主要依据 X 线平片确诊及分型。

(五)治疗要领

1.无移位及嵌入型

仅将肘关节用上肢石膏托或石膏功能位固定 3～4 周。

2.有移位者

先施以手法复位，复位不佳者，可行桡骨头开放复位，必要时同时行螺丝钉内固定。不稳定及粉碎型者，则需行桡骨小头切除术，但骨骺损伤者切勿将骨骺块切除。

六、孟太杰(Monteggia)骨折(简称孟氏骨折)

由于 Monteggia 在 1814 年首次描述了尺骨上 1/3 骨折合并桡骨头脱位这一特殊损伤，故名，并沿用至今。

(一)致伤机制

除少数因直接暴力打击所致外，大多数病例是在前臂极度内旋位(旋前)跌倒手部撑地所致。此时由上而下的身体重力及由下而上的反作用力均汇集于尺骨上端及桡骨头部，以致先后出现尺骨上 1/3 骨折及桡骨头脱位（多为前脱位）。因直接暴力撞击所致者多呈现桡骨头前脱位及尺骨上 1/3 横折或粉碎性骨折。

（二）临床症状与体征

1. 一般症状

骨折后局部的疼痛、肿胀及活动受限等共性症状均较明显。

2. 畸形

尺骨表浅，易于发现：多位。桡骨头脱位亦容易被检查出，但肿胀明显者则难以确定。

3. 触及桡骨头

即于肘前方或侧、后方可触及隆突的桡骨小头，且伴有旋转痛及活动受限。

（三）分型

关于孟氏骨折的分型各家意见不一，国外大多按 Bado 的四型分类：

Ⅰ型　为尺骨任何水平骨折，向掌侧成角及桡骨头前脱位。

Ⅱ型　系尺骨干骨折，向背侧成角及桡骨头后脱位。

Ⅲ型　指尺骨近端骨折伴桡骨头侧方移位。

Ⅳ型　为Ⅰ型合并桡骨上 1/3 骨折。

亦有人按伸直型（相当于前者Ⅰ型，多见于儿童）、屈曲型（相当于Ⅱ型，多见于成人）及内收型（Ⅲ型，多见于幼儿）进行分类。

（四）诊断分析

此种损伤的诊断一般无困难，但初学者在读片时容易将桡骨头脱位忽略，应引起注意。

1. 外伤史

主因前臂内旋间接暴力所致。

2. 临床特点

前臂及肘部症状较一般损伤重，且多伴有畸形，应注意桡骨小头的位置及前臂成角畸形。

3. 影像学检查

主要依据正、侧位 X 线平片所见，注意桡骨头移位的方向及程度。

（五）治疗要领

由于此种损伤兼有骨折与脱位，治疗较为复杂。如果在具体措施上不能两者兼顾，则预后多不佳，加之尺桡骨之间的骨间膜多已撕裂，愈合后易形成瘢痕组织而失去原有功能，因此其已成为骨科临床上大难题。即使手术复位及内固定，其疗效亦往往难以十分满意。因此，治疗时务必加以重视，并向患者加以说明。需根据患者年龄及骨折情况等不同特点酌情加以处理，具体方法及要求如下所述：

1. 儿童及幼儿骨折

绝大多数可用闭合复位治疗，且疗效较好，少有残留后遗症者。

2. 成人骨折

治疗多较复杂，手术率较高。且愈后大多较差，应引起重视。

3. 尺桡骨双骨折+桡骨小头脱位

原则上采取开放复位+内固定，其中包括对环状韧带的修补或重建。尺骨及桡骨骨折宜选用髓腔三刃钉内固定，并注意尺桡骨本身的生理弧度。

4. 其他类型者

仍先试以手石膏固定；无效者再改行手术疗法。

第七节　尺桡骨骨干骨折

尺桡骨骨干骨折在临床上十分多见，约占全身骨折的 6%～8%，多见于工伤及交通事故，且青壮年居多。现按桡骨骨干骨折、尺骨骨干骨折及尺桡骨骨干双骨折等分述于后。

一、桡骨干骨折

桡骨干单纯骨折者较为少见，约为尺桡骨骨干双骨折患者的 1/6，且以青少年为多见。

(一)致伤机制及骨折移位特点

无论是直接暴力或间接暴力，均可引起桡骨干单纯骨折。由于尺骨干骨折，且上下尺桡关节亦无脱位，因而具有内固定作用而不会产生短缩或明显的侧向移位。以横形、短斜形及青枝型为多见，其中约半数伴有移位，由于桡骨干上有三组旋转肌群附着，因而以旋转移位为多见，其移位特点如下所述：

1. 桡骨干中上 1/3 骨折

近端有旋后肌及肱二头肌附着，致使近侧桡骨呈旋后及前屈位，而远侧端则由于受中段的旋前圆肌及远侧的旋前方肌作用而呈旋前位。

2. 桡骨中下 1/3 骨折

近端因中部旋前圆肌及上端旋后肌的拮抗作用处于中立位，远端则因旋前方肌的作用呈旋前位。

(二)临床症状

视骨折部位不同而症状有所差异，其共性症状主要有如下：

1. 一般症状

主要表现为外伤后上肢疼痛，伤情较重时可有软组织肿胀及皮下淤血。

2. 压痛叩痛

于骨折局部有明显的压痛，纵向叩击痛阳性，此组症状具有定位意义。

3. 活动受限

主要表现为前臂旋转功能障碍

(三)诊断分析

一般均无困难，但应注意判定上、下尺桡关节有无同时受累，包括脱位等，其与诊断及治疗方法的选择有密切关系。

1. 外伤史

均较明确。

2. 临床表现

主要依据前臂桡侧疼痛、压痛、叩痛及旋转功能受限等。

3. 影像学检查

主要表现为 X 线平片，一般均可确诊，但应注意是否合并下尺桡关节损伤。

(四)治疗要领

依据骨折端移位情况按如下处理：

1.无移位者

多为青少年，可视骨折部位不同而将前臂置于旋后屈肘位(中上 1/3 段骨折)或中间位(中下 1/3 段骨折)用上肢石膏托或石膏管形固定，并注意按前臂肢体的外形进行塑形。

2.有移位者

先施以手法复位，并按骨折近端的移位方向，远端对近端将其复位。闭合复位失败成年患者，多系斜形、螺旋形及粉碎性等不稳定型者，可行切开复位及内固定术。

二、尺骨干骨折

较前者相对少见，在诊治方面一般多无难题。

(一)致伤机制

多见于外力突然袭击，患者举手遮挡头部时被棍棒直接打击所致。因多发生在路遇强人情况下，故又名夜盗(杖)骨折(night stick fracture)。此骨折线多呈横形或带有三角形骨块。因有桡骨支撑，加之附着肌群较少，因而移位程度亦多轻微。

(二)临床表现

1.骨折局部症状

骨折局部呈现肿胀及皮下淤血，并有明显前臂旋转功能障碍。

2.功能障碍

主要表现为压痛，前臂纵向叩击痛亦呈阳性。

(三)诊断分析

1.外伤史

主要为直接暴力所致。

2.临床表现

以患肢疼痛、压痛及旋转功能受限为主。

3.影像学检查

常规 X 线片即可确诊，一般不需要其他影像学检查。但应注意是否伴有上、下尺桡关节损伤(脱位或半脱位)。

(四)治疗要领

其基本要求与前者相似，以非手术疗法为主。闭合复位失败的成年人，可行切开复位+钢板螺钉内固定术。

三、尺桡骨骨干双骨折

此种骨折在前臂骨折中仅次于桡骨远端骨折而居第二位，且治疗较为复杂，预后差，为临床上的难题之一，应加以重视。

(一)致伤机制

主要由以下两种暴力所致：

1.直接暴力

除直接打击、碰撞及前臂着地跌倒外，工伤所引起的机器绞压性损伤亦占相当比例，且后者软组织损伤严重,易引起开放性骨折。骨折常呈多段或粉碎性,从而更增加了治疗上的困难,且是预后不佳的直接因素。而直接打击者,其骨折线多与外力作用点在同一水平,以横折、楔形折为多见,预后较好。

2.间接暴力

系跌倒手部着地时外力由下而上传递,从桡骨远端经骨间膜到尺骨,以致形成尺桡骨双骨折,也可由外力扭曲所致。骨间膜纤维走向及应力的传导,系由桡骨的上方斜向尺骨的下端,故桡骨骨干骨折平面一般高于尺骨骨折平面,以斜形、螺旋形及短斜形为多见。

(二)分型

依据骨折的特点及临床治疗上的要求不同,一般分为如下两型:

1.稳定型

指复位后骨折断端不易再移位的横形骨折、短斜形以及不需要复位的不完全骨折、青枝骨折和裂缝骨折等。此型适合非手术疗法。

2.不稳定型

指手法复位后骨折断端对位难以维持者,包括斜形、螺旋形及粉碎性骨折,或上下尺桡关节不稳者,或尺桡骨骨干双重骨折等。因其不稳定,在治疗上困难较多。

(三)临床表现

1.骨折局部症状

较前二者严重,表现为前臂明显的肿胀、压痛、环状压痛及传导叩痛等。

2.肢体畸形

于前臂处可见成角和(或)旋转畸形,且多较严重,且常在无意识中扪及骨擦音。

3.功能受限

因系前臂尺桡骨双折,因而当腕、肘部伸屈及前臂旋转时,可因剧痛而功能受限。

(四)诊断分析

尺桡骨双骨折在诊断上多无困难,除注意一般骨折症状外,尚应注意有无血管、神经及肌肉组织的伴发伤,尤其是被机器绞压者,软组织的损伤程度可能重于骨骼的损伤,并易引起挤压综合征或缺血性挛缩等,在临床检查及诊断时必须反复加以强调。此种损伤的诊断主要依据如下所述:

1.外伤史

伤员均有明显外伤史。

2.临床表现

前臂疼痛肿胀,旋转活动受限;骨折部位压痛,轴向叩击痛,局部明显畸形,且可扪及骨擦音。

3.影像学检查

X线正、侧位平片检查不仅能明确诊断,且有助于分型、随访观察及疗效对比。应常规拍摄,并包括尺桡上关节及尺桡下关节,以防漏诊。

(五)治疗要领

视骨折分型及具体情况不同而酌情处理。

1.稳定型

绝大多数可通过非手术疗法达到治疗目的。

2.不稳定型

(1)一般性病例：指新鲜骨折且断端无缺损、粉碎及双段骨折者，应在牵引下，按有移位稳定型病例先试以闭合复位+上肢石膏固定，并加手指铁丝夹板牵引。X线拍片显示对位满意者按前法处理，复位不佳者则需手术治疗。

(2)严重不稳或手法复位失败者：前者指双段骨折、粉碎性骨折及合并尺桡关节破损者，多需开放复位+内固定术。

3.陈旧骨折

指伤后3周以上来诊者。除非移位较轻的稳定型外，原则上以开放复位+内固定为主。

4.开放性骨折

可根据创口损伤和污染程度及骨折情况等酌情选用闭合复位+外固定，或开放复位+内固定，或框架固定。

第八节 尺桡骨远端骨折

尺桡骨远端骨折主要指盖氏(Galeazzi)骨折、克雷氏(Colles)骨折、史密斯(Smith)骨折、巴顿(Barton)骨折、桡骨远端骨骺分离、桡骨茎突骨折及尺骨茎突骨折等。该解剖段的骨折虽不如尺桡骨近端复杂，但如处理不当仍可引起疼痛，以致影响手腕部的功能，应加以重视。一般将尺桡骨远端骨折分为关节内骨折与关节外骨折两大类，而关节内骨折视关节受累的程度不同又可分为部分关节内骨折及完全关节内骨折两种。前者治疗较易，预后佳；而关节面完全破坏者，手术切开复位内固定率明显为高。

一、盖氏（Galeazzi）骨折

所谓盖氏骨折系指桡骨中下1/3骨折合并尺桡下关节脱位者。其在临床上较多见。该损伤早年称之为反孟氏骨折，自1934年Galeazzi详加描述后，改称之为Galeazzi骨折。其手术率较高。

(一)致伤机制

多因如下两种外力所致：

1.直接暴力

指直接撞击或机器皮带卷压伤所致，后者损伤程度多较严重，预后差。

2.间接暴力

多在前臂内旋位时手掌撑地跌倒，暴力沿桡骨向上传递，与身体重力相交引起桡骨中下1/3处骨折，随之出现尺桡下关节脱位。

(二)分型

此种骨折一般分为如下三型：

1.青枝型

发生于儿童，桡骨呈青枝骨折状，尺骨小头或骨骺分离，或下尺桡关节呈分离状，此型

治疗较易，预后佳。

2. 单纯型

为桡骨远端骨折，伴有下尺桡关节脱位者。骨折多呈横形，斜形或螺旋形，一般均有明显移位。

3. 双骨折型

除桡骨远端骨折及尺桡下关节脱位外，尺骨干亦多伴有骨折，或由不完全性骨折所致尺骨外伤性弯曲者。后一情况多系机器伤所致，较严重，且常为开放性损伤，治疗较复杂。

(三)临床表现

1. 一般症状

前臂桡侧及腕部肿胀、疼痛、活动障碍。

2. 局限性疼痛及压痛

桡骨下段及腕背尺桡关节处有疼痛及压痛。

3. 功能受限

前臂旋转活动受限，被动检查旋转功能时局部疼痛剧烈。

(四)诊断分析

1. 外伤史

均较明确。

2. 临床表现

主要表现为前臂及腕部疼痛、压痛及旋转活动受限。

3. 影像学检查

常规 X 线片均可明确诊断，X 线片应包含完整腕关节，以明确桡尺关节对位情况及有无其他伴发伤(以腕骨为多见)。

(五)治疗要领

按分型不同在治疗方法选择上亦有所差异。

1. 青枝型者

均选用手法复位+上肢石膏托或管形石膏剖开固定+分骨塑形，以防止桡骨内并有短缩倾向者，可加用手指铁丝夹板牵引。

2. 单纯型者

先施以手法复位，闭合复位失败，多系骨折端不稳者，则可行开放复位+内固定术。内固定物可选用能维持尺骨生理弧度的髓内钉或 AO 动力加压钢板，对于桡骨骨折固定后仍有半脱位表现者，则应从背侧做切口进入下尺桡关节，缝合三角纤维软骨和撕裂的腕背侧关节囊韧带。

3. 双骨折型者

除个别病例外，此型大多需开放复位+内固定术。创面较大需观察换药及做其他处理者，可用外固定框架技术。

二、克雷氏(Colles)骨折

克雷氏骨折系指发生于桡骨远端 2.5cm 以及骨折远端向背侧及桡侧移位者。自 1814 年

A.Colles 详加描述后，一直沿用至今。在同一部位骨折，如远端向掌侧及尺侧移位时，则称之为反克雷氏骨折，又名史密斯骨折。在诊断时必须分清，以免治疗失误。克雷氏骨折在临床上最为多见，约占全身骨折的 5%。

(一)致伤机制

多为平地跌倒，手掌撑地、腕关节处于背伸及前臂内旋位时，以致暴力集中于桡骨远端松质骨处而引起骨折。在此种状态下，骨折远端必然出现向背侧及桡侧的移位。此时，尺骨茎突可伴有骨折，三角纤维软骨盘亦有可能撕裂。

(二)临床表现

1. 一般骨折症状

多较明显，且局限于腕关节及前臂远端处。

2. 畸形

典型者呈餐叉状畸形，如局部肿胀严重，则此种畸形可能被掩盖而不明显。

3. 活动受限

腕部及前臂的屈伸与旋转功能均障碍，尤以骨折线侵及关节内者更为明显。

4. 直尺试验阳性

正常时，直尺置于腕尺侧时，尺骨茎突距直尺距离＞1cm。

5. 尺骨茎突与桡骨茎突位于同一直线上

可从对二者触摸定位检查中发现。

(三)分型

克雷氏骨折的分型意见不一，笔者建议根据骨折部位、治疗要求及预后等分为如下四型：

1. 关节外无移位型

指骨折线不波及关节面，且远端亦无明显变位，桡骨远端关节面力线正常。此型较多见。

2. 关节外移位型

指骨折线不侵犯关节面，但骨折端可有程度不同之向背侧及桡侧移位，亦可呈嵌入状，此时关节面力线变形。尺骨茎突可有或不伴有骨折，此型最多见。

3. 关节受累型

或称之为单纯关节型，指骨折线波及关节面，但关节对位正常，无明显的移位。

4. 关节碎裂型

指关节面的完整性及外形已受破坏者。此型预后最差，且在治疗上难度亦较大，多需手术或骨外固定架治疗，但其少见。

此外尚有其他分型，但基本原则大致相似，我们认为没有必要将分类搞得过于繁杂。实际上，分得愈多，则愈难为临床医师所接受。

(四)诊断分析

诊断多无困难，关键是初学者切勿将史密斯骨折与此相混淆，否则，易造成治疗(手法复位)的错误而出现不良后果。诊断主要依据如下所述：

1. 外伤史

患者一般均有跌倒时腕关节背伸着地之外伤史。

2.临床表现

主要依据腕背部疼痛、肿胀及典型的餐叉状畸形等表现。

3.X线表现

桡骨远端2.5cm以远处(腕关节2.5cm以内)骨皮质断裂，正位片骨折远端向桡侧移位，下尺桡关节可分离，桡骨远端关节面倾斜角变小甚或消失，侧位片掌侧倾斜角变小或消失。

(五)治疗要领

视骨折之类型、来院时间及患者具体情况等不同，酌情选择相应之疗法，一般按以下原则进行：

1.无移位者

腕关节置于功能位，行前臂石膏托固定，并于桡骨远端的桡、背侧加压塑形。

2.关节外移位型

90%以上病例可通过手法达到复位目的。复位后以前臂石膏固定(肿胀剧烈者可先采用石膏托)。

3.关节受累型及粉碎型

其处理原则为：先施以闭合复位，失败者方考虑开放复位；骨折端粉碎或骨质疏松者，可于石膏固定之同时，对拇指、示指及中指分别加以铁丝夹板牵引，以达复位及维持对位之目的；对复位后关节面仍不平整者，应及早行开放复位+内固定术(多根钢针等)，或采用框架技术固定。

(六)并发症

以损伤性关节炎及畸形愈合为多见，正中神经损伤及伸拇肌腱断裂亦偶可遇见。除注意预防外，一旦发生应积极手术处理。

三、史密斯(Smith)骨折

Smith骨折又名反克雷氏骨折，是指桡骨远端2.5cm以内骨折，骨折远端向掌侧及尺侧移位者。由R.W.Smith在1874年首次描述，故名。其较前者明显少见，约为前者的1/30。因少见而易被忽视，或误当科利斯骨折处理，以致延误早期治疗时机或产生相反复位效果，并会由此引起各种并发症，此点务必引起重视。

(一)致伤机制

以往最为常见的原因是汽车司机摇发动机时突然松手，被逆转的手柄直接打击所致。目前此种现象已消失，而多见于撞击性外伤(例如骑助动车或摩托车相撞)或腕背部着地跌倒所引起。

(二)分型

在临床上一般可将其分为如下两型：

1.关节外型

指骨折线不波及关节面者，最为多见。骨折线大多呈横形，少数为斜形。后者复位后维持对位较困难，多需附加手指牵引。

2.关节受累型

凡骨折线波及关节者均属此型，由于史密斯骨折在临床上少见，故无必要将此类患者再作更进一步的分型。

(三)临床表现

与前述之 Colles 骨折基本相同，唯骨折畸形方向与其相反，呈反餐叉状外观。

(四)诊断分析

此种损伤的诊断一般均无困难。其临床症状与科利斯骨折相似，仅骨折断端的移位方向相反，故其外形表现为反餐叉畸形。X 线显示的骨折线及移位方向亦与 Colles 骨折者相反，此在阅片时应引起注意。

(五)治疗要领

基本治疗原则与科利斯骨折相似。

1.关节外型

按克雷氏骨折行手法复位，其具体操作与克雷氏骨折相同，在复位及石膏塑形时的压力方向与克雷氏骨折正好相反。

2.关节受累型

以维持及恢复关节面的完整、平滑及角度为主，先施以手法复位，失败者可行开放复位及内固定术。

四、巴顿(Barton)骨折

桡骨远端关节面纵斜向断裂、伴有腕关节半脱位者称为巴顿骨折，系 J.R.Barton 于 1838 年首次描述，故名。

(一)致伤机制

多系跌倒时手掌或手背着地，以致暴力向上传递，并通过近排腕骨的撞击而引起桡骨关节面断裂，骨折线纵斜向桡骨远端，且大多伴有腕关节的半脱位。

(二)分型

视其发生机制及骨折线特点不同，可分为以下两型：

1.背侧型

较多见，手掌着地跌倒时，由于手部背伸，以致在桡骨远端背侧缘造成骨折，骨折片多向背侧移位，并伴有腕关节半脱位。

2.掌侧型

少见，系手背着地跌倒，以致应力方向沿桡骨远端向掌侧走行，骨折片向掌侧移位，腕关节亦出现半脱位。有人将此型列入史密斯骨折中的一型。

(三)临床表现

1.骨折共性症状

主要表现为腕关节肿胀、疼痛、压痛及腕关节活动受限。

2.腕关节畸形

伤情较重者可因骨折错位明显而出现向掌侧移位的畸形外观。

(四)诊断分析

此型骨折的诊断主要依据如下所述：

1.外伤史

均较明确。

2.临床表现

呈现伴有腕关节半脱位畸形外观的桡骨远端骨折的临床表现。

3.影像学检查

依据 X 线平片所见即可确诊。

(五)治疗要领

以非手术疗法为主，关节面达不到解剖对位者，则需手术疗法。

五、桡骨远端骨骺分离

在人体骨骺损伤中，桡骨远端为最易发生的部位，几乎占全身骨骺损伤的半数，即 40%～50%。

(一)致伤机制

与桡骨远端克雷氏骨折几乎完全相似，个别病例则类似史密斯骨折，多系来自手掌或手背向上传导的暴力。

(二)分型

从 X 线片所见分为如下五型：

Ⅰ型 骨折线完全通过骺板的薄弱带。此型较少见，约占 10%。

Ⅱ型 与前者相似，但于骨质边缘处常有一个三角形骨折片被撕下。此型多见，约占 70%。

Ⅲ型 骨折线自关节面进入骨骺达骺板处，再沿一侧薄弱带到骨骺板边缘，此型少见。

Ⅳ型 与前者相似，骨折线自关节面进入骺板后，继续向前穿过薄弱带而延伸至骨骺端，形成类似巴顿骨折样移位，且骨折片不稳定，易移位，本型罕见。

Ⅴ型 为压缩型，即骨骺软骨板的压缩性骨折。此型诊断主要依靠医师的临床经验。易漏诊，直至晚期形成骨骺早期闭合、停止发育时才被发现，在临床上必须引以为戒。对腕部外伤后疼痛、沿骨骺线处有环状压痛者，均应想到此类损伤，并予以复位及固定等治疗。

(三)临床表现

1.骨折症状

于外伤后腕背部呈现肿胀、疼痛及压痛(多呈环状)。

2.其他症状

包括腕关节活动受限及患侧腕部呈现餐叉状畸形等。

(四)诊断分析

1.外伤史

多系平地跌倒所致。

2.临床表现

与桡骨远端骨折完全一致，包括餐叉状畸形、腕关节处肿胀、疼痛、压痛及活动受限。

3.影像学检查

X 线平片可显示骨骺分离及其类型，在一般情况下应摄双侧腕关节片以便于进行对比。

(五)治疗要领

与桡骨远端骨折治疗方法完全一致，但更应强调：尽早复位，力争解剖对位，基本上均可手法复位获得成功；应避免因开放复位对骨骺的损伤。非行手术复位不可者，应选择避开骨骺线的骨质处。

六、桡骨茎突骨折

(一)致伤机制

临床常可遇到单纯的桡骨茎突骨折，多因跌倒手掌着地，暴力通过舟、月骨传递所致。骨折片多呈横形或微斜形，并向远端及桡侧移位。此外如腕部过度尺偏时，桡侧副韧带的突然牵拉，亦可引起茎突骨折，外观则呈撕脱状。

(二)临床表现

1.一般骨折征

即伤侧腕部桡骨远端呈现肿胀、疼痛及压痛等症状。

2.尺偏试验阳性

即将腕关节向尺侧偏斜时桡侧出现剧痛。

(三)诊断分析

1.外伤史

均较明确。

2.临床表现

桡骨茎突处疼痛、压痛及尺偏时疼痛加剧。

3.X线检查

常规 X 线平片即可明确诊断。

(四)治疗要领

1.基本要求

骨折线波及关节面，仍属关节内骨折，要尽可能地解剖复位，以免影响与腕骨正常咬合。

2.以非手术疗法为主

治疗应以非手术疗法为主，一般均可获得满意的复位。闭合复位失败且移位明显者，方考虑开放复位；以螺丝钉或克氏针固定或将其切除(有引起腕关节损伤性关节炎者)。术后用前臂石膏托保护。

第九节　腕部骨折

腕骨近排从桡侧到尺侧，分别为手舟骨、月骨、三角骨和豌豆骨，远排则为大多角骨、小多角骨、头状骨和钩骨。其命名基本与其形态相符。

近排腕骨通过多个平面与桡骨远端关节面构成杵臼状关节，远排腕骨则分别与Ⅰ～Ⅴ掌骨近端关节面相连而形成掌腕关节，两排腕骨之间则为腕中关节。除骨质外，各关节之间尚有关节囊壁及外在韧带与内在韧带相连，从而构成了其整体活动的解剖学基础。因此，任何一块腕骨损伤，势必影响到整个腕关节的稳定与活动，此点在治疗上应加以注意。

8块腕骨中的任何一块均有可能出现骨折，但其中80%～90%发生于手舟骨及月骨，而另外六块仅占10%，此外尚有少许为二组并发者。

手舟骨形如舟船，体积虽小，但由于血供特殊，尤以腰部血循环最差，故成为人体诸骨骼中最难愈合的一块。其骨不连发生率约为10%，在诊治时必须引起重视。

(一)致伤机制

主要为跌倒时手掌着地、人向前倾、前臂内旋，以致应力直接撞击舟状骨，并受阻于桡骨远端关节面。加之掌侧桡腕韧带的压应力，如果造成外力集中在舟状骨处，从而引起骨折。此外，如舟状骨遭受直接暴力撞击，亦可出现骨折，但较少见。

(二)分型

根据X线片上所显示骨折线的部位不同，一般分为以下三种类型：

1.结节部骨折

指骨折线位于手舟骨远端结节处，多有韧带附着，基本上属撕裂性骨折，临床上较为少见。因血供丰富，故愈合较快。

2.腰部骨折

最多见，该处血供较差，越靠近近端越差，愈合时间多在3个月以上，约有1/3病例可形成骨不愈合的后果。

3.近端骨折

该处一旦骨折，血供几乎完全中断，此处为最不易愈合的部位。骨折后的骨不愈合及无菌性坏死率高达60%以上。

上述分类较为简便，亦有人将腰部骨折再分为远端骨折及中段骨折。

(三)临床表现

除骨折的疼痛活动受限等一般症状外，主要有如下特点：

1.鼻烟壶凹陷消失

为手舟骨受损的典型症状，观察时可让患者将双侧拇指呈伸展位，如显示患侧鼻烟壶的正常凹陷消失或变浅，则属异常。

2.鼻烟壶处压痛

为手舟骨所特有，检查时应双侧对比，手舟骨骨折侧出现剧烈压痛。

3.手指加压实验

即通过对拇指及中、示指纵向加压，观察鼻烟壶处有无疼痛感，骨折者一般均为阳性。

4.桡偏痛

让患者腕关节向桡侧偏斜，手舟骨骨折时有痛感。

(四)诊断分析

1.外伤史

2.临床表现

除骨折一般症状外尚有鼻烟壶处压痛，手指加压试验阳性等，均可提示诊断。

3.影像学检查

X线也可发现骨折线，但常需行45°斜位拍片，更能清楚显示骨折线。

一般均易于诊断，如不认真检查会造成漏诊。此外尚应注意临床症状明显而X线片上骨折线不清楚者仍应按手舟骨骨折治疗，10～14d 后需再次拍片验证与确诊。

(五)治疗要领

1. 新鲜骨折

一般均采用外固定，即以带拇指近节指骨的前臂石膏固定 10～12 周。拆石膏后依据临床检查及 X 线片所示骨折愈合程度，未愈合者，均应继续固定，直至愈合为止，最长者可达一年之久。

2. 陈旧病例

指伤后 3 周以上来诊者，仍应按前法行带拇指的前臂石膏固定，直至愈合。

3. 假关节形成者

指骨折线已吸收、断端已硬化者，可酌情选择植骨融合术、桡骨茎突切除术、螺丝钉内固定术等手术治疗。

4. 手舟骨无菌性坏死

指手舟骨全部或超过 2/3 坏死者，由于易引起创伤性关节炎，应及早施行舟状骨切除术或腕关节融合术。

第八章　下肢骨折疾病

第一节　股骨骨折

从解剖学的角度来看，股骨骨折按照部位不同可分为股骨上端骨折、股骨干(中段)骨折及股骨下端骨折，上、中、下三者之比例约为 65:30:5，而且随着我国人均寿命的延长，上端骨折的比例将会逐渐增加，甚至可高达 80%左右。

一、股骨颈骨折

至今为止，股骨上端的股骨颈骨折仍属尚未完全解决的骨折，尽管当前各种新的术式不断涌现，但其不愈合率及股骨头无菌坏死率仍高居 30%左右不下，因此日益为大家所关注。

(一)概况

凡是剪切力能够集中到股骨颈部，并超过其承载强度时，均可引起骨折。可见于各年龄组，包括学龄前儿童，占全身骨折的 49%左右。但在临床上好发于 55 岁以上的中老年人，究其原因，主要由于如下：

1.骨质疏松

随着年龄的增加，骨的有形成分日渐减少，使骨小梁变得极为脆弱，尤其是女性更年期后，遇到轻微外伤即超过股骨颈部骨质的强度而易引起骨折。

2.颈干角变小

随着年龄的增加，颈干角逐渐变小，以致作用于股骨头上的压应力，当传递至股骨颈部成为剪切力时，却明显增加，极易在股骨颈部出现断裂。

3.重复外伤机会多

实验证明，多次重复的外伤不仅可引起骨小梁的抗疲劳应力降低，且有可能引起局部滋养动脉的血供减少，甚至管腔闭塞，从而加速了骨质疏松的进程。

青少年骨折者甚为少见，尤其是学龄儿童更属罕见。一旦发生则在治疗上十分棘手，一方面是由于该处血供差，易引起股骨头无菌性坏死；另一方面，凡能造成此种年龄组骨折者，其暴力必然十分强大，因而骨折断端的移位明显，关节囊壁上的血管，尤其是静脉多随之断裂，更加推迟骨折的愈合过程。

(二)致伤机制

1.扭曲暴力

大多发生于步行时滑倒，身体向一方倾斜、旋转，负重侧肢体未能相应跟上，以致在股骨颈处形成超负荷的剪切应力而引起骨折。此种损伤以生活意外为多见，交通事故时亦好发。

2.传导暴力

即在高处跌下或平地跌倒时外力作用于大粗隆处，再向上传递至股骨颈处而引起骨折。此时多为外展型骨折。

3.医源性因素

髋关节手术时，尤其是当企图将股骨头自髋臼内脱出时，如果肌肉松弛度达不到要求，或对周围软组织松解不够，或骨质本身较疏松，甚至有潜在性病变存在等，均有可能引起股骨颈骨折。对髋关节脱位行手法复位时亦可引起股骨颈骨折，尤其是在局部骨质有病变或麻醉效果不完全情况下。此外，在对髋关节作"4"字实验时亦有可能引起，其中大多数是年迈患者。这些因素是完全可以预防与避免的。

(三)分类

视分类的标准不同，可分为不同类型，临床上常用的分类有如下数种：

1.按骨折的稳定性分型

即波韦尔(Pauwel)分类，依据X线正位片所显示骨折线的走行与骨盆水平线，所形成的夹角不同而分为如下三型：

(1)外展型(Pauwel Ⅰ型)：指骨折线夹角小于30°者，大多因外展状跌倒所致，骨折部分或大部嵌入于近侧端内，移位较轻，表明其稳定性好，损伤轻，血管受累机会少，愈合快，并发症少，故预后好。

(2)中间型(Pauwel Ⅱ型)：骨折线倾斜角在50°左右，其稳定性及各种情况介于Ⅰ、Ⅲ型两者之间。

(3)内收型(Pauwel Ⅲ型)：骨折线的倾斜角达70°以上，多因较大剪切力所引起，近侧端呈内收状，远侧端则外旋及短缩，两者呈分离状，故极不稳定，难以愈合，并发症多。

2.按骨折的部位不同而分型

(1)头下型：指骨折线位于股骨头颈交界处。

(2)头颈型：因骨折线从上方的头下斜向下方的颈部。此型所受剪力大，多为内收型者。治疗上问题较多。

(3)经颈型：骨折线通过股骨颈的中段，故又可称为"颈中型"。

(4)基底型：指骨折线通过股骨颈基底部，多属外展型，因该处血供影响不大，愈合较快，预后亦佳。

3.依骨折移位程度分型

按加登(Garden)所提出的观点分为四型：

Ⅰ型　不完全骨折或嵌入骨折。

Ⅱ型　完全骨折，但不伴有移位。

Ⅲ型　伴有部分移位的完全骨折。

Ⅳ型　完全骨折伴有明显之移位，包括远侧端的上移及外旋等。

(四)诊断分析

1.外伤史

老年者其外伤程度并不一定很重，甚至一般扭伤亦可引起骨折。

2.临床表现

(1)疼痛：对老年者可能较轻，尤以外展型者，且早期有可能表现为膝部痛，系闭孔神经受刺激后反射之故，应引起注意。

(2)压痛及叩痛：于腹股沟中部可有明显压痛及患肢的传导叩痛。

(3)畸形：外展型者多不明显，而内收型者可能出现肢体短缩及外旋畸形。

(4)功能障碍：仍以内收型者为明显，而外展型者不仅不明显，且有部分病例于伤后尚可行走，在检查时应小心。

3.测量

除对比测量双侧肢体长度外，尚应测检内拉通(Nelaton)线(大粗隆上移)及 Bryant 三角(底边缩短)。

4.X 线平片

常规正、侧位片均可显示量折线及骨折移位情况。

(五)鉴别诊断

在 X 线检查较为普及的今天，对各种相关疾患的鉴别已无困难，但如果基础知识不好时亦有可能漏诊或误诊。例如误将儿童正常骨骺线当作骨折；又如骨折早期由于闭孔神经受刺激引起膝痛而误诊为膝部扭伤，行下肢石膏管型固定(此种情况并非罕见，曾发现多例，甚至有人误诊为髌骨裂纹骨折行下肢石膏固定 3 月，至拆石膏时方发现系股骨颈骨折)。因此，作为临床医师仍应反复强调"临床第一"的基本观点。

(六)治疗要领

股骨颈骨折的治疗至今仍属尚未完全解决的难题之一，特别是 65 岁以下的青壮年骨折者，尤其是内收型患者。因此，对此类患者尤应注意。现将不同类型骨折治疗要点分述如下：

1.外展型骨折

以下四种方式均可酌情选用：

(1)穿丁字鞋卧床休息：适用于不全骨折、无移位之嵌入型(多系 Garden Ⅰ、Ⅱ型者)，如骨折线位于基底部者更为理想。

(2)皮牵引下卧床休息：适应证与前者相似，尤适用于合作能力较差，不能持续穿丁字鞋者。

(3)三翼钉内固定术：适用于年龄较轻的青壮年患者，为防止其剧烈活动而引起骨折端弄巧成拙。

(4)经皮穿针内固定术：对心肺功能不佳及因其他原因不适于长期绝对卧床的高龄患者，为促使其早期床上活动及防止各种并发症，则可选用较为简便易行经皮穿针内固定技术。

2.内收型骨折

根据具体情况不同在治疗方法上差别较大，选用方法如下：

(1)65 岁以上者：只要无手术及麻醉禁忌证，原则上应早期切除股骨头，行人工假体植入术。

(2)青壮年者：闭合复位+三翼钉固定，复位失败者可行 McMurray 截骨术。

3.中间型骨折

其骨折移位介于前两者之间，因而在治疗方法及具体术式选择上，亦应在前两者之间酌情选择。原则上，对移位较大及稳定性较差者，按内收型处理，反之则多按外展型。

二、股骨粗隆部骨折

股骨粗隆部骨折较股骨颈骨折更为多见，约占全身骨折的 3%～4%。且其好发年龄平均较后者大 10 岁，主要因局部骨质疏松，稍遇外伤，甚至轻微外伤即可引起骨折。

股骨粗隆部骨折包括：大粗隆骨折、小粗隆(撕脱)骨折、粗隆间骨折及粗隆下骨折等。

后两种骨折在治疗中较为复杂，应引起重视。

(一)股骨大粗隆骨折

单发者较为少见。

1.致伤机制

(1)肌肉拉力：如臀中肌及臀小肌突然强烈收缩，或下肢突然内收，则可引起大粗隆撕脱并常有程度不同的移位。

(2)直接暴力：由于跌倒或外力直接撞击大粗隆部所致，以粉碎性骨折多见，一般移位较轻。

2.诊断分析

(1)外伤史：多较明确。

(2)临床表现：除大粗隆局部的肿胀、压痛、皮下瘀血及其他一般性症状外，患肢外展及外旋明显受限。

(3)X线平片：可明确骨折类型及移位程度等。

3.治疗要领

(1)无移位者：卧床休息3～4周即可，注意保持患肢外展肌松弛位。

(2)有移位者：大粗隆撕脱移位超过1.0～1.2cm者，原则上行开放复位及钢丝内固定术；但对年迈者，亦可选用外展位卧床休息疗法。

(二)股骨小粗隆(撕脱)骨折

单发者较前者更为少见，主要由于剧烈运动时髂腰肌骤然收缩，以致将小粗隆撕下。

诊断除依据外伤史和体征外，均需拍片证实。对无移位，或移位不超过1.0cm者，以蛙式位卧床休息为主；移位超过1.0cm者，可酌情行开放复位及内固定术(多用螺丝钉)，或将髂腰肌缝至关节囊前壁处(按原张力状态)。

(三)股骨粗隆间骨折及粗隆下骨折

股骨粗隆间骨折及粗隆下骨折的发病年龄平均较股骨颈者大10岁左右，后者年龄可能长些。骨折后局部的创伤反应亦较大，但愈合亦快，不影响股骨头的存活，不愈合者罕见。但易出现髋内翻畸形，由此而继发肢体短缩、局部疼痛，以及损伤性关节炎等，应注意预防。

1.致伤机制

与股骨颈骨折大致相似，因肢体扭曲所形成的超负荷剪切力和由下而上传导的间接暴力等引起，以生活意外为多见。此外，直接撞击大粗隆部亦可引起粗隆间骨折。在粗隆间骨折后如果发生髋内翻移位，此时在小粗隆部就会出现纵向的挤压暴力，以致造成小粗隆骨折。或是在受伤的瞬间，由于髂腰肌的突然收缩，而将小粗隆撕脱。

2.分类与分型

目前分类较多，笔者仍认为从临床的角度来分类，则伊凡斯(Evans)分类具有明显的实用性，现结合临床使用情况分述如下：

(1)第一大类，指骨折线从股骨大粗隆的外上方斜向内下方者(小粗隆)，即统称之股骨粗隆间骨折。该类又分为以下四型：

1)Ⅰ型：系通过大小粗隆之间的裂缝骨折，或骨折间移位不超过3mm者。此型不仅稳定，且愈合快、预后好。

2)Ⅱ型：指大粗隆上方开口，而小粗隆处无嵌顿，或稍许嵌顿(不超过 5mm)者，伴有轻度髋内翻畸形。此型经牵引后易达到解剖对位，且骨折端稳定，预后亦好。

3)Ⅲ型：于小粗隆部有明显嵌顿，多为近侧断端内侧缘嵌插至远侧端松质骨内。不仅髋内翻畸形明显，牵出后，被嵌顿处残留骨缺损，以致甚易再次髋内翻，甚至持续牵引达 4 个月以上，也仍然无法消除这一缺损。因此，属于不稳定型。此种特点在临床上常不被初学者所注意。

4)Ⅳ型：指粉碎型骨折，与前者同样属于不稳定型骨折，主要问题是，因小粗隆部骨皮质破裂、缺损或嵌入等而易继发髓内翻畸形。因此，在治疗上问题较多。

(2)第二大类(Ⅴ型)指骨折线由内上方(小粗隆处)斜向外下方(股骨干上端)，此实际上系粗隆下骨折，易引起变位，其移位方向与周围肌群直接相关，主要是近侧端外展、外旋及前屈，而远侧端短缩及内收，此型多需手术治疗。

3.临床症状

(1)肿胀：因系髋关节囊外骨折，局部出血多，肿胀程度较股骨颈骨骨折者明显，且皮下可触及血肿或有皮下淤血可见。

(2)痛及压痛：局部疼痛多较剧烈，尤以不稳定型者为著。压痛点位于大粗隆外侧，且伴有传导叩痛(轻轻叩击足跟，切勿用力，已确诊者则不需要此项检查)。

(3)畸形：主要表现为肢体短缩及外旋畸形，检查时应与健侧对比，易于发现。

(4)活动受限：均较明显，甚至稍许移动肢体即可引起剧痛；因此不宜过多检查。

4.诊断分析

(1)外伤史：一般均较明确。

(2)临床表现：主要为患髋局部肿胀、疼痛、压痛、传导叩痛及肢体活动受限。

(3)影像学检查：根据常规的 X 线平片所显示的阳性结果进行诊断，并按照骨折线走行及骨折移位特点进行分型。

5.治疗要领

(1)稳定型骨折：指第一大类中的Ⅰ及Ⅱ型者，以牵引疗法为简便、安全而有效。对需早期下床活动者，亦可行手术内固定术。

(2)不稳定型：指第一大类的Ⅲ和Ⅳ型，一般先行骨牵引复位，3～5d 后可酌情行 Ender钉、鹅颈钉、Richard 钉及Ⅴ型钉强斜度固定等手术疗法。对不适合手术的病例亦可选择持续骨牵引等传统非手术疗法。

(3)粗隆下骨折：除全身情况不适宜手术者外，原则上均应行开放复位及髓内钉固定。

三、股骨干骨折

股骨为人体长管骨中最长、最大和强度最高的骨骼，股骨干骨折，系指小粗隆下方以下至股骨髁上部以上骨干段的骨折，发生率略低于前二种损伤，但亦占全身骨折的 3%左右。好发于 20～40 岁年龄组。其次为 10 岁以下者。

股骨干骨折的治疗不应成为难题，但如不按骨折治疗的原则处理，不正确地使用小夹板等，将无法使骨折断端获得确实固定的治疗，必然使畸形愈合率及骨不愈合率明显上升。

(一)致伤机制及骨折移位情况

1.致伤暴力

(1)直接暴力：包括车辆直接撞击、机器挤压、重物击伤及火器伤等。

(2)传导暴力：多系高处跌下、运动伤及产伤等所产生的杠杆作用及扭曲作用所致。

2.骨折端移位情况

视暴力方向及骨折部位等不同而异。单纯以部位而言，其骨折后的移位主要取决于受制局部的肌肉附着点及其拉力方向等，一般情况下骨折端移位的规律如下所述：

(1)股骨干上 1/3 骨折：近端受髂腰肌作用前屈，受臀中肌作用外展及外旋。远侧端受内收肌作用内收，受纵向肌肉作用而短缩，并受重力作用而向后移。

(2)股骨干中 1/3 骨折：其移位主要取决于纵向肌群的收缩及骨折端的重力作用，而呈现短缩及向后移位，同时，又受内收肌作用而向外成角。但在此段骨折更为重要的因素常常取决于暴力的方向。

(3)股骨干下 1/3 骨折：除纵向短缩移位外，主要因腓肠肌的作用而使骨折远侧端向后移位，并易伤及腘后部的血管及神经。

(二)临床症状

其临床表现包括全身及局部表现。

1.全身表现

股骨干骨折之失血量较多，一般均在 300～500mL 以上，其中伤情严重者，尤其是开放性、粉碎性骨折，可因失血量超过 500mL 以上而易伴有休克征，必须于来诊时即应明确，以便治疗。

2.局部表现

除具有骨折共性症状，包括疼痛、肿胀、畸形，异常活动，以及功能受限及传导痛等外，还必须注意如下：

(1)除外髋部骨折脱位：此种伴发情况在临床上可遇到，应注意检查及早诊治，以防延误。

(2)有无神经及血管伴发伤：应常规检查足背动脉有无搏动，足趾可否活动，有无异常感觉，并与健侧对比。

(3)检查时注意：手法应轻柔，切勿为获取骨摩擦音而任意检查，此不仅增加患者痛苦，更易引起或加重休克。

(三)诊断分析

股骨干骨折的诊断一般均无困难，但应注意全身情况及相邻部位有无其他损伤，例如髋脱位、股骨颈骨折等，以防漏诊。股骨干骨折的诊断主要依据如下所述：

1.外伤史

除非病理性骨折，一般均较明确，且多属较严重的损伤。

2.临床表现

如前所述，以全身病情较重及明显肢体症状为主。

3.影像学检查

常规 X 线平片即可明确诊断及显示骨折的特点及移位情况，并注意其属于稳定型还是不稳定型，前者指横形、嵌入型及不全性骨折者。

（四）治疗要领

股骨干骨折的治疗方法选择首先取决患者的年龄，其次是骨折的类型及其特点，以及患者的具体情况等。

1.新生儿

指产伤所致者，可将患肢呈前屈状用绷带固定至腹部。2～4周岁以下小儿多选用 Bryant 悬吊牵引。但超过4周岁者切勿选用，以防引起缺血性骨坏死，此种严重后果偶可发现。

2.5～12岁的患者

一般先行骨牵引，10～15d 后更换髋人字石膏固定，并注意避免和纠正成角畸形。

3.13～18岁的患者

方法与要求和前者相似，惟牵引时间较长，并注意避免远部感染。

4.成年患者

可供选择的治疗方法较多，包括：开放或闭合复位+ Knntscher 钉内固定，骨牵引+闭合/开放锁式髓内钉内固定术，骨牵引+髋人字石膏固定，骨牵引+小夹板固定，骨外固定框架，开放复位+加压钢板固定，开放复位+ V 形髓内钉固定，闭合复位+ -Ender 钉，石膏支架疗法等。

四、髌骨骨折

髌骨系人体最大的籽骨，主要有以下三个功能：一是对髌骨后方组织，主要是股骨髁及膝关节之韧带等起保护作用；二是对股四头肌及其下方的髌韧带起滑车作用，以增强肌力；三是保持膝关节的稳定，使伸膝装置沿着一定轨迹活动。因此，当髌骨骨折时，应尽可能地保留其完整性。

髌骨骨折的发生率介于1%～2%，其好发时间与天寒（因结冰滑倒）、带皮水果上市（西瓜皮、香蕉皮等均易使人滑倒）等有关，尤多见于来去匆匆的股四头肌力较强的青壮年者。

1.发生机制及分型

视骨折的发生机制不同，其所引起的类型亦各异。

（1）肌肉拉力－横形骨折：即当平地或高处跌下时，由于股四头肌防御性突然收缩，即可引起髌骨中部横形骨折，并出现纵向分离移位。此在临床上最为多见，约占60%。

（2）直接撞击－粉碎骨折：跌倒时膝部直接着地或重物撞击及急刹车时等均可引起星芒状粉碎样骨折，以致为复位造成困难。此种类型在临床上约占20%～25%。

（3）肌肉拉力+直接暴力－上方横形骨折、下方粉碎骨折：一般先因肌肉拉力引起骨折，当患者跪地跌倒着地时，使远端又遭受直接暴力而出现此种类型，约占10%。

（4）肌肉收缩－髌骨下极撕脱性骨折：此种临床上少见的髌骨下极撕脱性骨折主要是因暴力集中于髌骨下极之故，约占3%～5%，对关节面多无影响。

（5）股四头肌收缩时内外侧不平衡－纵形骨折：即收缩力较强的一侧通过髌韧带的扩张部将暴力集中到髌骨的侧方，尤其是伴有屈曲动作时，易引起外侧纵形骨折，一般多无明显移位。

2. 临床表现

(1)骨折局部一般症状：伤后膝部立即出现疼痛、肿胀(逐渐加剧)及压痛，此外，于早期当局部肿胀较轻时可触及骨折裂隙。

(2)屈膝受限：伤后早期即出现膝关节伸屈功能受限，尤以屈膝时因剧痛而更为明显。

(3)其他：尚应注意髌骨前皮肤有无损伤，以判定暴力的作用点。并注意膝关节本身有无更为严重的损伤，包括膝关节脱位及关节内紊乱等。

3. 诊断分析

(1)外伤史：多为踩到地上滑物，如香蕉皮、西瓜皮及地瓜皮等突然跌倒致伤。

(2)临床表现：主要为膝关节肿胀、疼痛、膝前压痛及膝关节活动障碍等表现。

(3)影像学检查：于常规 X 线片检查时，可显示横形、纵形或星状骨折线，必要时摄髌骨轴位，有助于对裂缝骨折的诊断。

主要与副髌骨相鉴别，后者为双侧对称，检查时无触痛及压痛，且副髌骨位于髌骨的外上角处。

4. 治疗要领

包括手术及非手术疗法两大类，除无移位或年迈不适于手术者外，一般多需开放复位及内固定术，或髌骨切除+髌韧带修复术。

(1)非手术疗法：主要包括单纯护膝固定，伸直位石膏固定及抱膝器固定等，适用于无移位裂缝骨折、不完全性骨折、复位后对位满意及年迈体弱不适宜手术治疗的病例。

(2)手术疗法：①髌骨骨折缝合或内固定术，包括：a.张力带内固定术：AO 所倡导的技术之一，适用于横形及非严重粉碎性的髌骨骨折。b.记忆合金聚髌器内固定术：适用于各型需手术治疗的髌骨骨折。c.髌骨环状缝合术：为传统术式，适用于髌骨横形骨折及粉碎性但可整复的骨折；如果髌、股关节面对合欠佳时，则于后期可继发创伤性关节炎；②髌骨下极切除术：适用于少见的髌骨下极骨折；③髌骨切除术：主要用于严重的粉碎性骨折，近年来由于内固定技术的发展，已逐渐少用。

第二节 胫腓骨骨折

一、胫腓骨上端骨折

胫腓骨上端骨折在小腿骨折中的发生率虽不高，但对膝关节的功能影响较大，因而，所引起的问题往往多于其他部位。主要包括髁间嵴骨折、胫骨平台骨折及腓骨头骨折。

(一)胫骨髁间嵴(撕脱)骨折

胫骨髁间嵴撕脱性骨折系指胫骨髁间嵴膝十字韧带附着点骨质被撕裂所引起者，因其表面为软骨，撕脱骨质的实际大小较 X 线平片所显示的体积明显为大。

1. 致伤机制

其致伤机制与十字韧带损伤基本类同，主要是过度外翻及外旋暴力或膝关节屈曲位时来自膝前方的猛烈暴力作用于股骨上端所致。

2.分型

一般将其分为如下三型：

Ⅰ型 于 X 线侧位片上有骨折线可见，前方骨片较小，且略向上方突起。

Ⅱ型 髁间嵴骨折片明显可见，且于前方 1/3～中 1/3 段向上移位。

Ⅲ型 指骨折片完全被撕脱，可在关节内呈游离状，或旋转移位。

3.临床表现

由于胫骨髁间嵴位于膝关节内，因此属于关节内骨折，临床上以关节部症状为主。

(1)一般症状：外伤后膝关节疼痛，屈伸功能受限。

(2)关节肿胀：伤后即可出现，膝关节呈现弥漫性肿胀，其程度与伤情呈正比。

(3)特殊试验：主要显示浮髌试验及抽屉试验阳性。

(4)影像学检查：常规 X 线片可显示被撕脱髁间嵴及骨折片移位程度；CT 及 MRI 亦有助于诊断。

4.诊断分析

(1)外伤史：与十字韧带损伤相似之外伤机制。

(2)临床表现：主要表现为急性膝关节创伤性关节炎极不稳定，可按此进行检查。

(3)X 线平片：大多可明确诊断及分型。

(4)CT 扫描或断层摄片：对 X 线片显示不清或陈旧性病例，可酌情选用。

5.治疗要领

(1)Ⅰ型及Ⅱ型者：以闭合复位为主，膝关节伸直位下肢石膏管型固定，制动期间加强股四头肌功能锻炼。

(2)Ⅲ型者：酌情先施以手法复位，失败者可行开放复位，并用细钢丝或钛丝+界面固定。术后辅以下肢石膏托固定。

(3)陈旧性者：按膝关节不稳定处理。

(二)胫骨髁部(平台)骨折

随着人均寿命的延长，胫骨上端髁部骨折的发生率日渐增多，除老年及女性更年期患者多见外，青壮年者亦非少见。此种损伤约占全身骨折的 0.5%。外髁多于内髁。此处骨折常波及膝关节，且直接影响下肢的负重力线及膝关节的咬合，因而在临床上所带来的问题较多，加之漏诊率较高等客观情况，必须引起临床医师们的重视。

1.致伤机制

主要有如下三种方式：

(1)直接暴力：由于外力直接作用于髁部，以汽车前方的保险杠或自行车前轮等直接撞击者较多，或被其他致伤物直接致伤。

(2)传导暴力：多系自高处跌下或滑下时所产生的垂直压缩力所且易引起双侧髁部骨折。如骨折外形似倒 T 形者，则称之为 T 型骨折，或引起似倒 Y 形的，称之为 Y 型骨折。

(3)扭曲暴力：多因突然的内旋或外旋所致，且常伴有内翻或外翻，以致易同时出现关节内韧带损伤。此种情况多见于各种剧烈运动的比赛或训练中，因此以青壮年患者多见。

2.分型

各家意见不一，国际上多采取 Robert 的 3 度分型及 Hohl 的 5 度分型等。国内此种损伤的好发年龄多系老年，其骨折情况不像国外足球场上者多。在分类上应有所侧重。

Ⅰ型 指单纯的、无移位的内髁或外髁骨折者，一般以非手术疗法为主，预后佳。

Ⅱ型 指一侧的平台塌陷，并多伴有关节面断裂，因同侧的韧带松弛而使关节间隙增宽。此型多需手术将凹陷之关节面撬起，再于其下方植骨，并附加内固定术。预后一般亦好，但此型易因漏诊而带来不良后果。

Ⅲ型 指波及双侧髁部的骨折，且常累及关节内韧带、半月板或腓骨头，不仅在治疗上难度较大，且预后存在问题较多。

此外，AO将其分为六型，亦有其优点，主要便于内固定的选择。此六型包括如下：

(1) Ⅰ型－单纯外侧平台劈裂骨折：典型的楔形非粉碎性骨片被劈裂，向外向下移位。这种骨折常见于没有骨质疏松的较年轻患者。如果有移位，可用2枚横向的松质骨螺丝钉固定。

(2) Ⅱ型－外侧平台劈裂、塌陷骨折：平台外侧楔形劈裂骨折并伴有关节面塌陷，塌陷骨片进入关节线平面以下。这类骨折常见于老年人，如塌陷大于7～8mm或有不稳定，大多数需要做切开复位，抬高塌陷的平台，在下方进行骨移植，骨折用松质骨螺丝钉固定，外侧皮质用支持接骨板固定。

(3) Ⅲ型－单纯中央塌陷骨折：此型为单纯中央塌陷骨折，其关节面被冲击进入平台，外侧皮质骨仍保持完整，常见于遭受垂直暴力者。如果塌陷严重或在应力下显示不稳，关节骨片应抬高，并作骨移植术，然后用外侧皮质支持接骨板作支撑。

(4) Ⅳ型－内侧平台骨折：这类骨折可以是单纯楔形劈裂，也可为粉碎或塌陷骨折。胫骨棘通常也受到影响，骨折有成角内翻倾向，须作切开复位并用内侧支持接骨板和松质骨螺丝钉固定。

(5) Ⅴ型－双髁骨折：两侧胫骨平台劈裂，其特征是胫骨骺端和骨干仍保持连续性。两髁部可用支持接骨板和松质骨螺丝钉固定。

(6) Ⅵ型－伴有干骺端和骨干分离的平台骨折：胫骨髁部的第Ⅵ型骨折是指胫骨近端楔形或斜形骨折，并伴有一侧或两侧胫骨髁部和关节面骨折，干骺部和骨干分离标志着这是一种不稳定骨折，可采用牵引治疗。如果有双髁骨折，任何一侧均可作支持接骨板和松质骨螺丝钉固定。

3. 临床症状

与前者基本相似，关节受累程度较轻，尤其是骨折线未涉及关节面者。

(1) 关节症状：外伤后膝关节明显肿胀、软组织瘀血、疼痛及活动障碍，浮髌试验大多阳性。

(2) 骨的局部症状：于骨折局部压痛明显，且有时可触及移位的骨折线。

(3) 畸形：骨折移位明显者，于膝部下方可有成角畸形，以致呈现膝内翻或膝外翻。

4. 诊断分析

一般均无困难，关键是对本病的认识，尤其是年轻医师对X线平片经验不足时，易忽视X线平片上已存在的骨折线或平台被压缩征，应注意。

伴有韧带损伤者仔细检查，必要时术中同时予以探查判定。其伴发率占5%左右(收治运动伤多的医院亦可高达10%以上)。并注意有无腘动脉、腓总神经等伴发伤。对判定不清者，亦可行 CT 扫描。个别疑伴有韧带损伤者，也可酌情选用 MRI 检查。

5.治疗要领

Ⅰ型　无移位者直接用下肢功能位石膏或石膏托固定；轻度移位者，可马上行手法复位，之后石膏固定。

Ⅱ型　原则上行开放复位，将塌陷平台撬起复位，再取髂骨植入骨缺损处。对骨块不稳定者，可辅加内固定，一般多选用骨栓。术后辅以下肢石膏托。

Ⅲ型　治疗上较为复杂，视下述情况不同酌情处理。

(1)粉碎性：因手术难以复位，更难以固定，因此对无把握获得良好内固定者，可行跟骨持续牵引，并在勃郎架上做膝关节功能活动，以利用股骨下端形态促使胫骨平台尽可能地恢复原位。

(2)倒 T 型及倒 Y 型者：如骨块较大，应及早手术切开复位，而后以骨栓或骨栓+钢板，或 L 型钢板等给予固定。

(3)有伴发损伤者：对血管神经伤应及早手术探查，并针对伤情进行相应处理；腓骨头骨折予以复位，复位困难者则切除之；伴有十字韧带及侧副韧带损伤者应及早修复。骨折复位及内固定选择等可酌情处理。

(三)腓骨头骨折

1.病因及创伤机制

与胫骨平台骨折伴发，但亦有直接受来自侧方的暴力作用所致。腓总神经伴发伤的发生率较高。

2.临床表现和诊断分析

(1)骨折局部症状：主要表现为膝关节外侧疼痛、压痛、肿胀及皮下瘀血。

(2)功能障碍：主要呈现膝关节活动受限，但其程度较前二者为轻。

(3)伴发伤：以腓总神经伴发损伤多见，并有相应的神经症状，如足下垂、支配区皮肤感觉障碍等。

依据外伤史、主诉及临床检查等多可诊断，阳性 X 线片所见更有利于诊断。

3.治疗要领

主要着眼于腓总神经损伤，并酌情行腓总神经探查术。粉碎性骨折或骨折线愈合后所形成的骨痂均有可能刺激或压迫腓总神经，此时可将腓骨头部分切除或全部切除。并将残端与胫骨相融合，以防影响下胫腓关节的稳定性。

二、胫腓骨骨干骨折

小腿胫腓骨由于其解剖部位特殊，不仅是长管状骨中最常发生骨折的部位，且在胫骨干前方仅有皮肤覆盖，以致开放性骨折多，并易继发各种并发症而为大家所重视。其发生率约占全身骨折的 13.7%，并以胫腓骨双骨折最多，胫骨骨折次之，单纯腓骨骨折最少。胫腓骨由于部位的关系，遭受直接暴力打击、压轧的机会较大，所以在开放性骨折多见的同时，皮肤缺损亦较多见，从而增加了其治疗的复杂性及治疗周期。下面分胫腓骨骨干骨折及其合并症两方面加以阐述。

(一)胫腓骨骨干骨折

1.致伤机制

(1)直接暴力：指外力直接撞击所致，多见于交通事故、工矿事故、地震及战伤情况下。一般多属开放性及粉碎性骨折，暴力多来自小腿的前外侧。骨折线呈横断形、短斜形或粉碎性。两骨折线多在同一平面，骨折端多有重叠、成角、旋转移位。因胫骨位于皮下，如果暴力较大，可造成大面积皮肤剥脱，肌肉、骨折端裸露。如骨折发生在胫骨中下 1/3 处，由于骨的滋养血管损伤，血运较差，加上覆盖少，以致感染率较高。

(2)间接暴力：主要为扭曲暴力，多见于生活及运动伤，骨折多为螺旋形或斜形，以闭合性为常见。如从高处坠落、强力旋转扭伤或滑倒等所致的骨折，骨折线多呈长斜形或螺旋形。骨折移位，取决于外力作用的大小、方向，肌肉收缩和伤肢远端的重量等因素。

2.分型

当前分型较多，包括 AO 学会的分型等，各有其优点，但从全面情况来看，建议依据骨折后局部是否稳定而分为以下两型，不仅易于掌握，且有利于治疗方法的选择：

(1)稳定型：包括不伴有胫腓关节脱位的胫骨单骨折或腓骨单骨折；胫腓骨双骨折，其中至少肢骨为横形或微斜形者；胫骨或腓骨横形或单骨折伴有胫腓关节脱位者；以及 16 岁以下的幼、少年骨折，甚至胫腓骨双骨折，其骨折线呈斜形，螺旋形及粉碎性者，或伴有胫腓关节脱位的胫骨非横形骨折。

(2)不稳定型：指胫腓骨双骨折，其骨折线呈斜形，螺旋形及粉碎性者，或伴有胫腓关节脱位的胫骨非横形骨折。

此外尚有依据有无创口分为开放性与闭合性；依据有无神经血管伤分为单纯型及复合型；以及按照骨折损伤程度分为轻度、中度和重度等，临床上均可酌情并用。Mnller 的分类为 AO 器材的选择与使用提供了依据，但目前大家对接骨钢板的应用都持较为慎重的态度。

3.临床表现

(1)症状：胫腓骨骨折多为外伤所致，如撞伤、压伤、扭伤或高处坠落伤等。伤肢疼痛并出现肿胀、畸形等。胫骨的位置表浅，局部症状明显，在重视骨折本身症状的同时，还要重视软组织的损伤程度。胫腓骨骨折引起的局部和全身并发症较多，所产生的后果也往往比骨折本身更严重。要注意有无重要血管神经的损伤，当胫骨上端骨折时，尤其要注意有无胫前动脉、胫后动脉以及腓总神经的损伤。还要注意小腿软组织的肿胀程度，有无剧烈疼痛等小腿筋膜间隙综合征的表现。

(2)体征：应注意观察肢体的外形、长度二周径及整个小腿软组织的张力；小腿皮肤的皮温、颜色；足背动脉的搏动；足趾的活动、有无疼痛等。此外，还要注意有无足下垂等。正常情况下，足拇指内缘、内踝和髌骨内缘应在同一直线上，胫腓骨折如发生移位，则此正常关系丧失。

对小儿骨折，由于胫骨骨膜较厚，骨折后常仍能站立，卧位时膝关节也能活动，局部可能肿胀不明显，即临床体征不明显。如小腿局部有明显压痛时，需要拍摄 X 线片，注意不能漏诊。

(3)特殊检查：疑及血管损伤时，可作下肢血管造影，以明确诊断。有条件的医院可做数字减影血管造影或超声血管诊断仪检查。当小腿外伤性血管断裂或栓塞，用超声血管诊断仪进行检测时，可出现示波器上无动脉搏动曲线出现，呈现一直线，笔描器上也呈现一直线，在流道型多普勒成像法中也不显像。超声血管诊断仪是一种无创伤性检查，临床正在逐步普及应用。

4.诊断分析

胫腓骨骨折的诊断多无困难，但必须注意判定有无神经血管伴发伤，是否伴有肌间隔症候群，以及创口的详细情况和污染程度的估计等，均应全面加以考虑，其并发症远较小腿骨折严重得多。此种损伤在诊断上主要依据如下所述：

(1)外伤史：应全面加以了解，以判定有无合并伤，尤其应及早注意发现有无头颅胸腹伤。

(2)临床表现：主要依据患者之全身与局部症状，体征与前述之各项特殊检查。疑及腓总神经损伤时，应作肌电图检查。

(3)影像学检查：小腿骨折要常规作小腿正、侧位 X 线摄片，如发现在胫骨下 1/3 有长斜形或螺旋形骨折或腔骨骨折有明显移位时，一定要注意腓骨上端有无骨折，为此需要加拍全长的胫腓骨 X 线片，否则容易漏诊。一般不需要 CT 及 MRI 检查，除非疑及软组织损伤时。

5.治疗要领

小腿骨折的治疗目的主要是恢复其承重功能，因此，除了要恢复小腿的长度外，骨折断端间的成角与旋转移位应予以完全纠正，以免影响日后膝、踝关节的负重功能和发生创伤性关节炎。成年病例应注意使患肢缩短不多于1cm，成角畸形角度不超过15°，两骨折端对位至少应在 2/3 以上。治疗方法应根据骨折类型等不同而采取相应措施。

(1)稳定型：多以石膏固定等保守治疗。但在固定期间应注意石膏松动后即应及时更换，并防止容易发生的成角畸形及生理曲度消失，遇此情况可采取 V 形切开矫正。

(2)不稳定型：可选用骨牵引复位及石膏制动等非手术疗法或切开复位内固定术。术式选择主要有髓内钉固定，包括 Ender 钉、V 形钉、矩形钉及交锁髓内钉等均可选用。视骨折块具体形态及对位情况不同，尚可酌情选用长螺丝钉及骨搭钉等。加压钢板曾风行一时，但其所暴露出来的问题已使大家兴趣锐减，以不用、少用为好。

三、胫腓骨远端(踝部)骨折

(一)踝部骨折的致伤机制、分型、临床表现及诊治

1.损伤机制及分型

对踝部骨折分型各家意见不一，目前较为常用的系 Lauge-Hansen 所提出的、经过实验证实的临床分类法，并同时表明了其致伤机制。现将 Lauge-Hansen 的分类及分度介绍如下：

(1)旋前外展型：又称之为 P-A 型，发生机制为当足部处于旋前位时遭受外展暴力所致，此时，三角韧带首当其冲。分为如下 3 度：

Ⅰ度 引起内踝骨折或内侧三角韧带撕裂伤。

Ⅱ度 在前者基础上，因外力持续作用而引起下胫腓前韧带(或下胫腓其他韧带)损伤，或后踝撕脱骨折。

Ⅲ度 在Ⅱ度基础上再加上外踝短斜形骨折，此系外力持续作用所致。

(2)旋后内收型：又称为 S-A 型。此型的损伤机制主要为足部在旋后位时突然遭受内收的暴力所致，踝关节外侧韧带常首先损伤，一般分为如下 2 度：

Ⅰ度　外踝骨折(少见)，或外侧副韧带断裂(多见)。

Ⅱ度　前者损伤+内踝骨折。

(3)旋前外旋型：又称 P-E-R 型，系足部处于旋前位再加外旋暴力所致，该体位三角韧带首先被拉紧；一般分为如下 4 度：

Ⅰ度　内踝骨折或三角韧带撕裂。

Ⅱ度　内踝骨折+下胫腓韧带及骨间韧带断裂。

Ⅲ度　Ⅱ度+骨间膜撕裂和腓骨下方螺旋形骨折(外踝上方 8～12cm 处)。

Ⅳ度　Ⅲ度+后踝撕脱骨折。

(4)旋后外旋型：简称 S-E-R 型，系足处于旋后位受外旋暴力所致，临床上多见，此种损伤，由于距骨外旋、胫骨内旋，因而开始时三角韧带松弛，当距骨因外旋受力使腓骨向外向后推挤时，胫腓下联合韧带及三角韧带紧张。其亦分为如下 4 度：

Ⅰ度　下胫腓前韧带损伤，或胫骨外下方的腓骨切迹前结节撕裂。

Ⅱ度　下胫腓前韧带损伤+外踝冠状位斜形骨折。

Ⅲ度　Ⅱ度+后踝撕脱性骨折。

Ⅳ度　Ⅲ度+内踝骨折或三角韧带撕裂。

(5)垂直压缩型：由高处落下所引起的踝部压缩性骨折，一般分：单纯垂直压缩型与复合外力压缩型两类。①单纯垂直压缩型：又可分为：a.背伸型：引起胫骨前下缘骨折。b.跖屈型：常引起胫骨后下缘骨折，以及胫骨远端粉碎性骨折，亦可伴有腓骨下端骨折；②垂直压缩型：多与旋转、内收、外展等暴力相结合而在引起压缩骨折之同时，内外踝等处亦伴有不同类型的骨折征。

2.临床表现

(1)各型踝部骨折均有共有症状：①肿胀：大多较为明显，尤其是韧带撕裂广泛及骨折创面较大者；②疼痛：各型损伤均较明显，尤以引起踝关节不稳定类型为著；③活动受限：各种类型均伴有此组症状，由于活动受限而不敢负重行走；④其他症状：主要是关节局部皮肤擦伤、撕裂及皮下血肿等。

(2)局部特殊症状：除前述共有症状外，视损伤类型不同可出现形态与方向各异的足踝部畸形及被迫体位，并与致伤时方向相一致。

3.诊断分析

一般诊断多无困难，主要依据如下所述：

(1)外伤史：踝部骨折均有明确的外伤史。

(2)临床体征：主要表现为踝部肿胀、疼痛、活动受限及畸形等。

(3)影像学检查：主要是常规的 X 线检查辅助诊断。主要是依据骨折线走向及损伤特点等区分属于哪一类型，当然，除可从临床检查及 X 线片所见加以推断外，对受伤机制必须详细了解，以求获得正确判定，因不同类型与治疗关系密切。踝关节损伤的 X 线片包括正、侧位及踝穴位、斜位、应力摄片等。个别病例可选用 MRI 进行诊断与鉴别诊断。

4.治疗要领

根据骨折的移位、类型及具体情况等不同，在治疗方法上亦应加以区别对待。

(1)无移位骨折：可用小腿石膏或小腿石膏托固定。

(2)可还纳踝部骨折：可在麻醉下，通过手法操作行复位，小腿石膏固定等。

(3)难以复位骨折：应行开放复位+内固定术。

(4)粉碎性或压缩性骨折：无论是手法复位或开放复位多难以获得理想对位，对此类病例最好施行跟骨牵引疗法，并在牵引下逐渐进行关节功能活动，以期利用周围软组织的张应力达到复位目的。

(二)胫骨远端骨骺分离

发生于踝部的骨骺分离在临床上较为多见，尤好发于 10～12 岁儿童。

1.致伤机制

与踝部骨折基本相似，包括内翻型、外翻型、外翻外旋型及压缩型等，但在临床上以复合暴力为多见。

2.临床表现

亦与踝部骨折相类似，临床上以内翻损伤为主的向内移位及跖屈状态下的后方移位为多见，可伴有腓骨下端骨折或骨骺分离。其移位程度及方向主要取决于外力方向及损伤机制。

3.诊断分析

主要依据如下所述：

(1)外伤史：患者多有明确的外伤史，但有时因患儿年龄较小而常对外伤史叙述不清，须注意询问。

(2)临床表现：主要依据患儿踝部肿胀、疼痛、环状压痛、叩击跟骨引起的纵向叩痛及活动明显受限而诊断。

(3)影像学检查：普通 X 线片可显示骨骺损伤的部位及其各种类型，可明确诊断。压缩型损伤者及移位较轻者，X 线片上常难以明确诊断，此时应注意平片上的软组织肿胀征象及双侧对比摄片。

4.治疗要领

以非手术疗法为主，牵引下手法复位，而后以小腿石膏固定。手法复位失败者可行开放复位。

第三节　足部损伤

随着高层建筑的增多，足部骨折的发生率逐年增高，并与手部相似，占全身骨折的 10% 左右，其中以距骨、趾骨及跟骨为多见，三者相加达足部骨折的 90% 以上。足部的重要性在于它为人体站立及行走提供必要的接触面在各种复杂的地面情况下，通过足部肌肉及 26 个骨骼之间的协调完成步行、跳跃和跑步等各种动作，以及单足站立和双足站立的平衡与稳定。现将临床上常见的足部损伤由近及远分述与后。

一、距骨骨折脱位

全身诸骨骼中距骨是唯一一块无肌肉起止的骨骼，仅有滑膜、关节囊和韧带相连，因此血供较差，不愈合及无菌性坏死者多见。此种损伤的发生率在足部骨折中约占1%，虽十分少见，但引起的问题较多，属临床上为大家所重视的难题之一。

(一)距骨的解剖特点

距骨分为头部、颈部及体部。头部与舟骨构成距舟关节，后方为较窄的距骨颈。距骨体位于后方，体积最大，上方以滑车状与胫骨下端构成踝关节，此处为力量传导最为集中的部位，易引起损伤。

距骨表面有60%左右部位为软骨面所覆盖，上关节面边缘部分亦有软骨延续，距骨可在"榫眼"内向前后滑动之同时，亦可向左右倾斜及旋转活动。

距骨体的后方有一突起的后结节，如在发育中未与体部融合，则形成游离的三角形骨块，周边部光滑，常可见于X线平片上，易与撕脱骨折相混淆。

距骨无肌肉附着，但与关节囊及滑膜相连，并有血管伴随进入，如在外伤时发生撕裂，则易因血供中断而引起缺血性坏死。

(二)距骨骨折

距骨骨折在临床上并非少见，且损伤后伤情复杂，后果常难以令人满意，因此应引起注意，及早获得正确处理。

1.距骨骨折的致伤机制及分型

大多系高处坠下时的压缩或挤压暴力所致，尤以足背伸时更易引起。此时以距骨颈部骨折为多发，次为距骨体骨折。足处于中间位时，多导致距骨体骨折，而足跖曲时则距骨后突骨折多见。类似的暴力尚可引起距骨的脱位。距骨骨折一般分为如下五型：

(1)距骨头骨折：多呈粉碎状，较少见。

(2)距骨颈骨折：较多发，视骨折情况不同又可分为：①单纯距骨颈骨折：不伴有脱位征者；②伴距骨体后脱位的距骨颈骨折：此型较复杂，后期问题亦多。

(3)距骨体骨折亦可分为如下三型：①无移位距骨体骨折；②有移位距骨体骨折；③粉碎性距骨体骨折。

(4)距骨后突骨折：易与三角骨块相混淆。

(5)距骨软骨骨折：多为较轻的暴力所致，尤以扭曲情况下受到撞击暴力时易发生。

2.距骨骨折的临床表现

(1)肿胀：一般均有明显的肿胀，但在距骨后突骨折及无移位的骨折者，肿胀则较轻。

(2)疼痛：距骨骨折后疼痛均比较明显。足部被动活动时，距骨处疼痛明显。

(3)压痛及叩痛：踝关节下方压痛及跟骨纵向叩击痛，部位与骨折分型的部位及骨折线的走行相一致，距骨突骨折时，压痛点在踝后部。粉碎性骨折挤压足部两侧可有明显压痛。

(4)功能障碍：足部伸屈、内外翻活动以及负重功能障碍。

3.距骨骨折的诊断分析

一般多无困难，主要依据如下所述：

(1)外伤史：高处坠落及足部扭伤史。

(2)临床表现：主要表现为足踝部肿胀、压痛及足伸屈负重功能障碍。

(3)影像学检查：正位、侧位及斜位 X 线平片可显示骨折线及其骨折的移位程度等，仍显示不清者，可借助于 CT 或 MRI。

4.距骨骨折的治疗要领

应根据骨折的类型及具体情况，酌情采取相应的治疗措施。

(1)无移位骨折：一般选用小腿石膏功能位固定 6～10 周。于固定期间，如局部肿胀消退致石膏松动，可更换石膏。

(2)可复位骨折：原则上是在手法复位后以小腿石膏制动，并按以下不同骨折类型处理：①距骨颈骨折：牵引下将足跖屈，并稍许内翻，再向后推进以使骨折复位，以小腿石膏固定；②伴有距骨体后脱位的距骨颈骨折：徒手牵引下，使足部仰伸及外翻，从而有利于距骨体的还纳。复位后，即逐渐将足跖屈，并在此位置上行小腿或大腿石膏固定；③轻度距骨体压缩性骨折：持续牵引 3～5min，而后以小腿石膏功能位固定。

(3)无法闭合复位骨折：指手法复位失败及粉碎性骨折等多需开放复位，并酌情行内固定术。其术式分为如下：①单纯开放复位术：对因关节囊等软组织嵌夹所致者，可利用长螺丝钉、克氏针等予以固定；②关节融合术：凡估计骨折损伤严重、局部已失去血供、易引起距骨尤其距骨体部无菌性坏死者，应考虑及早融合。

(4)陈旧性距骨骨折的治疗：凡超过 3 周以上者，原则上行开放复位+内固定术，或采取关节融合术。后者适用于移位明显的骨折。

二、跟骨骨折

跟骨骨折在临床上较为多见，约占全身骨折的 1.5%。不仅从事高空作业的青壮年多见，随着人口老龄化，老年者亦非少见，此与骨质疏松有关。跟骨骨折后主要是波及跟距关节，当其咬合变异，并由此而引起负重力线异常，则是构成创伤性距下关节炎的病理解剖学基础。其发生率不仅取决于损伤的程度，且与治疗方法的选择及个体差别等关系甚为密切，因此选择最佳治疗方案，对跟骨骨折患者的康复及并发症的防治具有直接作用。

1.跟骨的解剖特点

跟骨呈不规则长方形，为人体最大的跗骨。前方为跟骰关节面，上方为跟距关节面，后方系跟腱附着的跟骨结节。其内侧面呈中凹状，与一宽厚的突起相连，此即载距突，系跖腱膜和足底小肌肉的起点。于跟骨中偏后有向上隆起的跟骨角(Bohler 角)，大约 38°。其下方骨质较疏松，当骨折时易被压缩、断裂而导致此角角度的减小，甚至为负角；此不仅易引起跟距关节炎，且使跟腱松弛而影响小腿的肌力及步态。

跟骨对足部的整体功能具有重要作用，其不仅承受来自距骨传导的载荷，且因其突向踝关节的后方，从而为小腿三头肌延长力臂，以满足人体向前推进的需要。同时它亦为足弓构成的主要成分，使足部富有弹性，以缓解震荡。因此，当跟骨发生骨折后，应充分恢复其本身的正常位置和距下关节的关系，以免影响上述功能。

2.致伤机制

主要有如下三种方式：

(1)垂直压力：约有 80%的病例系因自高处跌下或滑下所致。视坠落时足部的位置不同，其作用力的方向亦不一致，并显示相异的骨折类型，但基本上以压缩性骨折为主。此外尚依据作用力的强度及持续时间不同，其压缩的程度呈不一致性改变。

(2)直接撞击：为跟骨后结节处骨折，其多系外力直接撞击所致。

(3)肌肉拉力：腓肠肌突然收缩可促使跟腱将骨结节撕脱，如足内翻应力过猛则引起跟骨前结节撕脱，而外翻应力则造成载距突骨折或跟骨结节的纵向骨折，但后者罕见。

3.分型

一般分为如下两型：

(1)关节外型指不波及跟距关节的骨折，包括：①跟骨后结节骨折：又有纵形骨折、横形骨折及撕脱性骨折之分；②跟骨前结节骨折：其骨折线穿过跟骨前结节；③载距突骨折：表现为跟骨的载距突呈断裂状，多伴有移位；④结节前方近跟距关节骨折：实际上此处已波及关节，在处理上应注意。

(2)关节型骨折视其形态及受损程度等又可分为：①舌型(tongue type)骨折：多系垂直暴力所致；②压缩型(depression type)骨折：亦因纵向垂直外力所引起；③残株型(stamp type)骨折：即波及跟距关节的纵(斜)向骨折；④粉碎型(crush type)骨折：多由强烈的压缩暴力所致。

4.临床表现

(1)疼痛：足跟部疼痛剧烈，足被动伸屈时疼痛剧烈。

(2)肿胀及压痛：常有皮下瘀血、肿胀及足跟部压痛。

(3)畸形及活动障碍：足跟部多较正常增宽；骨折严重时，足弓变浅，并可见踝部下移变短畸形。足部内、外翻活动障碍，不能站立负重。

5.诊断分析

(1)外伤史：跟骨骨折者均有明确的高处坠落史。

(2)临床表现：除肿胀及疼痛外，常有足跟部的变短畸形。

(3)影像学检查：X 线平片(包括正、侧位及跟骨轴线位片)一般即可明确诊断，诊断困难者可行 CT 扫描或 MRI 检查，尤其是 CT 扫描在该骨折分型诊断及预后判定上作用较大。

跟骨骨折的诊断一般多无困难，除依据外伤史及临床症状外，主要从 X 线平片(正、侧位及轴线位)加以确诊，并依此进行分型。仅个别病例需 CT 扫描或 MRI 检查。

6.跟骨骨折的治疗要领

(1)不波及关节面的骨折：无移位者以小腿石膏固定 4 周左右。有移位者分为以下两种情况处理：①一般移位者：如跟骨纵形骨折，跟骨结节撕脱及载距突骨折等，均应在麻醉下先行手法复位，而后行小腿石膏固定 4～6 周。因跟腱撕脱所致者，应先行跖屈、屈膝的下肢石膏固定 3 周，而后再换小腿石膏；②难以复位或难以固定者：可采取以下方式：a.手法复位+石膏固定：适用于跟骨后结节骨折、跟骨后方接近跟距关节处骨折及载距突骨折等。b.开放复位+内固定术：对移位明显、手法复位失败者，均可通过开放复位+钢丝，或螺丝钉，或骨搭钉等内固定。术后以小腿石膏保护。

(2)波及关节面的骨折分下面不同情况进行处理：①Bohler 角变小之横形骨折：可在 C 一臂 X 线机透视下以斯氏钉行撬拨复位，然后小腿石膏固定；②跟距关节塌陷的骨折：视患者年龄及全身状态不同而采取相应措施。青壮年者可行开放复位+植骨术。对 60 岁以上或身体条件不宜施术者，可用弹性绷带加压包扎，然后按足弓之形态进行功能锻炼；③粉碎性骨折：亦根据年龄及具体情况面酌情掌握。青壮年者可以跟骨结节牵引，手法复位后以斯氏钉固定，小腿石膏固定。60 岁以上者用跟骨复位器复位后，按塌陷性骨折处理，以关节功能恢复为主。

第九章　骨科常用技术

第一节　半月板损伤的关节镜手术

半月板损伤是非常多见的膝关节损伤，尤其是在膝关节的运动损伤中半月板撕裂占据了相当的比例。随着对半月板功能及损伤与修复机制研究的深入，尤其是关节镜检术在半月板外科领域的发展，以及对传统方法切除半月板出现的膝关节晚期退变等一系列问题的重新审视，使得半月板外科成为膝关节外科中的重要内容。

半月板为位于股骨髁与胫骨平台之间的纤维软骨，附着于胫骨内外髁的边缘，因边缘较厚而中央部较薄，故能加深胫骨髁的凹度，以适应股骨髁的凸度，使膝关节稳定。半月板是膝关节的缓冲装置，位于股骨髁与胫骨平台之间，其内部全为混有大量弹性纤维的致密胶原纤维，比较脆弱。半月板分为内侧半月板和外侧半月板，分别位于膝关节的内、外侧间隙内。内侧较大，前后角间距较远，呈"C"字形，其后半部分与内侧副韧带相连，故后半部固定；外侧者较小，前后角间距较近，呈"O"字形，其活动度比内侧大。外侧半月板常有先天性盘状畸形，称先天性盘状半月板。伸膝时半月板被股骨髁向前推挤，屈膝时半月板则向后移动。半月板具有缓冲震荡和稳定关节的功能。由于半月板属纤维软骨组织，无血液循环，仅靠关节滑液获得营养，故损伤后修复力极差。

一、损伤机制

创伤性的半月板损伤常发生于屈膝位时的扭转动作。屈膝时，如果股骨强力内旋，可迫使内侧半月板向后及髁间窝区域移动。一旦半月板后方的稳定结构无法抵御这种应力，半月板的后部会被推向关节的中央区域并被股骨、胫骨所挟持固定。此时如果突然伸膝，就会发生后角的纵形撕裂。如果纵裂向前方继续延伸，撕裂的部分就会进一步向髁间窝区域移动并嵌顿，无法复位，形成典型的桶柄样撕裂及关节交锁。撕裂程度及位置取决于受伤时半月板后角与股骨－胫骨髁的相对位置。

同样的机制也可见于外侧半月板，但由于外侧半月板活动度大，所以出现桶柄样撕裂的机会比内侧小。外侧半月板曲度大且与外侧副韧带无连接，更易于出现不完全的放射状裂。内侧半月板相对固定，更容易受损。移动度差的半月板(囊性变或是外伤性病变)在轻微外力下即可受损，盘状软骨更易于退变及撕裂，退变半月板的承受能力下降，也易于受损。关节面不吻合、韧带损伤、先天性关节松弛、股四头肌异常都可以导致力学环境的异常，使半月板处于高危状态。

半月板后角的纵裂最为常见，内侧的损伤率是外侧的5～7倍。撕裂可以是完全的或不完全的，多数累及半月板的胫骨面。Andrews、Norwood及Cross统计：内侧半月板各部位的损伤中，后角占78%。后角的小撕裂不会造成交锁，但会导致疼痛、反复肿胀及不稳定感，大的纵裂可以造成交锁。Smillie认为，只有当撕裂部分向中央区明显移位，造成机械性阻挡时才会出现交锁。如果桶柄样撕裂进一步向前延伸，嵌顿的部分就会离开髁间窝区域向前方移位，导致伸膝受限。如果桶柄样撕裂的前或后部断裂，就会出现带蒂的半月板撕裂瓣。

放射状或斜形裂更常见于外侧半月板，通常位于前中结合部，为作用于半月板游离缘，使前后部分离的应力造成。由于外侧半月板接近圆形、曲率半径小，所以比内侧更易于出现此种撕裂。放射状裂还可见于退变的半月板或半月板囊肿。

二、诊断

患者多为青年，男性发病率略高于女性，外侧半月板损伤发生率约为内侧半月板的 2 倍。

(一)临床特点

1. 外伤史

有膝关节扭伤史，多为旋转伤力，常能立即感到关节一侧疼痛和活动障碍，然后出现肿胀，可感觉关节内撕裂声。部分患者无外伤史，可能有退变、职业因素等作为发病的基础。

2. 疼痛

急性损伤后膝关节出现剧痛，伴伸不直，并迅速出现关节肿胀。

3. 弹响与交锁

急性期过后关节肿胀消退，关节功能有恢复，但总感觉关节疼痛，活动时明显，并出现关节弹响；有时在活动时突然出现"咔嗒"一声，关节无法伸直，忍痛挥动几下小腿，再听到"咔嗒"一声，关节又可伸直，此现象称为"关节交锁"。根据半月板损伤程度，交锁可以是偶尔发生，也可以频繁发生，影响日常生活与运动。

4. 体征

主要有关节间隙压痛，压痛点往往提示损伤部位所在；肿胀往往是积液于滑膜腔内所致，量多者可见浮髌试验阳性；慢性者可见股内侧肌萎缩，系关节疼痛致废用性所致。

(二)诊断性试验

1. McMurray 试验

患者仰卧，用力将膝关节屈曲成锐角。检查内侧半月板时，检查者可通过一只手触摸关节后内缘，同时另一只手握住足部。保持膝关节完全屈曲，小腿尽可能外旋，然后慢慢伸直膝关节。当股骨经过半月板撕裂处时，可听到或感到弹响。检查外侧半月板时，手触及关节后外侧缘，小腿尽可能内旋，然后缓慢伸直膝关节，同时听或感觉弹响。McMurray 试验产生的弹响通常是由于半月板后边缘撕裂引起的，常发生于膝完全屈曲至屈膝 90° 间。如膝关节伸展至更大角度时发出弹响，且弹响确切定位于关节线，则提示半月板中部和前部发生撕裂。因此当出现弹响时，膝关节的位置有助于损伤定位。弹响位于关节间隙的 McMurray 试验阳性是半月板撕裂的辅助证据，但 McMurray 试验阴性不能排除撕裂。

2. Apley 研磨试验

患者俯卧位，屈膝 90°，大腿前方抵在检查台上，然后将足和小腿向上牵拉使关节分开，旋转小腿使旋转应力作用于韧带上，当韧带撕裂时，此步试验中常出现疼痛；然后，使膝关节处于同样体位，在关节缓慢屈、伸过程中下压并旋转足和小腿，半月板撕裂时，关节间隙处可出现爆裂声和疼痛。

3. 负重下旋转挤压试验

双膝屈曲约 50° 时，负重下向同侧旋转，诱发疼痛和弹响者为阳性。

(三)影像学检查

1. X 线检查

前后位、侧位、髌骨轴位 X 线片应作为常规检查。普通的 X 线片不能做出半月板撕裂的诊断，但对排除骨软骨性游离体、剥脱性骨软骨炎和其他类似半月板撕裂的关节内紊乱是很重要的。

2. 关节造影

在诊断半月板病变时，关节造影的作用通常与进行关节造影的医生的兴趣和经验直接相关。不用关节造影术就失去了一个极有价值的诊断手段，但对每个损伤的关节均常规进行关节造影同样是错误的。随着 CT 和 MRI 扫描的改进，关节造影检查膝关节已经很少使用。

3. 核磁共振成像(MRI)

对评价膝关节损伤时，MRI 已基本上取代了关节造影。常规的 MRI 膝关节检查包括：自旋回波序列的矢状面、冠状面，以及惯常采用的轴位平面。半月板系由纤维软骨构成，在所有脉冲序列上均表现为低信号结构。MRI 检测半月板撕裂的敏感性及特异性通常可超过 90%。

(四)关节镜检查

可直观地确定损伤部位和病理形态，以及合并的损伤或病变。对膝关节疾病和损伤的诊断和治疗都有明确价值。

三、关节镜下半月板切除术

(一)手术原则

目前，关节镜下对于半月板撕裂的总体治疗原则是尽可能保留半月板组织，在切除之前应考虑缝合固定的可能性；对于半月板切除术而言，切除原则是尽量保守，只切除半月板的病变部分，尽可能多地保留健康半月板组织。半月板切除术的指征是临床上明确诊断的半月板撕裂，不适于行半月板缝合和新鲜化的患者。通常认为半月板损伤位于无血液供应区，无愈合潜能；较大的复合性撕裂，退变性撕裂，瓣状撕裂，大部分放射状撕裂；固定困难和不易愈合者；年龄较大的患者(45~50 岁)均应采用半月板切除术。

根据所切除半月板组织的程度不同，对关节镜下半月板切除术具有不同的描述，半月板完全切除术是指去除全部半月板纤维软骨组织；半月板次全切除术是指去除 50%以上的半月板组织，但是保留其周缘的纤维环；半月板部分切除术是指所切除的半月板组织不足 50%，并且保留纤维环；术中横断半月板纤维环，尽管仍保留部分半月板物质，可称为功能性半月板切除，因为此时半月板已丧失功能。

Metcalf 等对关节镜下半月板切除术曾总结数条原则，目前仍认为具有一定的合理性，内容包括：①切除范围应尽可能地保守；②应保留半月板关节囊附着部，也就是纤维环；③应去除异常活动的半月板碎片；④半月板边缘形状应保持渐进性改变，避免"突然"发生改变，防止术后仍具有机械性症状。因此，在半月板切除术中仍需要遵循 Metcalf 等所提出的原则，关注手术细节，最终才能取得良好的疗效。

(二)常用器械

关节镜下半月板切除术的常用器械包括探针、多种角度的半月板剪、各种半月板刀、不同开口方向或者宽度的半月板咬钳(篮钳)、吸力切钳、电动刨削系统等，射频系统可提供帮助。半月板刀具有多种形态，但是由于不易操纵，容易损伤关节软骨和其他结构，近年来使用已趋于减少。而篮钳操作方便快捷，可采用"蚕食"的方法，逐步切除半月板，因此逐渐普遍应用；其缺点是在操作过程中，所切除的碎片可阻挡视野，需要反复放入刨刀清除。因此，部分术者偏好使用吸力切钳，附带有吸引器，切除的碎片可及时被吸走，可避免反复进出关节腔。射频系统可以进入较窄的关节间隙内，操作方便，处理后所形成的半月板表面比手动器械和刨刀更加平滑，因此越来越受到手术医师的欢迎。

(三)手术技术

手术采用常规入路，但是可以做适当的调整，以方便操作为原则。建立第二个入口时使用腰穿针穿刺，可试探半月板损伤的部位，观察器械是否容易到达。对于内侧半月板后角撕裂，由于内侧股骨踝较大，内侧胫骨平台的弧度较深，因此设置内侧入路要偏低，使器械容易处理病变，而设置外侧入路要偏高，使关节镜的观察更加全面。在术中需要随时交换关节镜和器械入路，从不同的角度观察半月板损伤部位，利用器械处理病变部位。

术中需要反复使用探针探查，并结合术前诊断的撕裂部位，全面检查和重点检查相结合，避免遗漏病变。半月板后角的病变容易遗漏，并且手术困难，需要特别关注。对于关节较为紧张的患者，内侧半月板后角的关节镜下全面检查和处理尤为困难，其实关键在于暴露。对于内侧半月板损伤，建议在手术台外侧添加挡板，置于股骨近端，气囊止血带处。在手术时施加外翻应力，可提供支点，帮助开放和暴露内侧关节间隙的后部。对于外侧半月板撕裂，将膝关节处于"4"字位，足部置于对侧小腿上，膝部向下加压，可开放外侧关节间隙。

关节镜下半月板切除术的目标：①去除不稳定的撕裂瓣；②切除缘修整成圆弧状；③尽可能保留半月板环的完整和宽度，对于保留功能具有重要意义；④防止损伤周围软骨。为了达到上述目标，在切除过程中，需要反复使用探针探查，检查切除范围和残留半月板的稳定性，防止残留病变。根据文献报道，未能发现和处理其他部位的撕裂是手术失败的重要原因。同时避免切除过多的健康半月板组织，在切除时正常半月板组织具有坚韧感，注意识别。可逐步去除半月板组织，随时用探针探查，确保保留稳定的半月板组织。按照生物力学的观点，半月板边缘纤维环具有重要的生物力学功能，因此留下连续的纤维环边缘非常重要。

最后，需要用刨刀将半月板的游离缘修整成类似于正常半月板的坡状，同时使半月板切除部位同正常部分之间具有平滑的移行面，避免术后残留机械症状。近年来，新引入的射频等离子设备有助于处理半月板，根据不同的设置可切割半月板，也可修整半月板的表面，效果优于手动设备和刨削系统。

(四)特殊类型的半月板切除术

尽管几乎所有的半月板损伤都可以使用篮钳或者刨刀采用"蚕食"的方法逐步进行切除，但是对于特殊撕裂类型，采用专门的切除技术按照顺序可安全有效地切除半月板的撕裂部分，从而可缩短手术时间，避免器械反复进出关节腔引起软骨损伤和无意中损伤正常部分。

1. 桶柄状撕裂

桶柄状撕裂是一种延长的纵向撕裂，大型的桶柄状撕裂瓣可发生移位，移位于股骨踝和胫骨平台之间，甚至挤夹于踝间窝内。首先用探针探查撕裂部分，通过使用探针按压和施加内外翻应力，可使撕裂瓣复位，然后继续探查撕裂的前后方附着部。除非是小型撕裂，先用半月板剪或者窄口篮钳切断撕裂瓣的后角附着部，然后用半月板剪或者篮钳完全切断撕裂瓣的前角附着部，最好保持少量组织相连。从对侧入路内放入抓物钳或者髓核钳，在关节镜监视下抓住半月板撕裂瓣，扭转后使其从附着部撕断，将撕裂瓣整块取出，必要时可扩大入路。部分病史较长的病例，半月板撕裂瓣无法实现复位，使用上述方法时，后角切除部分往往不够充分，进一步修整困难。此时建议先基本离断前角附着部，从对侧入口内放入血管钳夹住撕裂瓣的前部，向前方牵拉，然后略微扩大对侧入口，同时放入半月板剪，或者建立第3入路来完成后方切割，最后修整切除部位，将残余的边缘修整成圆弧状。再次探查半月板的残余组织，确认完整切除。

2. 放射状（横向）撕裂

对于位于半月板后角的小型放射状撕裂，使用手动器械比较容易，在直视下将半月板撕裂部分切除，并修整成圆弧状。但是，对于位于前角和体部交界处的放射状撕裂，需采用专门的切除技术，确保形成平滑的弧形边缘，避免发生应力集中效应。使用带角度的半月板剪弧形切除前角的撕裂部分，直达撕裂的顶端，保持部分相连。放入抓物钳，在直视下扭断取出前角碎片，然后用篮钳逐步切除撕裂的后方部分。探查残留的半月板组织，确定残留组织稳定。

3. 瓣状撕裂

瓣状撕裂切除技术较为容易，但是仍然需要关注细节。首先使用探针探查，发现并确认撕裂瓣的基底部。然后放入半月板剪或者篮钳沿基底部进行切割，但是注意避免完全离断，保留少量半月板组织相连，从而可避免半月板碎片在关节腔内游离，自由飘动，最后放入抓物钳扭转离断后完整取出。蒂部位于后角的瓣状撕裂，基底较为宽大，可移位于后方间室内，需要仔细探查，并用探针将其复位。但是从前方放入器械可将撕裂瓣再次推入后方间室内，因此困难在于如何沿基底部切割可施加内外翻应力，用探针将撕裂瓣复位，然后松弛内外翻应力，将撕裂瓣挤夹于关节间隙内，选择合适的角度切断撕裂瓣的蒂部，或者经后方入路放入器械切断撕裂瓣蒂部，最后将半月板修整成为圆弧状。

4. 夹层（水平）撕裂

夹层撕裂属于退变性撕裂，多发生于内侧半月板的后角。对于小型夹层撕裂，可以直接切除撕裂部分。对于大型夹层撕裂需要用探针反复探查撕裂范围、夹层深度、上下撕裂瓣的厚度、质地和稳定程度，确定保留上层还是保留下层，然后用篮钳进行切除。必须仔细探查残留的半月板组织，避免残留，同时注意使用刨刀和射频刀将移行部修整平滑。部分夹层撕裂的上瓣或者下瓣可发展成为瓣状撕裂，尤其是位于前角的下瓣，容易遗漏，必须确保不遗留异常组织，避免术后继续存在症状。

5. 复合性撕裂

复合性撕裂通常包含有多种撕裂类型，多见于退变性撕裂，或者创伤较重、病史较长者，可联合运用前述各种手术技术进行切除。但是分次逐步切除不稳定的半月板组织更加有利，通过使用手动和电动器械，采用蚕食的方法非常实用，因为这些器械可以区分健康组织还是退变组织，篮钳具有细微的反馈，可以区分辨别退化组织与健康稳定的半月板，而半月板刨刀较容易去除退变组织，将健康半月板组织保留于原位。注意在处理外侧半月板后角时，在腘肌腱的前方应保留窄条半月板组织连接桥，避免前方部位变为不稳定。

（五）术后处理原则

关节镜下半月板切除术后的康复训练非常重要，康复过程主要取决于半月板的切除范围，以及软骨的状况。术日即开始股四头肌等长收缩锻炼，由于多数患者术前存在股四头肌萎缩，因此术后需要加强股四头肌锻炼。在获得股四头肌控制后可以开始负重，最初使用辅助装置，过渡到完全负重，一般需要 4 周时间。术后第 2d 开始活动度训练，根据患者的耐受程度，数天内进展到 90°伸屈活动范围。术后使用非甾体类抗炎药物有助于减轻疼痛与肿胀，切口处的疼痛不适可长达 6 个月。

四、关节镜下半月板修复缝合术

随着关节镜技术的发展，半月板手术治疗原则为尽可能保留半月板组织，其中最理想方法是尽量争取缝合破裂部位，并促使其愈合。

（一）概述

目前，关节镜下治疗半月板损伤的原则是尽可能地保留半月板组织，为了达到这个目标，对于在关节镜术中所面临的所有半月板损伤，在任何情况下，只要有可能，手术医师应首先考虑能否进行缝合修复，即使需要联合运用部分切除的情况下，当然还需要考虑手术医师的经验和器械。由于半月板切除技术简便易行，不需要特殊器械，而且近期疗效通常较佳，通常容易过多地加以选用，而轻易地放弃耗时费力的半月板修复缝合术，上述情况应加以避免。由于半月板对于膝关节的长期功能不可或缺，因此手术医师必须像重建交叉韧带一样，乐于花费时间缝合半月板。

当判断半月板撕裂是否适合缝合时，最主要的因素是撕裂的部位和形态，还需要考虑其他影响半月板愈合能力的预测因素。

1. 撕裂部位与血液供应的关系

研究证明半月板的血液供应范围为周缘部分的 3～4mm，因此位于半月板周缘部位 3mm 之内的撕裂，也就是位于红区内的撕裂，是修复缝合术的理想部位。位于红-白区域内的撕裂更加常见，在修复缝合术后也具有较高的成功率，因此应该争取缝合。文献报道红-白区的复合性撕裂，采用严密细致的缝合技术，成功率可高达 75%～80%。而于白区的撕裂，通常不主张缝合。但是 Noyes 对年轻运动员的白区撕裂也取得了较好的疗效。

2. 撕裂的长度

撕裂的长度与撕裂瓣的稳定性有关，小于 10mm 的半月板撕裂通常稳定，撕裂范围过大时，撕裂瓣往往不稳定，缝合后具有较高的失败率。2cm 以下的撕裂具有较高的成功率，而撕裂长度大于 4cm 则治愈的可能性明显增大。

3. 类型

垂直纵向撕裂是最适合修复缝合的形态，目前认为缝合技术已成为治疗半月板周缘部位桶柄状撕裂的标准方法。放射状撕裂和水平撕裂，对于某些年轻患者可以尝试，而退变性撕裂和瓣状撕裂应该排除在考虑之外。

4. 撕裂的可复位性

能够缝合的条件是半月板复位后能够无张力地保持在原位。

5.患者的因素

(1)患者的顺从性不佳不适于修复缝合手术。

(2)年轻患者具有较高的成功率。

(3)老年患者通常伴有半月板退变，通常不适于修复缝合，尽管有文献报道对 55 岁患者施行修复缝合，但是大多数作者一般建议年龄限制在 45 岁以下。

(4)几乎所有的儿童半月板撕裂均应尝试进行缝合。

6.其他重要因素

(1)膝关节的稳定性：合并有 ACL 损伤的患者应同时施行 ACL 重建术，重新恢复膝关节稳定性，能够促进半月板缝合后愈合。对于伴有前交叉韧带的患者，在恢复膝关节的稳定性之前，应避免单独施行半月板修补缝合术，否则术后半月板撕裂治愈的发生率极高。

(2)撕裂的病史长短：急性创伤性半月板撕裂缝合后愈合能力较好，半月板撕裂超过 8 周被认为属于慢性损伤，愈合能力不佳。

(3)内侧或者外侧半月板：根据临床观察外侧半月板缝合后具有较佳的结果，因此修复缝合的适应证相对较宽。

(4)半月板组织的质量：病史较长，多少发生卡压症状，半月板撕裂瓣反复受到损伤，或者损伤前半月板组织已经存在严重的退变，都不适于修复缝合。

半月板缝合固定术的禁忌证有：下肢力线不良；严重的关节炎(软骨损伤的程度 3°以上)；半月板存在外凸和周缘性移位现象；患者的年龄过大。

(二)缝合技术

自从 1885 年 Annandale 首次报道半月板缝合术以来，涌现出多种半月板缝合技术和方法，可直视下或者关节镜下进行。开放修复仅限于半月板与关节囊交界处的损伤，而且损伤较大，目前已趋于淘汰。关节镜下修复技术大体可分为由内向外、由外向内和全内法 3 种。除传统手法缝合技术之外，近年来出现和发展多种全关节内缝合装置，使得缝合更加方便和快捷，但是费用较高，同时需要关注各种缝合技术的强度和牢固程度。

1.由内向外技术

由内向外技术是标准的半月板缝合方法，被 Henning 认为是关节镜下半月板缝合技术的金标准。Rosenberg 首先引入并普及双套管缝合法，使用带有两端长针的不可吸收性 2 号缝合线进行水平缝合，取得 82% 的成功率。但是，由于器械较宽使用不便，只能进行水平缝合等原因，双套管技术已趋于减少使用。目前多采用单套管技术，优点有：使用简便，可施行多种缝合方式，既可进行垂直缝合又可进行水平缝合操作；既可放置于半月板的上表面，又可放置于半月板的下表面。单套管系统包括 6 个直径 2.7mm 的套管，分为带有右侧和带有左侧弧度 2 组，每组套管具有不同的角度，分别适用于缝合半月板的前角、体部和后角。经过同一个套管分别穿入 2 根 0.24 英寸直径的 10 英寸长针，将 2-0 不可吸收缝线穿过半月板撕裂部位，穿出皮肤后切口，在关节囊外收紧缝线打结，根据撕裂部位和长度，反复上述缝合操作，完成缝合。由内向外技术的优点包括疗效的有效性已获得证实；性价比较高。缺点包括：①需要附加切口，也就是需要花费较多时间，需要助手帮助；②缝合后角时有引起神经血管并发症的可能性，因此由内向外技术比较适合于前 2/3 部分的半月板损伤；③需要较长学习曲线，练习如何放置缝线，如何收紧打结；④需要开放关节间隙，才能避免损伤软骨。

具体方法：首先施行常规关节镜检查，观察半月板损伤类型，确定需要缝合之后，将移位的半月板撕裂瓣复位，用半月板锉或者刨刀刨削和修整半月板撕裂缘和损伤区周围的滑膜组织，使创面新鲜化，有利于术后愈合。然后在损伤侧放入关节镜，尽量开放关节间隙，选择合适的套管，从对侧入口呈对角线放入套管，紧邻撕裂部位，经套管穿过带有 2-0 不可吸收缝线的第 1 根长针，然后改变套管的位置，将缝线穿入第 2 根长针，经套管再穿入第 2 针。一般使用垂直褥式缝合(缝线垂直于损伤区)，去除缝针。在 2 根缝线之间行小切口，浅切开，分离至关节囊。最后，将缝线在关节囊外收紧，打结固定。需要多针缝合时，每针间隔 4～5mm 继续缝合，先缝合前方，后缝合后方，将所有的缝线同时于关节囊外打结。缝合完毕后，再次用探针探查半月板的稳定性。

注意事项：在膝关节内外侧施加内外翻应力，可以增宽内侧或者外侧关节间隙，帮助缝合操作。在进行外侧半月板缝合时，需要将膝关节处于"4"字位。在缝合半月板后角时，需要建立后内侧或者后外侧附加切口。后内侧附加切口位于内侧副韧带后方，隐神经的前方，2/3 位于关节间隙下方，钝性分离筋膜组织和内侧后方关节囊，可保护隐神经。后外侧附加切口紧邻外侧副韧带后方，2/3 位于关节间隙下方，钝性分离筋膜组织和髂胫束，钝性分离外侧后方关节囊，可保护腓总隐神经。附加切口长度约 3cm，进入关节囊后方，向后方放入拉钩，可将缝针导向前方，帮助针头从后方入口中穿出，并可保护神经血管结构。在术中可以不断调节缝合套管的位置，虽然水平褥式缝合和垂直褥式缝合方法均可采用，建议采用垂直褥式缝合法，理由是根据半月板的超微结构中以环形胶原纤维为主，垂直缝合的强度较高，并且可以在半月板的股骨面和胫骨面交替进行缝合。假如同时施行前交叉韧带重建术，先缝合半月板，然后拉紧缝线证实半月板复位良好，在重建交叉韧带之后，再将缝线系紧。

2.由外向内技术

由外向内半月板缝合技术由 Warren 首先介绍，与由内向外技术相比，其优点是：只需要简单器械，甚至只需要使用单根腰穿针或者套管针，不需要使用坚硬的套管；缝合操作相对较简便，不需要附加后方较大的切口；在缝合外侧半月板时可减少损伤腓神经的可能性，费用低廉。但是缺点也同样很明显，主要有缝合后角区域困难、具有损伤关节软骨的可能性和需要额外的皮肤切口。

具体方法：器械一般只需要腰穿针头、缝线和小型抓线钳，部分学者使用过线装置等工具。手术开始前标记关节间隙，可以帮助穿刺。在开始阶段的操作步骤与由内向外技术相同，包括常规前外侧和前内侧入口，探查整个膝关节，评估半月板，对撕裂缘进行局部处理和复位。一般需要 2 根腰穿针头，大号套管针芯是良好的替代品。在腰穿针 1 内穿入缝线，使缝线的一端从针头中少量露出，在腰穿针 2 内也穿入缝线，缝线端需要露出 10cm，然后反折，形成缝线环。从关节囊外根据关节镜光源的亮斑判断半月板撕裂的部位，并可帮助避开皮下血管，触诊确定胫骨的关节线。从关节囊外用带有缝线的腰穿针 1 向关节内穿刺，穿过半月板撕裂部和内侧撕裂瓣，针头从半月板的上表面(股骨面)或者下表面(胫骨面)穿出，用抓线钳抓住腰穿针 1 内的缝线头；在腰穿针 1 的穿刺点相隔约 5mm 处，以同样的方式穿入腰穿针 2，将其上的缝线环送入关节内。利用抓线钳将腰穿针 1 的缝线端穿过腰穿针 2 的缝线反折圈中，回抽腰穿针 2 及缝线环，将腰穿针 1 的缝线带出关节外，去除腰穿针 1，在两线端之间切开皮肤，将其在关节囊外打结。一般从最深部的撕裂部位开始穿刺缝合，逐渐向前方完成缝合。

部分学者对部分操作技术进行修改，将 2 枚腰穿针中的缝线端均从前方入口中引出，在入口外将 2 根缝线打外科方结系紧，注意避免在两线端之间夹杂有软组织。然后拉紧关节外的缝线端，可以将缝线和线结拉回进入关节内，将半月板复位后，在关节囊外系紧。某些作者质疑将线结留置于半月板表面，认为可能会引起软骨磨损，因此建议拉动线结，使其穿过半月板，拉出关节囊外，但是在技术上具有一定的难度。

注意事项：在腰穿针穿刺过程中，可使用探针帮助半月板复位，并维持其稳定，以利于顺利穿过半月板实质。可根据所用的缝合器械选择缝线，假如单纯使用腰穿针，一般使用 PDS 缝线或者尼龙缝线，因为缝线的质地较硬，易于穿过腰穿针，假如使用过线装置，可使用不可吸收编织缝线。在缝合半月板后角时，可以将腰穿针弯曲成带有一定的弧度，可以帮助缝合，同时可以减少损伤血管神经的可能性，但是由于缝合角度不佳，可能影响修复和愈合。根据撕裂的长度，在半月板的上下表面行垂直褥式缝合有助于改善缝合强度。

3. 全关节内技术

近年来，半月板全内缝合技术迅速发展，并逐渐流行，其突出优点是完全在关节镜下完成操作，不需要附加皮肤切口，可以避免损伤皮神经；也不需要附加后方切口，可降低损伤腘窝部结构风险。但是，需要关节镜下缝合和打结技术，具有一定的难度和较长的学习曲线。

半月板全内缝合技术以缝合钩技术为代表，认为可以减少损伤神经血管结构和后关节囊被缝合的可能性。该缝合技术类似于肩关节内缝合方法，难度较大，局限于缝合半月板后角的撕裂，要求其撕裂边缘宽度不超过 2.5mm。术中需要将关节镜从髁间窝伸入后方关节囊，有人建议使用 70°关节镜，有利于观察后方撕裂部位。建立后内侧或者后外侧入路，并放入 7mm 工作套管。可选择肩关节器械中的缝合钩，一般选择带 45°角的缝合钩，将 0 号或者 1 号 PDS 缝线穿入缝合钩内，并外露一定的数量。将缝合钩经工作套管放入后方间室内，穿入半月板与滑膜交界处，通过撕裂部，然后在半月板撕裂内侧缘的上面穿出，保留缝线，回撤缝合钩，然后从套管中拉出缝线。将缝线经套管拉出关节外，在关节镜下打结系紧。偶尔需要从前方入路中放入探针或者神经拉钩，按压住后方撕裂部，防止移动，帮助缝合钩穿入。

五、半月板同种异体移植术（MAT）

（一）半月板移植的适应证

对于接受过半月板全切术 2 年以上的患者，其主诉术膝关节疼痛和不适，临床查体半月板切除侧胫股关节关节线压痛，提示早期单间室退变的可能，可考虑选择半月板移植。术前评估因素应考虑到：年龄、活动水平、下肢力线、膝关节稳定性、关节软骨病损程度。对于年龄大于 45 岁、力线不良、关节软骨Ⅱ度以上改变、高活动水平及关节不稳的任何一种情况都应慎重手术。如同时存在关节不稳则应同时行韧带重建手术以恢复关节稳定性。

（二）移植物选择

深低温冻存半月板移植物是目前较理想的选择。移植物与受体半月板的匹配需通过测量患膝或健膝站立位正侧位 X 线片上胫骨平台的宽度来决定。最好供体与受体的侧别及所在腔室也保持一致。

(三)关节镜辅助下半月板移植的手术技术

异体半月板的固定有骨栓、骨桥及非骨块固定技术。外侧半月板的移植推荐使用骨桥技术，由于外侧半月板前后角的间距不超过 1cm，因此使用骨栓的固定方法会在胫骨隧道的制作上出现较高的失误率。内侧半月板则推荐使用骨栓技术。

1. 患者的位置和初期准备

采用全麻和静脉给予预防用抗生素。麻醉后要检查有无韧带缺失后造成的不稳。患者仰卧位，下肢悬垂于手术台，大腿中部外侧放置支撑架。止血带要充盈良好。标准的关节镜入口，常规行关节镜下检查。不管采用哪种固定技术，对于内侧或外侧半月板移植初始的步骤是相似的，只是所在腔室不同而已。受体半月板缘清理至出血并保留 1~2mm 的边缘。遗留的前后角作为标志来定位隧道或骨槽的开口位置。分别在后内侧角和后外侧角做标准的由内向外缝合半月板的切口暴露。

2. 钥匙孔技术(外侧 MAT)

(1)尽量保留半月板残留缘 1~2mm，在腘肌腱处除外。

(2)靠近髌腱边缘做 3~4cm 的外侧关节切口。

(3)同侧的胫骨棘部分切除以增加后角的可视范围。

(4)将钥匙孔工具的胫骨瞄准器导针平行于半月板角的附着处放置，瞄准器顶端一定要放置在胫骨后缘下 7mm。胫骨前缘插入点也应该在 7mm 水平，并且平行于胫骨表面倾角。

(5)在 C 形臂下从外侧胫骨棘处插入导针。

(6)导针指引下用 10mm 钻头钻入，长度恰好为测量好的长度。

(7)用小骨凿在紧挨着 10mm 隧道的上面胫骨棘沟处开槽，宽度 5mm。

(8)开出的槽必须至后角附着处完全开放以确保准备好的移植物顺利放置。

(9)用胫骨槽的大小不同筛选器来测试槽的通道是否标准，筛选器应该很顺畅地通过通道不需要打凿，同时退出来时也同样顺滑。

(10)移植物用两个固定杆固定于工作台上，在移植物两端分别标记进、出中心针孔并用导针穿透，移植物的圆柱状切割由先进的取芯钻完成，先钻出一半圆柱，再从另一边钻通。

(11)用测尺寸模具验证移植物能顺滑的嵌入胫骨。

(12)做后外侧 3cm 纵切口用于缝合半月板。

(13)后外侧入路的技术要点：在髂胫束后缘与股二头肌短头之间做切口，注意辨别缝匠肌腱外侧头，入口正好位于外侧半月板附着缘的前面、后面，在此部位用保护拉钩防止损伤血管神经结构。

(14)将两根牵引导线穿过移植物的后角，并将两根线在适合的位置穿过关节。

(15)轻轻地拉紧牵引线帮助移植物复位，用圈形针帮助移植物的插入。

(16)尽管不同的半月板修复技术可用于缝合移植物，但使用最多的还是垂直缝合，缝合材料依医生的习惯选择。常规 8~10 针可完成整个移植物的缝合。二次关节镜观察结果证实有很好的愈合能力。

第二节　关节镜下前交叉韧带重建术

前交叉韧带(ACL)位于膝关节的中心部位,起自股骨外侧髁的内侧面后部、股骨干纵轴正后方的髁间窝内,从后上方向前下方走行,呈扇形止于胫骨髁间棘前内侧及外侧半月板前角形成所谓的"足迹"。

显微镜下观察可发现 ACL 由起止点和走行都明显不同的纤维组成,这些纤维再组成纤维束。根据纤维束在胫骨附着的相对位置及其功能,可分为前内侧束和后外侧束:前内侧束止于胫骨髁间棘的前内侧,在屈曲时紧张;后外侧束止于胫骨髁间棘的后外侧,在伸直位时紧张。这两束在膝关节伸屈活动中表现的不同紧张度,保证了膝关节在不同角度活动过程中的稳定性。

一、损伤机制

ACL 损伤的主要病因是运动伤和车祸伤。各种运动过程或车祸引起膝关节过伸、过度外翻外旋、内翻内旋或是胫骨相对股骨前移,均可引起 ACL 断裂。足球、篮球、滑雪、橄榄球和搏斗类运动员是 ACL 损伤的好发人群。防守移位及奔跑中踢球是足球运动员 ACL 损伤的主要原因。而篮球运动员在伸膝位着地、双足固定突然改变方向和一步急停等运动过程中,常发生内翻内旋位 ACL 损伤。球类运动员在膝关节处于伸直或过伸位时控球急转身,足固定但身体转动,胫骨对股骨的强力内旋,可以导致 ACL 后外侧束于股骨外髁附着部撕裂。在滑雪过程中,当滑雪板前端受阻,此时膝关节外翻同时胫骨外旋会发生 ACL 损伤。

二、ACL 损伤的诊断

ACL 损伤常有明确的外伤史,多见于非接触性减速运动、跳跃或剪切动作。损伤后早期表现为关节肿痛、活动受限,随后主要表现为关节不稳定、体育或工作中活动障碍。

临床诊断 ACL 损伤常用的体检方法有前抽屉试验、Lachman 试验和轴移试验。前抽屉试验主要明确韧带前内侧束损伤情况,Lachman 和轴移试验主要检查后外侧束损伤情况,ACL 完全断裂时这些试验大多均呈阳性。急性期由于患肢疼痛,肌肉发生保护性痉挛,查体比较困难。

X 线检查可以排除关节内骨折,并明确膝关节退行性变和下肢力线改变情况。MRI 判断 ACL 撕裂的敏感性、特异性和准确率分别为 94%、100% 和 95%,相对临床的抽屉试验阳性率的 75% 和 Lachman 试验阳性率的 89%,MRI 检查有其相当的优势。有学者将 ACL 损伤分为三度:Ⅰ度,ACL 拉长松弛但未断裂;Ⅱ度,ACL 部分断裂;Ⅲ度,ACL 完全断裂,关节不稳定或是出现半脱位。MRI 可明确 ACL 断裂情况,有助于进一步对 ACL 损伤进行分度。MRI 检查的另一目的是发现其他联合病变,如内侧副韧带、外侧副韧带、半月板和后交叉韧带(PCL)撕裂等,这比仅注意单一病变更为重要。

三、前交叉韧带重建技术

(一)前交叉韧带重建的目的

在前交叉韧带损伤之后,膝关节丧失前方和旋转稳定性,导致无法参加体力劳动和体育运动,部分患者甚至无法正常负重行走。由于关节不稳定,从而继发半月板损伤和软骨损伤,导致早期发生退行性改变。为了避免出现上述结果，必须采取手术方法，重建前交叉韧带，从而达到下列目的：①恢复膝关节的正常生物力学稳定性；②恢复膝关节的正常运动学特性；③恢复患者损伤前的生活能力和运动水平，并且回归运动后再损伤的概率无增高；④保护和防止关节软骨及半月板发生继发性损伤；⑤防止关节发生退行性改变。

（二）手术技术

1.移植物的定位

移植物的准确定位是 ACL 重建术中最重要环节之一。多项研究表明，只有确定正确的重建位置，才能减小韧带拉伸，防止发生髁间窝撞击，避免膝关节活动限制，使移植物恢复原始 ACL 的解剖功能。随着对复杂的 ACL 附着部解剖知识不断深入了解，许多人试图确定真正的骨隧道位置，但是何处是理想解剖定位，历史上有多种学说，目前仍然存有众多争议。

在 19 世纪 80 年代，普遍流行等长重建的概念，所谓等长重建就是重建后在伸屈过程中移植物能够保持等长，当时认为能够避免移植物张力发生显著改变，防止移植物受到过度拉伸，从而导致失败，因此要求在术中努力寻找等长点，使移植物在膝关节伸屈过程中长度保持不变。但是，近期研究表明，在膝关节运动过程中，在解剖学上正常前交叉韧带并非是绝对等长的结构。根据 ACL 分束理论，ACL 由前内束和后外束所组成，在膝关节屈曲活动过程中，各束长度和张力会发生改变，如在屈曲时 ACL 前内束承受较高的应力，在伸直时后外束承受较高的应力。因此，目前等长的概念已被解剖位放置移植物所取代。

传统通常采用单束重建技术，已发明多种器械和方法来帮助在胫骨侧和股骨侧放置导针和建立骨隧道，部分研究还采用术中透视或者摄取侧位线片来帮助骨隧道定位。但是，由于当时认识存在局限性，目前认为许多观点有失偏颇。

采用全关节镜下 ACL 重建技术，过去认为股骨隧道定位应位于过顶位，通常使用越顶导向器，经胫骨隧道进行定位。导向器带有偏置的挂钩，偏置距为 5～8mm，根据移植物和空心钻的直径加以选用，一般要求在股骨背侧应保留 1～2mm 厚度的皮质骨壁，防止移植物向背侧脱位，或者使用挤压螺钉时发生股骨隧道向后方崩塌。使用中，通常经胫骨隧道将定位器放入关节内，然后将挂钩放置外侧股骨髁的后方，最后穿入导针。过顶位通常位于原始 ACL 股骨止点的后上方，而且经胫骨隧道进行股骨隧道的定位，由于胫骨隧道的限制，假如胫骨隧道直径较小（如 8mm）或者过于陡直，经胫骨隧道将股骨定位器放置于过顶位可能会发生困难，这样将会导致移植物定位过于垂直，位于髁间窝顶部。

另一个需要关注的股骨隧道定位问题是冠状面定位，以往通常采用表盘定位法。将髁间窝认定为时钟表盘，使用表盘作为参照物，利用时针的刻度来帮助定位。最初认为股骨侧骨隧道的定位，右膝应选择时钟 11:00 位，左膝应选择时钟 1:00 位。但是，2002 年 Loh 等通过生物力学研究显示，在模拟 Lachman 试验中，股骨隧道定位于右膝时钟 11:00 点位（左膝时钟 1:00 点位）与定位于右膝时钟 10:00 点位（左膝时钟 2:00 点位）相比，两者均能提供相同的前后稳定性，但是在控制旋转稳定性方面后者更有优势。而且，生物力学研究发现，将右膝股骨定位于时钟 10:00 点位（左膝时钟 2:00 位）的单束重建与双束解剖重建进行比较，在膝关节处于 0 位、15°位和 30°位时，胫骨的前方移位无差别，在 60°位和 90°位时分别相差 1.3mm 和 1.5mm，在合并有旋转载荷时 ACL 稳定性分析无差别，因此最终的结论是单束重建定位于右膝时钟 10:00 点位（左膝时钟 2:00 点位），在膝关节处于接近伸直位时，均能够对抗前向和旋转载荷，保持膝关节的稳定性。因此，建议在冠状面上股骨隧道定位应选择较为水平的方向。但是，目前认为膝关节髁间窝内是三维结构，尽管表盘的概念简便易学，但是在描述股骨隧道的定位位置时不够精确，而且由于术中常规使用30°的关节镜，由于视向角的关系，也会影响隧道定位，导致定位于非解剖位置，因此目前提倡根据解剖标志结构和残端进行解剖定位。

为了防止移植物在髁间窝顶部发生撞击，过去往往将胫骨定位过于偏后。最初认为PCL是关节镜下胫骨隧道定位的理想参照物，胫骨隧道的中心应位于PCL前缘前方6～7mm处，部分学者还设计了定位器，在术中抵住PCL，其定位点位于PCL前方7mm，目前认为该点的位置明显过于偏后，几乎在原始ACL胫骨止点足印区的后方，因此应该避免以PCL为参照物进行胫骨隧道定位。部分学者推荐胫骨隧道定位于前交叉韧带原始止点足印区的后2/3处，也就是接近后外束的附着部位，认为有利于恢复ACL的功能。由于传统单束重建的目标是重建AM束，因此采用该定位方法可导致隧道匹配错误，由于移植物需要承受非生理状态的生理力学应力，这种非解剖ACL重建可导致生物愈合不良和生物力学性质不佳。

2. 术中解剖定位

目前认为关节镜下ACL重建手术取得成功的关键是术中取得解剖定位，为了达到该目的，需要了解ACL足印区的解剖，尤其是明确ACL止点解剖结构的关节镜下表现。

传统关节镜下ACL重建术常规只使用前外侧入路，通常无法清楚地观察ACL的股骨足印区，与之相比，前内侧入口可提供髁间窝外侧壁和ACL的股骨附着部清楚视野。Zantop等报告从前内侧入路，而非前外侧入路，可观察到ACL股骨足印区位于髁间窝的较低位置上，非常接近于后方关节软骨的边缘。在髁间窝的外侧壁上存在有较大的区域可能形成非解剖隧道定位，研究提示范围可能超过65%。

临床上，定位和创建股骨隧道具有两种方法，分别是经胫骨隧道技术和经前内侧入路技术。经研究认为经胫骨隧道创建股骨隧道无法始终取得股骨隧道的解剖定位，可能导致非解剖定位，经前内侧入路定位技术的优点是能够改善定位的解剖精确性。Noyes统计122例ACL重建失败的病例，其中83%采用经胫骨隧道技术，因此作者建议采用2个独立的入路钻取股骨和胫骨隧道。Steiner报道采用经前内侧入路技术独立钻孔，重建后的移植物走行方向较为水平，而经胫骨隧道技术重建后的移植物走行方向较为垂直，在恢复膝关节正常的前方和旋转稳定性方面，前者明显较佳。但是，需要注意的是，经前内侧入路可以将股骨隧道定位于髁间窝外侧壁任何部位的自由，无法杜绝将隧道定位于高位，形成垂直走行的移植物可能性，因此仍然需要遵循解剖重建的原则。

经前外侧入口可充分观察ACL的胫骨足印区。ACL的胫骨足印区位于内侧和外侧胫骨棘之间，大部分ACL纤维位于侧位X线片可观察到的胫骨突前方。除原始ACL止点之外，另一个参考方法是外侧半月板前角后缘的延长线与胫骨髁间棘相交点，此点位于原始ACL胫骨止点的中央或者后方部分。

3. 关节镜下"骨-髌腱中1/3-骨"移植物重建技术

采用腰麻、硬膜外或者全身麻醉，麻醉成功后再次检查并记录膝关节的松弛情况，并与健侧相对比。患肢膝关节屈曲90°，自然下垂，常规消毒，铺防水敷料。对于有疑问的病例，可先行常规关节镜检查，进一步证实诊断。

获取骨－髌腱中1/3－骨移植物的手术技术此处不详述，然后开始准备移植物。清理骨块表面附着的软组织，用咬骨钳修整骨块边缘的毛刺，使之圆滑光顺。测量移植物的长度和直径。用特制测孔器测量移植物的直径，从而决定空心钻、骨隧道，以及所使用挤压螺钉的直径，确保牢固固定。然后用直尺测量移植物的长度，记录两端骨块长度和肌腱实质部的长度，并进行长度计算。用细克氏针在两端骨块上钻2～3个孔，每个孔避免在同一方向上，防止骨块碎裂。在各个孔中分别引入牵引线，在工作台进行预张。在松质骨面用亚甲蓝做标记，然后将获取的移植物用生理盐水湿纱布保护备用。

建立常规AL和AM入路，分别放入关节镜和器械，实施全面的诊断性关节镜检查，探查关节内结构，当然重点是ACL。对于急性患者需要先清理关节内积血、血凝块和碎屑，反复冲洗以获得清晰的视野，探查和处理伴随的半月板损伤和软骨损伤。探查整个ACL走行，部分诊断困难者需要用刨刀清理滑膜组织，然后用探针探查，甚至在关节镜下行前抽屉试验，才能确诊ACL损伤。用刨刀和切钳清理髁间窝内的瘢痕组织和增生滑膜，暴露髁间窝外侧壁及其后方，并暴露PCL，以利于定位。目前可使用电刀或者射频设备，有助于加快手术，并具有切割和止血功能。对于ACL残端，以往要求完全清理平整，利于分辨定位。近年来建议保留交叉韧带的残端，一方面可作为定位的参照物，另一方面认为残留的血管和神经末梢有利于术后移植物的血运再生和恢复本体感觉，但是尚缺乏实验研究证实上述优点。对于少部分病例，需要施行髁间窝成形术，用大号刮匙或者磨钻磨削和扩大髁间窝，主要是顶部和外侧壁，尤其是股骨骨隧道入口处，防止重建后移植物发生撞击断裂。

胫骨隧道定位器的关节内定位部分具有分叉状、腋部定位和尖部定位三种类型，后者以实际出针点为定位，而前两者以ACL胫骨止点后缘为定位点。通常将胫骨隧道定位器的矢状面角度设置为40°～60°，并根据移植物的长度进行适当的调整。文献中报道胫骨隧道定位器的关节内定位点有数种参照物，包括ACL残端、原止点足印区、外侧半月板前角后缘延长线与内侧胫骨棘相交处。而胫骨隧道的关节外口定位于胫骨平台下方4cm，胫骨结节内侧1.5～2cm处，与矢状面成约20°夹角。将关节镜放置于前外侧入口内，从前内侧入口放入胫骨隧道定位器的定位钩，根据上述定位参考，关节镜下确定胫骨隧道内口，将导向套管向前推移，使之紧贴于胫骨骨皮质，此时可显示胫骨隧道的长度。确认符合要求后，用顺胫骨定位器导向套管钻入导针，在关节镜下可见导针尖部从ACL定位器钩部穿出，确定定位正确。顺导针使用相应型号的空心钻建立胫骨隧道，在钻透关节时注意回缩保护关节镜头。可从关节外经胫骨隧道放入刨刀清理关节内口周围的软组织和骨碎屑，有利于移植物顺利通过。

股骨隧道定位器的前部呈枪刺状，具有5～8mm的偏置距，对于使用挤压螺钉固定的骨－髌腱中1/3－骨移植物，需要确保具有2mm厚度的后方骨皮质壁。因此，假如移植物直径为10cm，则应选择偏置距为7mm的股骨隧道定位器。仍然将关节镜保持于前外入口内，屈膝90°或90°以上，从AM入口或者从胫骨隧道内置入股骨定位器。关节镜下观察将股骨定位器钩端紧抵股骨髁间窝顶部后方骨皮质，并确定股骨隧道的定位点，右膝处于时钟10:00～11:00点位(左膝处于时钟1:00～2:00点位)，近年来定位趋于偏低。沿股骨隧道定位器钻入带尾孔的导针，该针具有双重作用，既用于空心钻的导针，又用于引入移植物，从股骨外髁外上方经皮穿出。沿导针用相应型号的空心钻建立股骨隧道，达到所需要的深度，一般为2.5～3cm。用刨刀或骨锉打磨隧道的关节内口，清理骨渣。在整个过程中必须维持膝关节呈屈曲位，否则可能导致导针弯曲甚至断裂。

通常建议将移植物的胫骨端骨块放入股骨隧道内，将该骨块的牵引线穿入导针尾孔内，用拔针器将导针从股骨髁外侧拉出皮肤外，同时引出牵引线。在关节镜监视下引导移植物进入关节内，并将骨块引入股骨隧道内。可从内侧入口放入探针或者髓核钳帮助放入移植物，避免植入物扭曲，并使骨块的松质骨面朝向前方。从股骨侧将牵引线拉紧，屈膝120°，此时股骨隧道与内侧入口成直线，在股骨隧道的前外方扩大隧道，并放入导针，顺导针拧入股骨侧挤压螺钉。拉紧胫骨端骨块的牵引线，反复屈伸膝关节20次，使韧带与骨隧道更加贴合。保持膝关节处于屈曲30°位，拉紧胫骨端骨块的牵引线，在保持移植物的张力情况下，拧入胫骨端的挤压螺钉，需要防止移植物发生旋转及向近端移位。对于在固定时移植物是否需要旋转及其方向存有争议，部分学者认为将移植物外旋能够产生最佳的效果。

最后重新放入关节镜复查，检查重建后韧带的位置，用探针测试韧带的张力，关节镜下观察前抽屉试验，活动膝关节确定是否存在撞击，重点是伸直位与髁间窝顶部的撞击，如需要可继续扩大髁间窝。然后大量生理盐水冲洗关节腔，冲出碎屑，关节内放置引流管，逐层缝合。

使用骨－髌腱中1/3－骨作为移植物，有可能在术中面临移植物与骨隧道不匹配问题，而使用软组织移植物通常较少见。在理想状态下，移植物长度=股骨隧道长度+ACL最短长度(通常为23～24mm)+胫骨隧道长度。假如缺乏正确的术前计划，在固定股骨端骨块之后，有可能使胫骨端骨块部分或者完全外露于胫骨隧道之外，无法使用挤压螺钉获得骨隧道内牢固固定。针对该现象，文献中提出数个解决方案。其一是通过调节胫骨定位器角度，也就是调节胫骨隧道的角度和长度使之与移植物长度相匹配，Miller提出"N+7"规则，N就是两个骨块之间的髌腱长度(毫米数)加上7，以此设定胫骨导向器的角度，也可简化为当髌腱长度小于50mm时取50°角，当髌腱长度大于50mm时取60°角。但是胫骨隧道角度过大可造成隧道过于垂直，假如通过胫骨隧道定位股骨隧道，可影响后者的正确定位。其他的应对方法有：适当加深股骨隧道，将移植物在股骨隧道内放置较深；旋转移植物使之缩短；避免胫骨隧道外口定位过高；在胫骨隧道口外使用皮质外固定方式(如骑缝钉等)。

术中需要考虑的另一个问题是选择挤压螺钉的直径。在以BTB作为移植物的情况下，假如骨隧道直径与骨块的直径相同，股骨端通常选用小于股骨隧道直径2mm的挤压螺钉，而在胫骨端，由于骨质较为疏松，一般较股骨端螺钉大1mm。考虑到骨隧道与骨块直径存在差异的情况，更为明确的选择方法是，股骨端隧道直径与骨块直径相同时，选用直径7～8mm的挤压螺钉，当股骨端隧道大于骨块直径2mm以上时，选用直径9mm的挤压螺钉，胫骨端的挤压螺钉直径通常大于股骨端螺钉直径约1mm。

4.关节镜下自体腘绳肌腱移植物重建ACL技术

近年来，腘绳肌腱移植物越来越流行，通常使用微型钢板和内纽扣作为固定方式。术前准备和常规关节镜检查相同。根据肌腱长度和所采用的固定方式，可将肌腱对折成4股，或者折成更多股数，切记4股以上肌腱才具有足够的强度。在肌腱游离端用2#爱惜帮缝线行麦穗状缝合，用于牵引和固定。测量肌腱的直径和长度，确定骨钻和骨隧道的直径，并预定肌腱进入股骨隧道的长度，通常为2.5～3cm，要求不少于2cm，才能保证术后移植物与骨隧道愈合后具有足够的强度。将腘绳肌腱置于工作台上预张，力量15～20磅，持续10min，用生理盐水湿纱布包裹移植物保护备用。部分学者认为相对于 BTB 移植物，腘绳肌腱移植物预张的意义更大。

　　胫骨和股骨隧道的定位和建立与 BTB 技术基本相同。所建立的股骨隧道长度需要参考肌腱预定进入骨隧道的长度，通常要长于预定长度 6mm，为翻倒微型钢板提供空间。在钻入股骨导针之后，使用直径 4.5mm 空心钻沿导针钻孔，直至穿透股骨外侧髁的骨皮质，然后放入测深尺测量整个股骨隧道的长度，在关节镜下读取数值。根据肌腱移植物的直径选取空心钻，沿导针钻取移植物股骨隧道，确定微型钢板上所带聚酯纤维环的长度。例如，股骨隧道总长度为 6cm，预定肌腱移植物进入隧道内为 3cm，则微型钢板聚酯纤维环的长度至少应为 3.5cm。然后将肌腱对折放入聚酯纤维环内，在预定放入骨隧道内的长度，以及远端 6mm 处，用标记笔做标志。在微型钢板的两侧小孔内分别穿入 2 根颜色各异的牵引线，在股骨隧道中放入带尾孔导针，将牵引线穿入尾孔内，将牵引线引出股骨外侧皮肤外，然后牵拉一根牵引线，使微型钢板成为纵向，将微型钢板+聚酯纤维环+4 股移植物复合体引入关节内，直至最远端的标记线进入股骨隧道内，提示微型钢板已完全在股骨外侧骨皮质之外，然后牵拉另一根牵引线，使钢板横置，然后向远端牵拉肌腱，肌腱上近端的标志线应该与股骨隧道口平齐，说明在股骨隧道内的肌腱与预定长度相同，并且股骨端固定牢固。

　　紧拉移植物的胫骨牵引缝线，反复屈伸膝关节约 20 次，使韧带与骨隧道更加贴合。胫骨端固定可采用多种方式，如使用 4 股半腱肌腱时，可采用内纽扣或者螺栓固定，将牵引缝线直接捆绑于内纽扣和螺栓上，并且扭动内纽扣，旋转韧带，并取得良好的张力。假如采用双股半腱肌腱和股薄肌腱作为移植物时，由于肌腱较长，外露于胫骨隧道外，可采用挤压螺钉加骑缝钉等固定方式。

5.4 股腘绳肌腱 Rigidfix 和 Bio-Intrafix 固定方式

　　近年来出现横置钉固定技术，由于通过隧道内对肌腱实行直接固定，固定牢固可靠，具有流行趋势。Rigidfix 固定系统是其中的代表类型，由 2 枚可吸收固定钉组成，直接穿入肌腱达到固定的目的。使用 Rigidfix 固定方式需要完整获取半腱肌腱和股薄肌腱，将 2 根肌腱对折后，对折端穿过 2 号爱惜帮缝线做牵引用，然后辫状编织，并在 3cm 处标记。有报道将肌腱交叉编织，并在 3cm 处缝合环扎，固定更加牢固，而且避免缝线，有利于移植物与骨隧道的愈合。然后将腘绳肌腱置于工作台上预张，力量 15~20 磅，持续 10min，用生理盐水湿纱布包裹保护备用。

　　采用常规方式建立胫骨隧道和股骨隧道，注意需要通过胫骨隧道定位股骨隧道，股骨隧道的深度为 3cm。然后沿股骨隧道的导针，放入 Rigidfix 固定系统的框形定位器，并进入股骨隧道内 3cm，然后拔除股骨隧道导针。将框形定位器的导向部分置于关节外侧，导向器沿导向孔放入 2 枚套管，用于放入可吸收横置钉。再次放入带尾孔的导针，引导腘绳肌腱移植物进入股骨隧道内，直至 3cm 标记处。沿套管放入 2 枚可吸收横置钉，并使其穿过肌腱移植物。最后拔除套管。

　　紧拉移植物的胫骨牵引缝线，反复屈伸膝关节约 20 次，使移植物与骨隧道更加贴合。将 4 股肌腱的尾端分开，将来自同一肌腱的牵引线打结套在牵拉器上，施加 15~20 磅拉力。用 4 棱扩孔器进行扩孔，然后放入 4 棱鞘管，在鞘管内拧入相应直径的挤压螺钉，直至与皮质骨平齐。假如鞘管部分外露于骨隧道外口，可用咬骨钳或者手术刀切除外露部分，并去除多余的移植物，逐层缝合切口。

术中的关键是必须保证横置钉以正确的方式穿过移植物，获得牢固固定，有数种测试方式可以确定获得牢固的固定。当放入侧方套管之后，发现关节镜灌注液从套管中溢出，说明套管与股骨隧道相通。从胫骨隧道内放入关节镜观察股骨隧道，然后从套管内穿入克氏针，可以清楚地观察到套管方向是否位于股骨隧道的中央。引入移植物到位后，令助手放松牵引线，在放入横置钉之前，分别经侧方套管插入导向钉，然后用力牵拉胫骨端牵引线，可以明确测试对移植物的固定强度。

6. 单束解剖 ACL 重建

尽管已经提出 ACL 双束重建的概念，但是单束重建仍然是最常用的技术。支持单束重建的学者的理由包括双束重建在技术上较单束解剖重建更加困难，所谓"双重隧道，双重麻烦"，要求术者具备丰富的手术能力和经验；双束重建需要加倍的固定器材和费用，远较单束重建昂贵；双束重建手术的翻修更加复杂；最为关键的原因是缺乏确凿的临床证据证明双束重建的临床结果显著优于单束 ACL 重建。双束重建技术并非适用于所有病例，根据解剖的特异性，在某些情况下强力推荐使用单束解剖重建技术，目前认为，对于下列情况采用解剖单束重建技术更加适合：腘绳肌腱移植物的直径较小；ACL 的原始止点尺寸较小（<14mm）；骨骺未闭合的幼年患者；膝关节存在严重骨性关节炎改变；膝关节多发韧带损伤；存在严重的骨挫伤；较重程度的髁间窝狭窄。

生物力学研究表明定位正确的单束重建与双束重建无显著差别。Markolf 和 McAllister 通过尸体研究发现单束 ACL 重建术可产生接近于原始 ACL 的移植物力量、前后移位和耦合的胫骨旋转，增加 PL 束移植物只能轻度改善膝关节的稳定性和胫骨旋转。Ferretti 采用导航技术在 20 具尸体标本上行 ACL 重建手术，10 例单束重建和 10 例双束重建。与术前 ACL 缺失的情况相比，两种技术均可显著减少前后移位和胫骨外旋（P<0.05），两组胫骨前后移位和胫骨内外旋未发现存在差异。大量临床研究表明双束重建技术临床结果并不占优势。

因此，关键的重点在于解剖重建，目前认为解剖重建的概念应该运用于所有的 ACL 手术，无论是单束重建，还是双束重建，以及翻修手术和单束加强重建等。单束解剖重建术的目标是将单束移植物放置于原始 ACL 的股骨和胫骨解剖足印区，要求解剖定位股骨隧道和胫骨隧道。当 ACL 双束纤维中只有 1 束断裂时，无论是 AM 束或者 PL 束撕裂，需要保留未累及的纤维束，原则是撕裂哪束，重建哪束，用单束重建加强部分损伤的 ACL，此时要求前内束对前内束、后外束对后外束。

对于完全断裂的患者，单束解剖重建将隧道定位于原始 ACL 胫骨和股骨足印区的中心，要求中心对中心，部分学者建议单纯重建前内束。此时的移植物较为水平，当膝关节处于伸直位时，移植物不会与髁间窝顶部、PCL 和髁间窝外侧壁发生撞击，更加接近于 ACL 的动力学。在传统的观念中，由于担心移植物发生撞击，过去通常将胫骨隧道定位于偏后的位置（接近于 PL 束的止点），将股骨隧道定位于 AM 束的高位，这样就会造成隧道匹配错误。在这种状态下，处于非解剖位的移植物将会承受非生理状态下的生物力学应力，可导致移植物愈合不良和失效，术后生物力学性能和临床疗效不佳。

单束解剖重建股骨隧道的目标是在 ACL 足印区的中心或者 ACL 的原始止点上，钻取适当直径的隧道。在手术过程中，需要仔细观察软组织和骨性标志物，细致探查 ACL 的撕裂类型，并确认原始 ACL 的止点。术中将膝关节屈曲 90°位，经前外侧入路使用 30°关节镜向下观察，可取得 ACL 胫骨足印区的最佳视野。利用定位器可将胫骨隧道定位于 ACL 足印区的中央，并建立适当方向的胫骨隧道。目前认为保留 ACL 的残端，有助于术后移植物的愈合和恢复本体感觉。为了更好地观察股骨附着部，当膝关节处于屈曲 90°位，可将关节镜放入前内侧入路内观察，用电凝装置或者射频设备清理髁间窝外侧壁，避免使用磨钻行髁间窝成形，否则将会破坏髁间窝的正常解剖，影响股骨隧道的定位。原始 ACL 的股骨足印区位于髁间窝外侧壁上的外侧髁间嵴和下方关节软骨边缘之间。可用弯头骨锥在该足印区的中央做一个标志，使骨隧道尽可能多地占据足印区。令膝关节处于高度屈曲位(120°)，经 AM 入路或者采用双切口技术由外向内钻取股骨隧道。

7. ACL 解剖双束重建技术

尽管传统的 ACL 单束重建可以使患者成功地恢复体育运动，但是对传统单束 ACL 重建的中期随访研究发现高达 90%的患者出现关节退行性改变的放射学证据。生物力学研究显示，采用单束重建技术，即使将移植物放置于解剖部位，仍然无法全面恢复膝关节的正常旋转动力学。

通过尸体研究发现 ACL 由两个功能束所组成：前内束(AM)和后外束(PL)，AM 束的长度约为 PL 束的 2 倍，两束的横截面直径基本相同。因此，部分学者提出双束重建的概念，要求在术中分辨及标识 AM 束和 PL 束的解剖位置，用于隧道位置的解剖定位。在膝关节伸屈运动过程中，ACL 两束股骨止点的方向会发生改变，这个重要概念以往被忽视。在膝关节处于屈曲接近 90°位时，AM 束和 PL 束的股骨止点处于水平方向；当膝关节处于伸直位时，两者变为垂直方向。在关节镜术中通常将膝关节置于屈膝 90°位，因此此时 AM 和 PL 束处于水平方向。

ACL 双束重建之前，应根据患者特异的解剖特点，做出单束还是双束 ACL 重建的决定。需要指出的是双束 ACL 重建并不一定意味着解剖重建，目前要求在双隧道定位时，遵循原始解剖止点作为指导解剖定位原则，实施解剖双束 ACL 重建。需要使用 3 个入路：前外侧入路(LP)、前内下入路(MP)和附加内侧入路(AMP)。将关节镜置于 MP 入路内，可以清楚地观察 ACL 的股骨止点，经 AMP 入路工作，并建立股骨隧道。解剖双束 ACL 重建术本质上是"止点手术"，辨别正确的隧道定位解剖结构，是手术的关键步骤，需要在切除 ACL 残端组织前施行。用射频设备标记原始 ACL 每束的股骨和胫骨解剖止点，注意保留各束的边界，可作为定位标志，测量 AM 束和 PL 束的长度和宽度，根据每个患者的解剖制订个体化手术方案。通常不进行髁间窝成形术，避免因髁间窝成形而破坏 ACL 股骨端的解剖定位。

双束重建技术需要完整获取半腱肌腱和股薄肌腱，部分学者建议获取双侧半腱肌腱，以保证具有足够的直径和长度。根据所取肌腱的长度，对折或者 3 折，部分学者甚至形成 4 折，分别测量直径和长度，选择作为前内束和后外束的移植物，注意移植物长度不宜短于 7cm，然后工作台上预张备用。双束重建技术的理想骨隧道定位仍具有较大的争论，文献报道中有多种定位技术和器械，尚不统一。如前所述，将关节镜放入前内入路内观察，建立附加内下入路，经该入路先定位后外束的股骨隧道中心点，通常可根据残端的位置，假如患者为陈旧性损伤，残端已消失，定位点是膝关节屈曲 90°位，股骨外髁软骨缘最低点上方约 8mm 处。经前内束胫骨隧道定位前内束的股骨隧道位置，其优点是可以形成较长的骨隧道，并与 PL

束的股骨隧道相偏离。但是，某些时候经胫骨隧道无法到达解剖止点，需要通过前下内侧入路钻取 AM 股骨隧道，此时膝关节必须保持高度屈曲位。放入导针后，使用相应的空心钻建立股骨隧道。关节镜置于前外侧入路可清楚地观察 ACL 胫骨止点，经前内侧入路放入常规胫骨定位器，依据 ACL 胫骨残端分别定位前内束和后外束，放入导针后，按相应的直径分别建立骨隧道，注意其胫骨隧道外口必须有间隔 1cm 骨桥，以避免挤压螺钉固定时发生隧道壁骨折融合。微型带袢钢板是唯一适用于双束重建技术的固定方式，测量骨隧道深度，选取适当长度的纤维环。首先引入后外束移植物，翻转微型钢板完成固定，然后引入前内束移植物，也采用微型钢板固定。研究发现，当膝关节完全伸直时，PL 束的张力最高，当膝关节屈曲时该束转为松弛；而 AM 束的张力在当膝关节处于 45°～60°时达到其最高点，并在整个活动范围内均处于紧张状态。因此，术中必须在上述屈膝角度分别固定 AM 束和 PL 束移植物，以便最大程度地恢复原始 ACL 各束的张力类型。因此，选择在屈膝 10°位拉紧后外束移植物，用挤压钉固定其胫骨端；在屈膝 60°位拉紧前内束移植物，用挤压钉固定其胫骨端。

第三节　关节镜下后交叉韧带重建术

膝关节后交叉韧带(PCL)是保持膝关节稳定的重要结构之一，断裂后将会引起膝关节后向不稳及旋转不稳，从而影响膝关节的整体功能，并会导致一系列继发病变，损害关节内其他结构、加重损害，严重者可引起膝关节病。近年来，随着对 PCL 解剖、生物力学特征、生理功能作用、伤后自然转归、对膝关节功能的影响、重建替代物的选择、重建生物力学、重建韧带生物学转归等方面研究的深入，对 PCL 损伤的认识有了新的发展，临床诊治水平有了进一步提高。目前，随着现代膝关节镜微创外科技术的发展完善，关节镜下进行 PCL 重建技术不断成熟并在逐渐深入开展。

一、PCL 的基本解剖与功能

(一)解剖特点

PCL 与 ACL 协同作用，共同保证膝关节的稳定性与运动功能。PCL 在膝关节内走行与 ACL 相交叉，下止点(起点)起于胫骨髁间后窝后部，约在关节面下 0.5cm 处，然后斜向内上方向走行，上止点(止点)止于股骨内髁髁间侧面前内侧部，附着部呈圆弧形，长约 2.0cm。PCL 分为前外、后内两束。前外束位于外侧，在屈膝位时紧张；后内束位于内侧，在伸膝位时紧张。PCL 较粗大，粗细程度约是 ACL 的 2 倍，平均长为 3.8cm，宽 1.3cm。

(二)主要功能

PCL 作为膝关节主要的稳定结构，在整个膝关节活动中起着运动轴心的作用。其主要作用为限制胫骨后移，保证膝关节的后向稳定作用。同时可以限制胫骨过伸，并有一定程度的限制小腿内旋、内收、外展的作用。正常情况下，PCL 完整，膝关节不会出现不稳。如果 PCL 断裂，膝关节失去以 PCL 为轴的旋转作用，除出现膝关节后向不稳外，也可出现后侧旋转不稳。

二、损伤机制

任何造成 PCL 受力的暴力与创伤均可引起 PCL 损伤。

(一)过伸伤

膝关节在过伸受伤中，PCL 首先受累，常易造成 PCL 损伤，而 ACL 正常，但如果暴力过大，也可引起 ACL 断裂，同时引起后关节囊严重损伤。过伸伤同时并有内收内旋损伤时可并发外侧副韧带损伤，过伸伤时的应力点位于胫骨上端前方，同时产生胫骨后移位应力，致使 PCL 损伤。

(二)前后移位损伤

屈膝位时小腿(胫骨)受到由前向后的暴力作用，致使 PCL 承受向后的损伤力，以致损伤。PCL 损伤与 ACL 不尽相同。ACL 损伤常易合并内结构损伤(屈膝外翻伤所致)。PCL 伤常单独发生，合并伤多以外侧结构为多。根据临床经验，合并侧方结构损伤时，暴力多较大，同时有旋转损伤。如果出现膝关节脱位，常引起 PCL 与 ACL 同时断裂，同时并发侧方韧带结构损伤。

(三)旋转翻损伤

当此暴力过大时会导致 PCL 断裂与其他韧带的合并损伤。

(四)内外翻损伤

导致内外侧结构损伤，暴力过大时会导致 PCL、ACL 合并损伤。

三、临床表现及诊断

PCL 损伤主要表现为膝关节功能性后向不稳及向侧方旋转不稳，以及由于膝关节不稳所继发膝关节内结构损害而引起的症状。膝关节早期不稳可以在伤后不久很快就出现，是由于膝关节失去韧带后向稳定作用所致。膝关节后期不稳可以在伤后较长时间内出现，由于膝关节失去后向稳定结构，膝关节周围肌肉韧带的稳定作用失代偿所致。

(一)病史

均有膝关节损伤史，伤后出现膝关节后向不稳定而影响运动功能。

(二)查体

主要有：①出现由于膝关节不稳继发膝关节内结构损害的体征，如肌肉萎缩、软骨损伤、半月板损伤的体征；②后抽屉试验阳性；③后向旋转不稳检查阳性；④重力试验阳性(胫骨因重力作用而下沉，致使胫骨上端明显凹陷，胫骨结节较健侧明显低下)；⑤反向轴移试验阳性；⑥股四头肌收缩试验阳性等。

(三)X 线检查

对于带有部分骨质的起止点撕脱损伤有诊断价值，对韧带实质部断裂诊断意义不大；可以发现或除外其他骨性结构损伤；膝关节后向应力(后抽屉试验)侧位 X 线片可见胫骨明显后移。

(四)KT-1000(KT-2000)

检查后向松弛明显。

(五)MRI

PCL 正常信号改变，增粗、断裂、迂曲或消失等改变。

(六)膝关节镜检查

可以明确诊断 PCL 损伤情况，镜下可表现为损伤的 PCL 张力明显减弱或吸收消失，急性损伤时可发现断端。

四、PCL 重建的手术技术

(一)PCL 重建的胫骨后方嵌入固定技术(Inlay 技术)

PCL 重建手术的胫骨后方嵌入固定技术由欧洲人 Thomann 和 Gaechter 首先报道，而美国人 Berg 报道相似的技术。Inlay 技术需要在膝关节的后方附加切口，将移植物的骨块固定于 PCL 的胫骨止点处。最初 Inlay 法应用于单束重建技术，后来经过改良，将移植物从中间劈开，可以完成双束重建。Inlay 技术的优点是可将移植物固定于解剖位置，更加符合解剖重建；能够消除经胫骨隧道技术中移植物在胫骨后方骨隧道出口处的锐角返折，即 killer 角；直视下手术，减小血管损伤概率；位于胫骨端的移植物是骨与骨固定，愈合较快；生物力学实验数据支持具有较佳的结果。其缺点包括必须在后方增加切口，因此不属于全关节镜下手术方法，需要术中改变体位，术中手术人员操作不便。胫骨侧骨块固定使用螺钉或者骑缝钉，股骨侧的固定方法可采用挤压螺钉、Endobutton、骨桥技术等。

Inlay 技术和经胫骨隧道技术相比较，究竟哪种手术更加牢固和有效，目前尚不清楚。生物力学研究发现在术后即刻两种技术的膝关节松弛度的差别不大，但是在承受循环载荷之后，经胫骨隧道组的松弛度加大，膝关节的前后位移会增大，认为经胫骨隧道技术的 killer 角对于移植物的影响较大。Bergfeld 等体外生物力学研究报道结果，共 31 对移植物分别经胫骨隧道技术和 Inlay 技术施行 PCL 重建，移植物直径无显著差别。在承受循环载荷之后，10 个经胫骨隧道技术的移植物在 killer 角处变细、延伸和失效，因此认为 Inlay 技术的后方稳定性更强，可减少移植物破坏或断裂，减少移植物总体延长。但是回顾性临床研究认为经胫骨骨道技术和 Inlay 技术对于恢复膝关节的稳定性方面无差异。Seon 等通过临床研究发现两种技术的临床疗效基本相同，应力下 X 线检查结果无显著差异，因此认为两种技术均能取得满意的稳定性。MacGillivray 等报道两种技术的 2 年随访报道，在后抽屉试验、KT-1000、功能测试、多种膝关节评分均无显著差异，因此认为两种技术都能有效恢复膝关节的稳定性。

1. 移植物的选择

准备双束重建移植物，劈开的异体跟腱移植物是首选；劈开的自体或者异体股四头肌腱移植物是次选；劈开的异体髌腱移植物，尽管其移植物体积较大，但是其长度与原始 PCL 之间的匹配存在困难，以及将股骨端的两个骨块放入髁间窝和股骨隧道内会发生困难，不建议使用。在解剖研究中发现前外束较为粗大，因此通常为前外侧束 11mm，后内侧束 9mm。

2. 手术技术

患者需要取侧卧位(患侧朝上)，或者术中变换体位，由仰卧位变为俯卧位进行操作，便于膝关节前部和后部的手术操作。在选择侧卧位手术时，髋关节外展外旋 45°，膝关节屈曲 90°，进行膝关节的前方操作，包括取腱和关节镜下股骨隧道的建立。当完成膝关节的前方部分的操作之后，膝关节完全伸直并轻度外旋，以利于充分暴露膝关节后方。如果在仰卧位进行前方关节镜操作，在进行膝关节操作时，必须将体位改变为俯卧位以充分暴露膝关节后方。

建立标准的前下外侧入路放入关节镜，尽可能地将前下内侧入口靠近髌骨，有助于关节镜进入后方关节间室内。首先探查和处理半月板和软骨病变。当膝关节处于屈曲位时，建立后内侧入口，用于放入 30°关节镜，结合前方入路，全面探查 PCL，确定完全撕裂。用刨刀切除 PCL 残端，保留其足印区的前缘，作为 Inlay 的参照点。将关节镜置于前下外侧入路内，使用 PCL 导向器建立股骨隧道，其定位中心为股骨内侧髁的股内侧肌后缘，在 PCL 的解剖止点处，以由外向内的方式建立前外侧束和后内侧束隧道。

根据 Burks 和 Schaffer 报道，后方切口从腓肠肌内侧头向外侧的斜行切开，注意避免损伤走行于腓肠肌内侧头和半膜肌之间的腓肠神经。切开腓肠肌内侧头，将腘窝内神经血管结构向外侧牵拉。纵向切开后关节囊，暴露 PCL 胫骨止点，并凿出一个骨槽。延长前内侧入口，使得移植物可以穿过。将移植物的骨块放入骨槽内，用 6.5mm 的 Washer 螺钉固定。分别将前外侧束和后内侧束引入股骨隧道内，在屈膝 90°位，施加前抽屉力量，重新恢复正常的胫骨前方台阶，选择适当的方法完成股骨端固定。

(二)经胫骨隧道的 PCL 单束重建技术

经胫骨骨道技术由 Clancy 等推广介绍。需要特殊的瞄准导向装置，由胫骨近端的前内侧向胫骨后方的 PCL 胫骨止点处钻取骨隧道。单束重建的主要优点有技术相对较容易，手术时间较短；对韧带长度的依赖性相对较小。其主要缺点是位于后方返折处可损伤移植物。当患者仰卧时，胫骨上端后沉可对移植物施加压力，最后可能导致松弛。

1. 获取和准备移植物

可使用自体 BTB、股四头肌腱和腘绳肌腱，或者同种异体移植物。移植物准备完毕后，测量其直径和长度，以确定相应空心钻型号。置于工作台上，留置牵引线并预张。移植物总长度至少应达 9cm，最好能够达到 10cm 以上，因为 PCL 关节内长度需要 30～35mm，两端在骨隧道内长度至少应保留 20mm，防止移植物过短，无法牢固固定。

2. 常规关节镜检查

患者取仰卧位，可采用全麻或者区域麻醉，麻醉后再次检查患肢和健侧的稳定性。大腿根部使用电动止血带，患肢屈膝 90°下垂，消毒和无菌防水手术单包裹铺单。建立常规 AL 和 AM 入路，施行系统正规的关节镜探查，处理合并损伤。部分学者认为应该在接近髌腱旁建立高位前外侧入路和低位内侧入路，可防止股骨髁和胫骨髁间棘阻挡，方便进入后关节囊内，有利于观察。重点是探查 PCL，但是由于 PCL 股骨附着部分的表面有大量滑膜和脂肪组织覆盖，尤其是陈旧损伤的患者，断端有大量瘢痕增生和粘连，再加上前方有 ACL 阻挡，因此关节镜下观察和诊断 PCL 损伤存在困难。部分患者可存在 ACL 假性松弛，内侧半月板后方移位，内侧间室和髌骨关节骨性关节炎改变等间接征象。

在术中附加后方入路，便于更加清楚地观察到完整的 PCL，并具有保护后方神经血管结构的功用。后外侧入路与后内侧入路相比，由于存在后方中间纵隔的阻挡，建立相对困难，因此通常采用后内侧入路，必要时才经外侧入路清理后方纵隔，可以更大范围地观察后方间室，以方便操作。在关节镜监视下建立后内侧入口，通过使用转换棒技术，将关节镜置于后内侧入口内，可观察到 PCL 全貌及其胫骨止点部。

3. 清理

清理关节腔，前方主要清理髁间窝，去除黏膜韧带，注意保护 ACL，用刨刀去除覆盖

PCL表面的滑膜和脂肪组织，去除炎性和增生组织，松解粘连，去除PCL残端及其股骨起始部，暴露足印区，以便定位，可以使用射频设备在确定定位处做出标志。将刨刀经PM入口进入后方关节腔，清理PCL胫骨残端及瘢痕粘连组织，切除PCL后方部分直至完全暴露PCL胫骨止点部，并为置入定位器开创空间。目前主张保留PCL部分止点，有助于术后生长和神经分布的恢复。对于部分PCL损伤的病例，也主张保留未损伤部分，只对损伤部分进行重建。

4. 建立胫骨隧道

将关节镜置于后内侧入路内，可清楚地观察到PCL胫骨止点处。经内侧入路放入PCL胫骨定位器，将定位臂的尖端置于胫骨后方凹陷略微偏外侧的PCL足印区，部分学者建议放置位置略偏远端。定位臂上的数值表示定位点位于胫骨平台下方的距离，一般为15～20mm。使用关节镜下导向器，将导向器锁定于45°～60°，部分学者习惯采用较大的角度，原因是可以加大后方拐角，有利于移植物顺利通过后方返折处和降低杀手拐弯的危害。

将胫骨定位器的导向套管放置于胫骨近端的前内侧面，约位于胫骨结节内侧1cm处，以及胫骨嵴和胫骨后内侧缘的中点。此处皮肤应事先切开予以暴露。从导向器上可读出胫骨隧道的长度，导向器套管的长度加上骨隧道的长度，就可以确定导针到达胫骨后方骨皮质所需要的长度，将导针固定于电钻上，其外露的长度为上述总长度加上5mm，确保导针不会穿透后方关节囊，误伤血管神经。沿导向器套管钻入导针，关节镜可观察到导针从PCL胫骨后缘止点处穿出。去除导向器，保留导针。经前内入口放入保护装置，阻止导针继续前进。用与移植物直径相同的中空钻，沿导针建立胫骨隧道。用刮匙和骨锉将骨隧道的后方入口修整平滑，以免对移植物造成不良影响。

5. 建立股骨隧道

与胫骨隧道定位相比，股骨隧道的定位更加能够影响术后膝关节的运动功能。股骨起始部具有较大的范围，对理想的股骨隧道定位仍存有争议，重建后的移植物无法完全复制PCL复杂的解剖。对于单隧道PCL重建的股骨隧道定位主要有2种意见：①移植物定位于等长点；②重建PCL的主要解剖束，也就是前外侧束，但是这样会导致隧道定位于非等长点。目前强调重视重建前外束，理由主要有三点：首先，在PCL的两束中前外束强壮，其强度和刚度为最佳；其次，在屈膝过程中前外束是主要的后向稳定结构，研究表明在屈膝90°位，前外束的功能作用大于后内束；而且在PCL损伤时，后内束后方的半月板股骨韧带常常保留完整。

根据Morgan等学者的研究报告，前外束位于股骨内侧髁外侧壁软骨缘的后方10mm，髁间窝顶部软骨缘下方13mm处。因此，股骨隧道内口的中心点应位于表盘11:30(右膝)位或者表盘12:30(左膝)位，与软骨缘相距10mm处，假定移植物直径为9mm，则股骨隧道的前缘与软骨缘相距6mm，该处为PCL前外束的原始足印区。也有学者主张定位于髁间窝的表盘14:00(右膝)位或者表盘10:00(左膝)位，距离股骨内侧髁软骨缘后方8～9mm处，该部位代表两束的中间位置。

股骨隧道的建立又可由内向外和由外向内两种技术。采用由内向外技术时，从前外入路定位前外束的中心点，钻入导针，然后顺导针向外钻入相应的中空钻。采用由外向内技术时，需要在内侧股骨髁的内侧附加约1.5cm的小切口。从前内入口置入股骨定位器的定位臂，确定前外束的中点位置，将导向套管固定。沿导向套管钻入导针至髁间窝的内侧壁。关节镜下观察位置正确后，顺导针用相应的空心钻建立股骨隧道。部分学者认为由外向内技术可以确保股骨隧道的适当定位和方向，并能减小移植物的切应力。

假如选择使用微型翻转钢板作为股骨端的固定方式，必须采用由内向外技术。将膝关节屈曲，关节镜置于前内侧入口内，经前外侧入口置入定位器，向前述定位点置入导针，穿过内侧髁。沿导针用 4.5mm 的中空钻头扩孔，测量股骨隧道的总长度，一般只有 35～45mm。然后沿导针以相应直径的骨钻建立股骨隧道，注意中空钻头应该沿导针轻柔旋转前进，直至骨隧道内口处，然后才开动电钻，可以避免损伤外侧股骨髁软骨和髌下脂肪垫。内侧股骨髁的骨皮质较薄，防止过度用力，钻透内侧股骨髁，将无法使用微型钢板固定。深度应少于总长度 0.5cm，一般为 2.5～3.0cm。假设移植物在股骨隧道内的长度为 20mm，韧带环为 5mm，余留 7mm 长度作为微型钢板的翻转长度，股骨隧道的总长度必须为 32mm，并在 20mm 和 27mm 处标记韧带。用磨钻或者刮匙修整股骨隧道内口，使之平滑，使移植物易于通过并防止磨损。

6. 通过和固定移植物

清理胫骨和股骨隧道的关节内口之后，从后内侧入口置入关节镜。在关节镜监视下，将钢丝穿过胫骨隧道，引过牵引线，通过胫骨隧道将移植物送入关节内。从股骨隧道内引出移植物的牵引线，然后将移植物送入股骨隧道内。在股骨内侧髁外翻转微型钢板，或者用挤压螺丝固定股骨端。拉紧胫骨端移植物的牵引线，伸屈活动膝关节 20 次后。在屈膝 90°位，施加前抽屉力量状态下，使用 10～20 磅的力量拉紧移植物，固定其胫骨端，必要时可采用双重固定。观察和探查重建后的 PCL 韧带，检查其位置和张力，观察 ACL 恢复张力可证实后方移位得以纠正。大量生理盐水冲洗关节腔，放入引流管，闭合各个切口。

(三)关节镜下 PCL 双束重建技术

经过长期临床观察，经胫骨隧道单束 PCL 重建手术的主观临床疗效总体上不错，但是部分病例膝关节后方稳定性的客观改善不满意。经过研究认为早期认识和正确诊断 PCL 及其伴随损伤、更加精确地复制移植物的位置，以及重建 PCL 各个成分的所有功能，可能会改善临床效果，是改进 PCL 疗效的未来发展方向。因此，PCL 双束重建技术越来越流行，目前认为通过增加重建后内束，可获得解剖重建 PCL，从而达到更好的后方稳定性。PCL 双束重建技术的优点包括：①分别重建 PCL 的前外束和后内束，充分恢复 PCL 的功能解剖和生物力学机制；增加后内束可更好地模拟 PCL 的解剖，从而有利于产生更加正常的后方稳定性；②在膝关节伸屈活动中，各束具有不同的张力，对抗在不同的时刻出现张力高峰；③增大肌腱与骨隧道的接触面积，有利于愈合。尽管 PCL 双束重建技术在理论上具有上述优点，但是临床疗效仍有争议。PCL 单束和双束重建技术的对比研究显示，双束 PCL 重建技术在松弛度方面可获得部分改善，在屈膝 0～30°时，改善 1～2mm，但是代价是增加移植物的力量，其长期结果仍尚待观察。PCL 双束重建技术的缺点包括：①由于需建立 2 组骨隧道，因此延长手术时间；②手术技术难度较高，双束可导致双重麻烦；③固定费用增高。

从文献报道中，具有多种双束重建技术，主要有：胫骨双隧道和股骨单隧道，胫骨单隧道和股骨双隧道，胫骨和股骨均为双隧道(四隧道重建技术)。

1. 获取和准备移植物

通常需要使用自体半腱肌腱和股薄肌腱、自体股四头肌腱，或者异体移植物，由于需要较长较粗的移植物，使用异体移植物可提供更多的选择。加入使用自体移植物，由于前外束较粗，可利用双股或者 3 股半腱肌腱，一般直径 7~8mm；而股薄肌腱较细而短，对折后可用于重建后内束，一般其直径为 5~6mm。分别在肌腱工作台上准备上述 2 根肌腱，缝合牵引线，测量肌腱直径，并根据隧道长度做出标记，工作台上预张备用。

2. 胫骨端定位和建立胫骨隧道

采用标准的膝关节镜入路。进行彻底的关节镜检查和评估，重点是彻底评估探查 PCL。发现 PCL 的撕裂部位，并用滑膜刨刀清理覆盖组织和残端。建立后内侧入路并放入关节镜，帮助清理整个 PCL 胫骨止点处，在关节镜监视下精确定位胫骨隧道。

PCL 胫骨止点位于胫骨后方，胫骨平台面下方 1.5~2.0cm 处，其足印区呈椭圆形，在该区域需要使用胫骨定位器帮助建立 2 个胫骨隧道。总体上，后内束应位于偏内侧，而前外束应位于偏外侧，但是关于胫骨隧道的内口定位方式具有不同的报道。Masino 等报道前外束定位于胫骨后髁间窝内缘于胫骨髁间嵴之间的中点处，后内束与之相平行，定位于内侧，使两个骨道之间具有 3~4mm 的骨桥。国内赵金钟等报道前外束定位于胫骨平台下方 10mm，PCL 胫骨止点足印区的外缘，后内束位于胫骨平台下方 10mm，胫骨足印区的内侧缘。通过解剖研究发现 PCL 胫骨止点的前外束与后内束基本上呈上下排列关系，前外束位于后内侧髁间窝的前上外位置，而后内束位于后侧髁间窝的后下内位置。因此应该将前外束的骨隧道定位于 PCL 足印区的外侧近端部分，而后内束的骨隧道定位于 PCL 足印区的内侧远端部分。

将 PCL 导向器的定位臂经髌下前内侧入口放入膝关节后方，分别置于关节镜确定的后内束和前外束的骨隧道位置中心点处，从前方向后方经套筒钻入导针，使用关节镜监视证实导针的定位，必要时可在术中使用 X 线透视监视。注意两个骨隧道之间至少具有 2mm 的骨桥，防止骨隧道坍塌。用弧形 PCL 保护器套住导针的尖端，有助于保护血管神经结构。沿导针分别用相应直径的空心钻建立骨隧道，部分学者建议采用手工完成胫骨隧道最后部分的钻孔，然后用专用骨锉修整骨隧道的边缘。

3. 股骨端定位和建立股骨隧道

Mannor 等对 12 具膝关节标本行双束重建，研究移植物的位置与张力之间的关系，发现改变股骨隧道位置可明显影响膝关节的生物力学性能，因此股骨端隧道定位更为重要。清理 PCL 的股骨起始部，以便准确地确定股骨隧道的入点，可用射频刀电凝标记 2 个骨隧道的中心点。伸屈活动膝关节观察其相对关系，在伸直位后内束骨隧道内口应位于前外束骨隧道内口的后方，在屈曲位，正好相反，应位于其前方。在膝关节屈曲 90°位，前外束位于表盘 11:00~11:30(左膝)位或者表盘 12:30~13:00(右膝)位，内侧股骨髁软骨缘后方 8~10mm 处。后内束位于前外束的下方和稍偏后方处，位于表盘 9:00 位(左膝)和表盘 3:00 位(右膝)。上述 2 个定位均应位于 PCL 股骨止点的足印区内。部分学者认为前外束定位于股骨髁间沟中线内侧 1.5cm，关节面后方 1cm 处，后内侧束位于前外侧束后内 1cm 处。

采用由内向外法建立股骨隧道。在膝关节屈曲 90°位，关节镜放入前内侧入口内监视，经低位前外侧入口放入双束导向器，置于前外束骨隧道定位中央处，经导向器的套管钻入导针，经过股骨内侧髁，从膝部内侧的皮肤中穿出。移除导向器，用 4.5mm 的中空钻钻孔，使用测深器测量骨隧道长度，以相应直径的蘑菇头空心钻扩大骨隧道，直至适当的深度。用相同的技术建立后内束骨隧道，注意在钻孔后，两个隧道之间必须保留适当的骨桥（大约2mm）。注意确保避免损伤关节面，用刨刀清除和排出碎屑，减小脂肪垫的炎性反应和关节粘连的可能性，隧道口使用骨挫平整。

4.引入移植物并固定

经胫骨隧道分别将过线装置穿过胫骨隧道，进入膝关节内，然后用关节镜抓钳从股骨隧道内拉出。先引入后内束，然后是前外束。将移植物的牵引线穿入过线装置的线环内，拉动牵引线，牵拉移植物直至正确的位置，直至其上的微型翻倒钢板固定于股骨内侧髁骨皮质外。伸屈膝关节，观察后内束和前外束的相对运动，在屈曲90°～100°时，后内束应位于前外束的下方，当膝关节伸直时，后内束移动到较为偏后的位置上。

将膝关节完全伸屈约25次，使各束肌腱得到预张，并且与骨隧道更加贴合，然后固定胫骨端移植物。在膝关节屈曲70°～90°位时，胫骨保持前抽屉位时，10～20磅的牵拉力量下，固定前外侧束。在膝关节屈曲15°～30°，胫骨保持前抽屉位时，10～20磅的牵拉力量下，固定后内侧束。用可吸收螺钉完成隧道口内的主要固定，必要时可采用双重加强固定。

大量生理盐水冲洗关节腔，清理碎屑。分别从前方入口和后内侧入口观察重建后的PCL韧带。放入引流管，闭合切口。

第四节　人工肩关节置换术

肩关节（盂肱关节）的严重病损，包括复杂性骨折、肿瘤、类风湿关节炎等，严重损害肩关节功能，影响患者生活质量，复杂的肱骨近端移位骨折，无论伴或不伴脱位，都很难治疗。因为保守治疗无法早期进行功能锻炼，常导致肩关节僵硬、骨不连和畸形愈合；而切开复位内固定需要广泛剥离软组织以暴露骨折端，其会加重对肱骨头血供的破坏，增加肱骨头缺血坏死及骨不连的危险，治疗效果也不尽如人意。肱骨近端是骨肿瘤好发部位之一，许多骨肿瘤或骨瘤样病变经局部刮除或切除后可获治愈，但部分肱骨近端骨肿瘤经大块肿瘤骨切除行关节融合或行截肢术后会致关节功能大部分或全部丧失，特别是对于肱骨上段肿瘤行肩关节离断或关节缩短融合术，因丧失肩部的完整性及功能，患者难以接受，目前人工肩关节置换术已成为肱骨近端骨肿瘤切除后重建肩关节功能的重要方法之一。类风湿关节炎侵及肩关节，可导致进行性疼痛加重，活动范围减小，运动功能丧失，而关节置换术可用以缓解疼痛，改善关节功能。Ⅳ～Ⅴ期类风湿肩关节炎应行关节重建术，其目的为缓解疼痛、增加活动范围和保存关节功能。

一、全肩关节置换术

人工全肩关节置换术，即同时进行肱骨头和肩胛盂的关节面假体置换，目前已发展为成熟的手术。

有3种类型的全肩关节假体可供选择，包括：①非限制性假体：适用于肩关节盂受累，关节面不光滑者；②半限制性假体：适用于肩袖损伤者；③限制性假体：适用于肩袖损伤难以修补者，三角肌功能良好者。每种类型有多种全肩关节置换系统可供选择。每一全肩关节置换系统均有各自的手术器械和使用原则，如果手术操作和康复治疗适当，其手术疗效，使用寿命等同甚至优于其他关节置换术。多项长期随访结果表明，各种原因所致的翻修率平均低于10%，而肩胛盂假体松动平均只有4.3%。

(一)适应证及禁忌证

1. 适应证

(1)肩关节骨折、脱位、关节结构严重破坏者。

(2)严重的骨性关节炎、类风湿关节炎、创伤性关节炎、关节强直者。

(3)肩关节低度恶性肿瘤及破坏广泛的良性肿瘤，肩关节结核稳定两年以上者。

2. 禁忌证

(1)活动性的或近期的感染。

(2)神经病性关节病。

(3)三角肌和肩袖均瘫痪且功能完全丧失。

(4)身体衰弱和无法治疗的肩关节不稳。

(5)不可修复性肩袖撕裂是肩胛盂置换的相对禁忌证。

(二)术前准备

(1)了解肩部肌肉情况，排除神经性肩关节疼痛。

(2)摄正侧位X线片包括前后位、腋窝侧位和肩胛Y位片，CT、MRI了解病变情况，选择相应的假体型号。

(3)术前30min静脉应用抗生素。

(三)体位

患者取沙滩椅位(约45°半坐位)，手术台一端安装头架。患肩应突出手术台的一侧。患侧上肢不固定，以便于肩胛盂显露过程中自由活动。在同侧肩胛骨下放置一个折叠的毛巾或一个小沙袋，用以保持肩胛骨向前倾斜，使患肩后垂，关节间隙张开，有助于显露。

(四)手术步骤

1. 切口与分离

取三角肌-胸肌入路，从锁骨水平开始，越过喙突，止于三角肌止点前缘，全长约15cm。切开皮肤、皮下组织和深筋膜，游离皮瓣。自三角肌与胸大肌之间隙将两肌分开，通常结扎头静脉近端的深穿支，游离头静脉，将其与三角肌一起牵向外侧。向内侧牵开胸大肌。用手指钝性分离，把三角肌底面的粘连或滑囊与肱骨近端和肩峰下间隙游离开来，将肱骨后方完全分开。找出并确认靠近肩胛下肌下缘的腋神经，整个手术过程中要时时辨别并保护腋神经。腋神经找到后，紧贴二头肌间沟内侧切断肩胛下肌腱。

外旋臂部，将肩胛下肌腱后方关节囊与其分离开，标记缝线以助于移动肌腱和肌肉。若术前活动度被动外旋≤-20°，需行肩胛下肌腱Z形延长图，但术后易粘连、断裂。关节囊下方常常在肱骨近端的大骨赘下与之粘连。可边松解关节囊边外旋上臂使关节囊从肱骨撕下。此方法可以减少腋神经损伤的危险。特别重要的是在约8点位置松解下方关节囊，以便能够向后移动肱骨头，充分显露肩胛盂。

2. 肱骨准备

关节囊松解后，脱位肱骨头，外旋并伸直臂部使之前移。为能够对肱骨头进行精确截骨，用咬骨钳去除周围骨赘,显露解剖颈边缘和肱骨头。标准肱骨头截骨应后倾35°,但可在20°~45°之间, 正确的截骨高度和截骨倾斜度对于获得适宜的软组织平衡是重要的。截骨线高度由肩袖止点所决定:紧贴肩袖止点的近端进行截骨。小心不要过度后倾截骨,也不要损伤或撕脱肩袖止点。

可通过髓内导针或摆放臂部位置来判断截骨倾斜度。可将臂部外旋90°,将肱骨头脱位以显露整个肱骨头,可以观察到肩袖的整个止点。使锯片相对于前臂后倾35°(或与患者躯干成55°)进行截骨。尽量符合正常颈干角。与解剖颈干角有偏差可以导致肱骨假体位置不正。较解剖颈内翻截骨将不能截除肩袖止点外侧的关节软骨或切除了内侧的肱骨距,将使肱骨颈上的假体位置过低。

相反,截骨的颈干角较大(外翻)将使内侧骨质保留过多,如果肱骨颈上截骨位置过低,可能损伤肩袖止点。然后,根据所用的假体系统进行扩髓和锉髓。扩髓钻入点应在肱骨头截面的偏外侧,约在肱二头肌沟后1cm。这样可把假体柄置于中央,并能提供足够的肱骨偏距,植入一临时假体(试模),确保试件的切割翼倾斜度正确,以使假体柄安放平齐。把试模柄的外侧切割翼放于二头肌沟或二头肌沟稍偏后,以便后倾20°~40°。切割翼越靠二头肌沟后,所得的后倾角度越小。稍稍往前放置切割翼将增大后倾。试模和假体植入时小心避免外侧皮质穿孔,尤其对于疏松的骨质。准备肩胛盂时要保留试模柄以防止牵开肱骨干时肱骨近端变形。复位试模,判断倾斜度、截骨高度和软组织挛缩程度。挑选与截除肱骨头高度匹配的肱骨头假体型号。在试验复位时,肱骨头应稍高于大结节,并且不过度充填肩袖。肱骨头假体的选择必须使高度和偏距达到适当的平衡。肩胛盂准备和软组织松解后再做最后选择。

3. 肩胛盂假体植入

用肱骨头牵开器后牵肱骨。如果显露困难,可更广泛地骨膜下松解关节囊。在前方,把关节囊从肩胛下肌底面的内侧部和肩胛颈上切开。然后,把Bankart牵开器安全地放在肩胛颈后部。检查肩胛盂有无磨损和骨缺损。去除残留的软骨。通常肩胛盂后方破坏,需要把肩胛盂前缘磨深以重建正确的倾斜度。可通过偏心锉磨或高速磨钻来完成。不管用何种方法,确保锉磨软骨时不超过软骨下骨。肩胛盂假体应放于喙突基底下的中央,以减少肩胛颈出现穿孔的危险。如果后缘磨损明显,而前缘并没有降低,则假体将过度后倾,可能出现肩胛颈前缘穿孔。为牢固固定和减少松动的危险,肩胛盂假体必须牢固安放于肩胛盂的软骨下骨上,不能有任何摇摆。关节盂假体安放位置差时,不能用骨水泥调整。

4. 肱骨假体植入

假体植入的方向和高度必须正确。这在关节盂假体植入后是由肱骨试件复位来决定的。肱骨假体柄植入前,在小结节内侧,沿切除肱骨头的边缘钻4或5个骨孔,每个骨孔内穿入2根2号编织不吸收缝线,以便在关闭时重新附于肩胛下肌腱。如果使用骨水泥固定,按标准方式准备肱骨髓腔,用脉冲冲洗并擦干髓腔,用骨水泥递送系统和骨水泥塞加压骨水泥。假体柄打入后,骨水泥凝固前维持假体位置以防旋转和移位。清除周围组织中渗出的多余骨水泥。为重建三角肌筋膜袖的张力,避免肩部不稳和肌力弱,选择合适的肱骨头高度是必要的。肱骨头复位后,肱骨头应在关节盂边缘上能前后移动约肱骨头直径的50%。肩胛下肌必须足够长,以便重新附于肱骨,选用的肱骨头型号应使外旋达到可接受的程度。在上方,肱骨头型号应能使大结节到肱骨头尖形成一个光滑的移行区,以防止肩袖张力过大。

5. 关闭切口

如果后方关节囊常常冗余，可致盂肱关节后方不稳定，可用不可吸收缝线重叠紧缩关节囊。用先前留置的 2 号不吸收缝线牢固地重新固定肩胛下肌腱。只在外侧 1cm 部分关闭旋转肌间隙，以免限制外旋。在活动范围内活动臂部以确定术后康复锻炼时是否存在活动受限。臂部用肩固定架固定，肘部用枕支撑，避免臂部伸直，并保护修复的肩胛下肌腱。

(五)术后处理

肩关节置换术后，功能康复计划应根据患者三角肌，肩袖功能结构是否完好来制订。若患者肩关节周围肌肉结构完好或具有恢复功能的能力，则其康复的目的是最大限度地恢复肩关节的功能和活动度；反之，因其康复锻炼的效果较为有限，其康复目的在于获得有限的肩关节活动度。

肩关节置换术后的康复锻炼总体分三期。

第一期：以被动-辅助性的活动练习为主，辅以局部理疗。此期为术后 1～3 周。术后应立即使用悬吊绷带或其他制动器材。术后第 1d 可做腕指关节的主动活动，如握、松拳训练。肘关节应避免主动伸屈，可做肌肉等长收缩练习。术后第 3d 可以指导患者进行辅助性的被动伸屈肘关节及患肩外旋活动，方法如下：双手握短棒，用健侧带动患侧屈肘靠近身体，然后进行患肩的被动外旋活动。术后 4～5d 起可于仰卧位进行辅助性的肩关节被动上举运动，方法如下：仰卧位，健手握于患侧手腕，屈肘靠近身体，用健侧带动患侧进行患肩被动上举活动，这一练习可使肩关节获得早期活动范围，但不影响修复的三角肌和肩胛下肌。术后一周起可进行辅助性的肩关节被动悬摆运动，方法如下：患者弯腰，双手握短棒，由健侧带动患侧肩关节来回悬摆，在掌握了辅助性过伸练习和悬摆练习后，在健侧上肢带动下开始肩关节辅助性被动内旋这一重要的功能锻炼。在开始力量恢复练习之前，肩关节被动上举，内旋和外旋练习应逐渐达到最大限度。

第二期：以主动－辅助性的活动练习为主。一旦肩周组织的连续性修复后，就应逐渐增加这类练习，变被动－辅助性活动为主动－辅助性活动。此期为术后 4～6 周，但应注意，为了保护肩胛下肌，术后 6 周内应避免肩关节的主动内旋活动，如应避免双手撑起身体这类引起肩胛下肌强力性收缩的活动。

第三期：进一步的肌肉拉伸和抗阻力力量练习。此期约为术后 6 周以后。此期可去除悬吊绷带或其他制动器械。术后 8～10 周开始无限制的肩关节活动练习，但患者应小心，不得参加身体接触的运动或力量性训练。

上述康复锻炼方法以使患者感到舒适，不引起疼痛为标准。所有锻炼方式每天重复 5 次，每次 10min。所有的康复计划完成后，肩关节的活动通常可恢复到正常肩关节活动的 2/3。

二、人工肱骨头置换术

人工肱骨头置换术的目的是把肱骨关节面恢复到正常位置和形状。

因为并不置换肩胛盂，肱骨假体关节面的大小、半径和方向必须与患者的生物肱骨头相同。人工肱骨头置换术手术操作相对容易，手术时间短。与全肩关节置换相比，出现肩关节不稳的危险较小，必要时可改为全肩关节置换术。缺点包括：并不总能解除疼痛；随时间延长，存在肩胛盂被进一步破坏而使疗效变坏的可能。1998 年，Neer 指出"当肩胛盂关节面良好时，人工肱骨头置换术的效果与全肩关节置换相似"。

(一)适应证及禁忌证

1.适应证

(1)肱骨关节面粗糙不平，但肩胛盂软骨面完整，并有足够的肩胛盂弧度稳定肱骨头。

(2)缺乏足够的骨质支撑肩胛盂假体。

(3)相对于肩胛盂肱骨头存在固定上移(如肩袖关节病或严重类风湿关节炎)。

(4)很早以前曾有关节感染史。

(5)关节需要负重(职业、运动或下肢瘫痪需要大量负重)。

2.禁忌证

(1)近期感染。

(2)神经病性关节。

(3)关节瘫痪性疾病。

(4)肩袖和三角肌功能不全，患者不配合。

(5)很早以前的化脓性关节病为相对禁忌证。

(二)术前准备

与全肩关节置换相同，但需拍对侧肩的 X 线片，以提供患者正常肱骨头解剖的信息。

(三)体位

与全肩关节置换相同。

(四)手术步骤

以慢性疼痛性盂肱关节匹配不良的人工肱骨头置换术为例。

1.切口及显露

从肩锁关节上方开始，向远端跨越喙突，然后沿着胸大肌-三角肌间沟延伸，至三角肌止点处，切口位于肱二头肌肌腹的外侧。将上臂外展30°。三角肌牵向外侧，胸大肌牵向内侧。松解胸大肌的上 1/4，如果需要，也可松解三角肌远侧，以便获得更佳的显露。对于大多数患者不必切断三角肌前侧部分，不需要游离三角肌的任何部分。沿喙肱肌外侧纵向切开锁胸筋膜，在肩袖上方用手指或骨膜剥离器分离肩峰下间隙。尽可能保留肩峰前部和喙肩韧带，尤其对于肩袖关节病患者。然后，判断肩胛下肌腱的位置，将肩关节置于极度外旋位辨别其上、下方的边界。找到肩胛下肌深面与关节囊浅面间的间隙，在肩胛下肌肱骨止点内侧2～3cm 处分离这一间隙通常较为容易。肩胛下肌腱止点附近肌腱与关节囊交织在一起，此处很难分离该间隙。一旦该间隙被分开，在肩胛下肌上、下缘分别用缝线缝扎标记，并在肱骨小结节内侧 2cm 处切断之。这样就可以更容易地分离肩胛下肌与其下的关节囊，并且当假体插入后，也可容易地进行修复和延长。接着从关节囊外表面游离肩胛下肌，以便肌腱能较大范围地移动，有助于保护腋神经。

2.肱骨处理

显露后垂直切开关节囊前部，将肩关节进一步外旋、外展，使肱骨头脱位。彻底探查关节，去除所有的游离体和肩胛盂边缘的骨赘。然后辨明肱骨头关节面边缘，可能需切除骨赘。但必须辨清肱骨头的边界，以便正确切除肱骨头。肱骨颈距部分必须保留，以便能正确地植入假体。如果跨越关节的肱二头肌长头腱情况良好，可将其完整地保留在肱二头肌肌腱沟内；

如果肌腱存在慢性炎症和磨损，则将其从肩胛盂上结节处剥下，然后转移至肩袖的前上方，或将其固定于肩关节下方的二头肌腱沟内。不能将其转移固定至喙突。使用摆锯或骨凿，按下述方法沿着先前确定的关节边缘切除肱骨头。贴着肱骨干近端放置一个试模，用以标志适当的截骨角度。标出截骨平面，使假体顶端不低于大结节，稍高于此更佳。若肱骨头假体低于大结节，可导致大结节撞击，并且运动的恢复很困难。截骨要保证肱骨假体头维持于 30°～40° 后倾位。截骨完成后，用一个大的刮匙打开肱骨的松质骨末端并显露髓腔。应从外侧开始打开髓腔，以避免假体柄植入后处于内翻位。接着选择一个髓腔所能容纳下的最大假体柄。如果需要，可用扩孔钻将髓腔扩大至合适的大小，过度扩髓是不必要的。试模的凸缘必须在二头肌沟后方 1cm 处。

3. 假体植入

可使用骨水泥固定假体。插入一个紧压配合的假体，使得假体牢固地坐于肱骨距上时能保持假体头后倾 30°～40°。但治疗陈旧性、漏诊的肩关节后脱位时，此时不要求达到上述后倾角，应显著减小后倾角，经常将肱骨假体置于中立位，以防止假体向后半脱位或脱位。根据肘关节的轴线可容易地确定后倾角。假体植入后，切除肱骨颈周围所有的骨赘。彻底冲洗关节腔，将假体复位入肩胛盂。

4. 重建动力

肩关节维持于旋转中立位，用不吸收缝线间断缝合肩胛下肌腱，用 2-0 的缝线通常能取得满意的效果，不必关闭关节囊。如果肩胛下肌挛缩，在旋转中立位时不能缝合或缝合后出现肩胛下肌过度紧张，可 Z 形延长肌腱。假如需要修复肩袖，在插入假体前，必须在大小结节上钻孔并穿上缝线。间断松弛地缝合三角肌与胸大肌间隙，间隙内留置引流条。除已进行肩袖广泛修复者外，可将上肢用悬吊-捆绑绷带制动。若肩袖广泛修复，需使用肱骨外展支架固定。

第五节　人工肘关节置换术

一、概述

自 20 世纪 40 年代人工肘关节置换术首次应用于临床以来，先后研制出多种不同类型的肘关节假体用于临床。早期设计的铰链式肘关节假体，短期内随访效果尚满意，可达到缓解疼痛，改善功能。但远期随诊结果令人不甚满意，假体松动率很高。1973 年发明了限制型肘关节假体，使用到临床后，近期效果尚可，但最终结果却不满意。根据临床的结果分析，现代肘关节的假体设计向着非限制型和半限制型发展。不同程度的减少限制性，可以减少骨与骨水泥界面的应力传导，达到提高成功率，减少松动率。

近 20 年来，由于对肘关节的解剖和生物力学的认识不断深入，肘关节成形术已有了很大的进展，从简单的单轴铰链型到复杂的非限制型解剖型假体。假体制约越小，越接近关节的生理运动，则假体的长期稳定性越持久。对于半限制型假体和非限制型假体，被认为是当今肘关节假体的发展方向，作何选择，需根据病情而定。若年轻患者骨质量状况良好，关节稳定，肘关节活动明显受限，此时选用非限制型假体比较理想。若患者年龄较大，明显的骨质破坏或严重的骨质缺损，关节明显不稳定时可选用半限制型肘关节假体。

与人工髋关节和膝关节相比，人工肘关节相对滞后，仍有待继续发展提高，最终向得到一个无痛、稳定、活动范围满意和耐久的人工肘关节而努力。这是我们矫形骨科医师和生物医学工程师的责任。

二、肘关节的应用解剖和生物力学

1. 应用解剖

(1)肘关节组成：肘关节由肱骨下端与尺、桡骨上端组成。包括肱尺关节及桡尺近侧关节被包在1个关节囊内，周围有韧带、滑膜囊和肌肉等，对关节有支持保护和运动作用。

(2)神经支配：前侧为屈肌(肱二头肌、肱肌)——肌皮神经支配；后侧为伸肌(肱三头肌)——桡神经支配；内侧为旋前屈肌群(桡侧屈腕肌、掌长肌、尺侧屈腕肌、指浅屈肌、旋前原肌)——正中神经、尺神经支配；外侧为旋后伸肌群(肱桡肌、桡侧伸腕长短肌、指伸肌、小指伸肌、尺侧伸腕肌、肘肌、旋后肌)——桡神经、骨间后神经支配。

2. 生物力学特点

(1)正常肘关节的活动包括：以尺肱滑车关节为主的屈伸活动和尺桡关节的旋前和旋后运动。最大屈伸范围150°～160°，伸直0～5°，过伸15°，旋后80°，旋前85°。完成日常生活中大部分活动，仅需要屈肘30°～130°和105°旋转活动，旋后55°，旋前50°。肘关节屈伸旋转轴线从矢状位看，旋转轴心大致位于肱骨小头的中心，坐在肱骨前方皮质连线上。从横断面上看，此旋转轴线通过肱骨滑车中心，与肱骨内上髁的连线相比，有5°～8°内旋，即旋转轴线向外上髁尖前移了约1cm，从冠状位看，旋转轴线与脑骨髓腔中心线成5°外翻夹角，桡骨小头关节面与桡骨长轴夹角为15°外翻。

按照Kudo的研究，肘关节有60°的屈伸活动度，屈曲挛缩<45°时，对日常生活的影响不大，基本上能够完成日常生活需要。

(2)手提、拉、推重物时，由于前臂的杠杆作用，肘关节所受的力远远大于物体的重力，这主要是由于肱桡肌的参与，使受力增加。一般情况下，57%由肱桡关节传递，43%由肱尺关节传递。肘关节这一生物力学特点对假体的固定是不利的。

(3)此外，肘关节的受力还与其屈伸活动有关，不同的屈曲角度、力臂不同，使肘关节的受力发生相应的改变。而且力的传递方向也发生变化。当提重物时，肱尺关节的受力可达体重的1～3倍。当肘关节伸直时，力的方向由后向前，屈曲时由前向后传递。肱桡关节也有相同的变化。当屈曲0～30°时，肱桡关节能传递最多的力，当进一步屈曲时，力传递能力下降。但受力情况与前臂位置有关，当中立位或旋前位时，桡骨头受力大于旋后位。

(4)如何评判肘关节成形术，Coonrad提出以下标准评制：即术后肘关节必须无痛、关节稳定，可活动，耐用，若失败可补救，并具有可重复性。

3. 肘关节的稳定性

(1)骨性稳定：肘关节的稳定主要依靠骨性结构，可抵抗不良应力，防止脱位起决定性作用。因此只要关节面对应良好，骨结构完整，临床上很少有不稳定的发生。但内侧及后外侧旋转不稳定除外，因涉及外侧副韧带。对于肘关节内骨折，解剖复位不仅对关节活动而且对关节稳定起着重要的作用。

其中，肱尺关节是肘关节中最大、最稳定的关节，是一个简单的铰链式关节，肱骨下端在前后位上近似三角形（底边是肱骨滑车、鹰嘴窝和喙突窝的两侧骨质构成三角的两条斜边），三条边中的任何一条边遭到破坏，均会影响整个肱骨远端结构的稳定性。若内侧或外侧柱断裂，肱骨远端对抗内外翻的能力将遭到破坏。肘关节本身的结构，有力地防止肘关节的内外翻和侧向运动。

桡骨头防止肘外翻的作用仅次于尺侧副韧带，若桡骨头切除后，将引起肘外翻不稳，并破坏了正常力的传递。因此有些学者认为桡骨头切除后应行假体置换术。

（2）软组织对关节稳定的作用：软组织结构对肘关节的稳定作用是不可忽视的。这些软组织结构包括内、外侧副韧带、关节囊和肌腱等组织。①肘关节内侧稳定主要靠内侧副韧带，其前束控制内外翻应力的作用大于另外两束。屈曲时几乎全由前束来维持，而关节伸直时，前束作用逐步减弱，而前关节囊和肌腱组织的作用逐渐增大。伸直位抗内外翻作用，前方关节囊和肌腱占全部软组织作用的40%；②外侧副韧带。在关节活动时，始终保持紧张，保证关节的稳定，同时，伸肌和旋后肌共同防止肱桡关节脱位；③环状韧带。主要是稳定近侧尺桡关节，而外侧副韧带止于环状韧带的部分对稳定桡骨头起着一定作用；④肌肉。通过肌肉的收缩，加强关节面的咬合，对抗快速活动时的应力。此外，肱三头肌和肱肌的止点加深了尺骨滑车切迹，有利于关节的稳定。

三、人工肘关节假体类型

目前人工肘关节假体约有20余种，根据肱骨假体和尺骨假体之间固定程度的不同可分为三类，即完全限制型、半限制型与非限制型假体。

（一）完全限制型人工肘关节

这种类型的假体多为金属对金属铰链式假体，采用骨水泥固定。这种关节假体欧洲国家采用较多，主要包括Dee假体、Swanson假体和Stmanore假体等。此类假体使肘关节的应力直接传递到骨-水泥界面，因此松动和断裂的发生率较高。现在多用于骨质广泛缺损时的补救性手术。

（二）半限制型人工肘关节

半限制型假体是目前应用较为广泛的一种假体类型，指应用金属-高分子聚乙烯材料构成的轴承，连接肱骨和尺骨部件，这种轴承有内在的外翻和内翻松弛度，可使应力转移到关节周围的软组织，并可完成一定程度的内外翻和旋转运动。包括Coonrad-Morrey假体、三轴假体和Mayo假体等。

（三）非限制型人工肘关节

非限制型全肘关节假体多由金属-高分子聚乙烯材料构成，特点为肱骨和尺骨假体间不存在链接结构，依靠假体间咬合匹配关系及周围韧带结构维持稳定性，力图模仿肘关节的正常解剖关系，故其要求关节韧带和前部关节囊的完整性，并且要求有正确的对位对线关系。这种类型的关节主要包括London假体、Lowe-Miller假体和头-髁型假体等。

四、手术适应证和禁忌证

（一）手术适应证

肘关节置换的首要目的是解除疼痛，其次为恢复关节活动和稳定性，达到接近正常的肘关节功能。因此，全肘关节置换术的主要适应证为，因类风湿关节炎、骨关节炎、创伤性关节炎，骨折不愈合或畸形愈合等疾病晚期，引起肘关节疼痛、不稳或僵直。此外老年肱骨远端粉碎骨折也可考虑行肘关节置换。肿瘤、创伤或感染导致骨质缺失也是全肘关节置换手术的适应证。但创伤性关节炎的手术效果不及类风湿关节炎，其原因主要由于绝大多数创伤性关节炎患者曾有过手术史，潜在感染的可能性较大，肱骨远端或肱骨髁可能合并骨缺损，假体缺乏足够骨性支持。特别是对年轻活跃的创伤性关节炎患者实行肘关节置换手术应慎重。

如果肘关节畸形，功能受限而无疼痛，不应考虑手术。如果肘关节不稳定引起无力和不适，应视为相对适应证。具体如下所述：

(1)肘关节病变晚期致肘关节严重疼痛者。

(2)双侧肘关节非功能位强直，严重影响日常生活能力，患者有要求者。

(3)因肿瘤、创伤、感染而引起的肘关节部分骨缺损。感染患者至少完全稳定一年以上方能考虑手术。

(4)关节成形术失败的患者。

(5)强直于非功能位晚期类风湿关节炎(Ⅲa，Ⅱb，Ⅳ)，影像学表现为关节间隙消失，患者表现为疼痛和活动受限者。

此外需注意以下两点：①患者既往受过桡骨小头切除或肘关节滑膜切除术可选择应用非限制型假体；②严重的肘关节韧带松弛；肱骨远端缺失超过 2cm，需要特制假体。

(二)手术禁忌证

(1)肘部有活动性化脓性炎症者。

(2)肘部主要运动肌瘫痪或肌肉肌腱等组织瘫痪造成主动屈伸功能丧失者。

(3)各种原因引起的肘部严重骨缺损，如类风湿关节炎、肘关节关节软骨下巨大囊性改变、尺骨半月切迹缺损或损伤、关节退变造成骨质严重缺损者。

(4)早期进行全肘置换术或筋膜成形术术后发生感染也不能立即进行肘关节置换术，应进行分期翻修术，包括取出已经发生感染的假体以及所有的骨水泥等，局部使用抗生素链珠和至少全身用抗生素 6 周。

相对禁忌证包括：①因糖尿病、脊髓空洞症等引起的周围神经病变或有较高功能要求及体力劳动者；②营养不良的患者；③对已有异位骨化者进行全肘置换术可因手术刺激而加重异位骨化，最终妨碍关节运动，影响关节功能。

五、人工肘关节置换术

(一)WeLink 假体人工肘关节置换术

臂丛麻醉或全麻。上臂扎气囊止血带下施术。手术开始时静脉滴入有效抗生素一剂。患者仰卧，置患肢于胸前，肘部背侧向上，取肘后正中切口，于鹰嘴尖起略偏内侧以显露并保护尺神经。牵开屈肌总腱、伸肌总腱起腱部行骨膜下剥离，于肱三头肌腱外侧显露肱骨远端骨折畸形愈合的肱骨内外髁和滑车，保护肱骨小头，剔除滑车隆起畸形愈合骨块。依假体铰链轴大小切除肱骨滑车至恰能嵌入假体铰链轴并贴合内外髁内侧切骨面，保护肱骨的尺骨鹰嘴窝和冠突窝。插入试模待合适并保护切骨部。经肱骨切骨面扩大肱骨髓腔后再试模。从肱三头肌腱内侧缘显露尺骨近端 1/3，切除鹰嘴 1/2，于尺骨切骨面切开尺骨髓腔，把握尺骨髓腔锉与尺骨纵轴一致情况下插入髓腔锉扩髓，时时矫正进锉方向，防止穿凿尺骨。至髓腔锉刻度以下完全能进入尺骨髓腔，放入假体柄试模于尺骨髓腔内。遂将肱、尺骨髓腔插入假体柄试件，并装配铰链栓，试行屈肘复位，检查屈伸肘活动度和前臂旋前旋后活动度。向洗净拭干的肱、尺骨髓腔内注入骨水泥。尺骨假体柄插入的深度以其关节轴心位于鹰嘴和冠突的中点；肱骨假体柄插入深度以其铰链轴恰平齐保留的肱骨内髁和滑车外侧面，轻轻锤击并纠正异常旋转，迅速联结关节轴衬垫和铰链轴，并立即使肘关节复位于正常伸直位（0位），并能屈肘至140°～150°位，稳定至骨水泥硬固。行尺神经前置，用软组织瓣将尺神经前置固定，并无明显牵紧、成角。缝合伸肌总腱至肱三头肌腱外侧缘，屈肌总腱缝至肱三头肌腱内侧缘，缝合切创。不置引流，加压包扎，肘关节维持伸直位。

（二）Coonrad-Morrey 人工全肘关节置换术

Coonrad-Morrey 人工全肘关节为半制约铰链型假体，由高分子聚乙烯假体衬垫和钛合金假体两类部件组成，兼具旋转和侧向松弛作用，肱骨假体柄和尺骨假体柄的形状更贴近各自的髓腔的形状，插入后更具有稳定性。此外，这种假体的长柄，增强了对抗较大力矩能力。

Morrey 等（1991）报道53例创伤性关节炎置换人工全肘关节，平均随访6.3年，22肘有并发症，其中18肘屈肘小于50°，6例失败，共14例作了翻修。

为了适配 Coonrad-Morrey 假体，需切除两髁即内外侧髁之间的滑车骨和部分髁间骨，因此，可以保留借以稳定肘关节的内、外侧副韧带。另外，这套假体的活动轴心紧贴肱骨小头和两髁的解剖轴心，使假体更趋稳定。

1. 麻醉和体位

臂丛神经阻滞或全麻。

患者仰卧，患臂置胸前，肩背部稍抬高。

2. 手术步骤

上臂扎气囊止血带。手部、前臂用消毒薄膜包盖，为需要时可以作为检查核对的标志。

（1）切口 肘后纵切口长12～14cm。皮下分离后，在肘内侧找到并游离尺神经，用橡皮片提悬保护。

（2）牵开肱三头肌 不切开肱三头肌腱，向内或向外牵开肱三头肌，必要时该肌腱的尺骨鹰嘴可用电刀稍作游离。良好保护内外侧副韧带，不予分离切断。

（3）截除肱骨髁间骨 脱出肱尺关节，用微型电锯、骨锉截除内、外髁间骨质，以肱骨侧假体试件为模本，依亚甲蓝画线为界，反复装配假体试件，磨锉至适合。扩大肱骨远段髓腔成三角形。

（4）截除尺骨鹰嘴 根据假体旋转轴的特点，将尺骨鹰嘴依冠突平面截除，抑单纯截除关节面。髓腔扩大器扩大尺骨近段髓腔成方形，前后位有棱角相对。

（5）假体试件分别插入肱、尺骨体，略显有2～3mm宽松为度，扣合假体轴，伸屈肘检查假体位置，大小适当与否，并作调整。

（6）检查桡骨头是否切除 当假体试件插入作被动伸屈肘运动时，检查桡骨小头是否与假体相撞、顶压，以保持轻接触为适宜。如压顶过紧应切除桡骨小头0.6～1.0cm。

（7）植入肘假体 髓腔内各塞入骨栓一枚，推至用扩大髓腔柄还深2cm部位。屈曲肘关节肱尺骨。冲洗髓腔，吸净、拭干，使之干燥，骨水泥从骨栓起同时向肱尺骨注入骨水泥至满出，夹持全肘假体，向肱骨、尺骨髓腔内同时插入假体柄。刮除多余骨水泥。置冷水浴中降低骨水泥固化热 5～7min 至完全硬固。少数情况下需肱、尺骨侧假体分别插入后，再行装配起来。

(8)前置尺神经。

(9)缝合切创清洗残血，松止血带再止血。置引流管。分 3 层缝合切创。

3. 术后处理

弹力绷带厚棉垫加压包扎患肘于屈肘 90°位，石膏后托固定，颈腕悬吊，夜间置于床边抬高。

引流管 24～48h 拔除。术后 12～14d 拆线弃去石膏，单纯颈腕悬吊。

第 3d 起用肘关节 CPM 作被动伸屈肘运动，初起 0～45°，第 2 周 0～90°，第 3 周 0～130°，每日二次，每次 30min。

4. 讨论

Coonrad-Morrey 全肘假体由 Coonrad(1979)设计和应用，后于 1982、1985 和 1988 年著文改进设计和应用技术。Morrey 于 1988 年对设计提出改进，与 Coonrad 联合发表专文，遂使该手术更趋成熟，临床疗效也有明显提高。

Mayo 医院设计全肘关节并报道临床应用结果，称取得良好的效果。Mayo 全肘假体包括肱骨、尺骨和桡骨小头三部分假体组成。尺骨假体由高分子聚乙烯制成。肱骨侧假体远端向前突，恰与肱骨的肘关节解剖活动轴一致。有 7°携带角，骨水泥固定。

此外，尚有 Moirey-Bryan 全肘假体、Mayo 全肘假体、Ewald 和 Stree-Stevens 假体全肘假体等方法，兹不一一介绍。

最值得注意的是 Ramsey 和 Adams(1999)报道采用 anmnul-Morrey 半限制人工全肘关节治疗肘关节不稳定的 19 例结果，经平均 6 年随访，16 例满意，3 例不满意 19 例肘关节稳定性良好，屈肘平均 25°～128°(范围 30°～142°)，16 例关节无痛或微痛，并发有肱骨假体松动、尺骨假体部骨折(2 例)等并发症共 3 例。

类风湿肘关节僵直置换人工全肘关节效果比较稳定，而创伤性肘关节炎的术后疗效就不同。Kozak 和 AdamS(1998)报道 5 例，平均年龄 68 岁，经 37～125 个月(3～10.4 年)，有经清创术后行置换的，5 例有并发症包括半脱位、肱骨假体折断和滑膜炎、异位骨化、骨赘生成和一过性尺神经麻痹。虽 5 例中 2 例需返修，但患者仍认为满意，不肯返修。Corrnor 和 Morrey(1998)报道 19 例青少年类风湿关节炎僵直的人工全肘关节置换的随访，平均 7.4 年(2～14 年)的结果，按 Mayo 疗效标准，从术前 31 分(5～55 分)升高到 90 分(55～100 分)。22 肘(96%)又经最近随访情况，疗效评分能得到最高分的原因是关节部微痛或根本不痛，但伸屈活动范围显著改善，平均屈肘从术前 63°，进步到术后的 90°。Yamagudii 和 Adams(1998)报道人工全肘关节置换术后感染 25 例经验，将这些病例分为三组，一组是清创后重新植入假体 14 例；第二组取出假体灭菌，清创后即刻或二期植入全肘假体 6 例；第三组行假体取出成形共 5 例。结果 8 例被完全控制，有链球菌感染共 10 例，有 3 例取出假体时被另一种致病菌感染。姜保国等(2010)报道对肱骨远端复杂骨折一期施行 Coonrad-Morrey 人工肘关节置换的近期随访，称效果优良。

全肘假体活动轴，一般是紧密牢固地锁固，Schuind 和 O'Driscoll 等(1995)采用松弛铰链全肘关节置换(TEA)实验观察 6 具尸体肘部半限制型假体的三维运动,在肘内翻、肘外翻肘关节运动,表现结构性内-外翻松弛,比较 4 例不同的 Coonrad-Morrey 和 TEA 的植入位置,TEA 植入物在伸屈的肘内尚无明显改变,但尺骨假体外旋时,出现伸展性损失,内-外翻超过肘屈曲韧带设计限定或铰链肘设计的狭隘范围。得出结论,这种状态下的骨-骨水泥-假体界面的广泛应力下,会导致早期假体松动和后期伸肘范围缩小。

(三)Inglis 三轴人工肘关节置换术

Inglis 三轴人工肘关节依其定型的假体为半限制型非负重轴型三轴人工全肘关节,在肘关节运动时,应力经假体中央传至两臂(柄)有内、外翻应力时,经内、外髁传导,而使术后松动率降低。术前备妥假体和工具。

1. 麻醉和体位

臂丛神经阻滞或全麻。患肢外展手术台侧小桌上。

2. 手术步骤

(1)切口采用 Bryan-Morreyd 内侧入路,于肘关节后方距鹰嘴尖约 10cm 开始沿尺骨向上,经鹰嘴内侧缘与肱骨内上髁的中点(正位于尺神经和尺神经管上方),沿肱三头肌内侧缘继续向上约 10cm,达尺侧腕屈肌和肱三头肌肌外膜水平。

(2)显露于尺神经沟中暴露尺神经,并加以保护。将肱三头肌自肱骨后方分离,向外侧牵开,暴露出关节囊。切除肱桡关节囊依其增生滑膜,暴露出桡骨小头。在环状韧带近端切除桡骨小头。注意残端不要遗留骨赘,以免前臂旋转时影响尺骨活动。

(3)关节显露在肱骨滑车和尺骨之间切开内侧关节囊。游离部分尺侧腕屈肌止点,暴露指浅屈肌止点及内侧副韧带并松解。此时,可以将尺骨自肱骨滑车上抬起,暴露出滑车切迹和冠状突。如术前有屈曲畸形,可在尺骨近端松解一部分肱肌。

(4)切骨三轴假体有配套的器械,故可按切模进行大部分操作。将切模放在尺骨滑车切迹上,用亚甲蓝标记出切骨线,用摆锯切除。用骨凿和髓腔锉切开尺骨近端髓腔,使其适合尺骨假体的形状。自肱骨鹰嘴窝处切除残余的关节囊和滑膜。按照定位器和切模切除多余的骨质并扩开髓腔,注意防止内外髁发生骨折。

(5)安装人工肘关节切骨完成后,安装假体试模检查关节活动度和稳定性。用骨水泥固定肱骨和尺骨假体后,应仔细清除肱骨和肱骨假体前方的骨水泥,以保证超高分子聚乙烯部件能够紧密的安装。为安装假体轴心,还需在外上髁钻孔。通过该孔将假体轴心插入复位后的肱骨假体,并用四棱改锥将轴心旋紧,听到"咔嗒"的响声,表明安装牢固,否则有脱出的危险。

(6)止血、缝合,松止血带仔细止血,清洗创腔,置引流管。分层缝合显露切创。

3. 术后处理

弹力绷带厚棉垫加压包扎在屈肘 60°～90°位,不作任何外固定,仅行颈腕带悬吊。

术后第 4d 起,进行肘关节伸屈的主被动训练,CPM 练习,每日 2 次,每次 30min。4周后弃颈腕吊带,第 6 周练习日常操作,但避免抬持重物,防止脱位折断等并发症。

正确的假体位置对发挥人工肘的功能和长期效果是至关重要的。据最近研究,当假体的旋转中心和正常肘的旋转中心相一致时,手臂力量可增加四分之三。此外,"松动"型铰链假体中心位置的变动范围是很窄的,以三轴假体为例向前移位不超过 4°,向后不超过 8°,

至于肱尺旋转中心向近端移位，并不影响人工肘功能或造成并发症。尺骨部件应尽可能向后或向远端移，如过度向前向近端移位，将使三头肌、肘伸侧皮肤和尺神经受到过度的张力。

干骺端骨萎缩和假体设计有关，如插入假体柄不与髓腔皮质骨相平行，可能发生干骺端骨萎缩和干尖皮质骨肥厚，因此假体髓内柄应尽可能和肢体力线一致，可改善人工肘远期效果，如假体柄是刚性大的，不能承载干骺端骨，可能发生旁路荷载(load-bypass)和应力屏障并引起萎缩的干骺端的骨小梁断裂，但并不影响假体的耐久性。

(四)肘部骨肿瘤的人工肘关节置换术

肘部骨肿瘤在肱、尺、桡三块骨端中，以肱骨远端肿瘤发病率最高，其次为尺骨，桡骨近端骨肿瘤罕有报道。

肘部骨肿瘤切除后置换的人工肘关节，目前国内市售的特点有：①限制型或半限制型；②金属－金属结构，或装配有高分子聚乙烯垫片，以减少金属磨屑及应力传导；③依肿瘤骨切除的长度，适配加长臂和人工骨段；④骨水泥固定型多。

1. 适应证

(1)难以用骨肿瘤的刮除植骨术完成手术并避免肿瘤复发，或已有病理骨折难以修复，而采用骨肿瘤段完全截除术者。

(2)低度恶性肿瘤，瘤段切除者。

(3)恶性骨肿瘤，或骨外恶性肿瘤有骨浸润，可以行瘤段和需组织广泛切除者。

(4)肢骨远端或(和)尺骨近端转移性骨肿瘤，适于切除，而原发瘤也可以切除者；或原发恶性肿瘤一时尚未诊查到者。

(5)转移肿瘤有两处，同时发现，可以同期切除者。

2. 术前准备

术前根据 X 线和 CT 加密扫描，根据 CAD/CAM 技术，定制铰链式人工肘关节。假体有骨肿瘤截除段人工骨和超过切骨线 10～15cm 假体柄。

3. 麻醉和体位

臂丛神经阻滞，部分患者需全麻。转移瘤或两处转移瘤(例如肱骨和肺)，同期手术宜全麻。患肢置手术台侧的小桌上。术中应用有效抗生素一剂，以静脉滴注为宜。

4. 手术步骤

上臂置气囊止血带，肿瘤患肢不驱血，抬高患肢 5min，充气，维持囊内压 40～53.3kPa(300～400mmHg)。

(1)切口行肘后纵切口(或后内侧切口)长 11～12cm，若骨肿瘤在肢骨远端，拟切除 8cm 长肱骨。

(2)分离肌腱肱三头肌腱纵切分离达肱骨，作骨膜下分离，近肿瘤 8cm 时，作骨膜环切，为切骨部位。

(3)分离侧副韧带自肱肌两髁部分离内、外侧副韧带。若髁部肿瘤已近破溃，宜用电刀切开。肱骨远端及髁部已游离。

(4)截除肿瘤骨依肿瘤以上 2cm 处横断肱骨，保护骨膜及周围软组织，不使软组织与骨膜分离太多太长，以免影响骨端血供。截除骨的长度与事先设计的假体骨长度相同。若术中发现瘤段骨长度比术前预备假体替代段长，则应更换相宜长度者，或补加垫片。

用髓腔扩大器按肱骨假体柄植入方向与角度扩大髓腔，使之两者口径适配密接。

(5)切除尺骨鹰嘴依据假体轴部大小与半径，设计切除尺骨鹰嘴长度，一般需切除 3.5～4cm，距冠突 1.0cm 左右截断。用骨刀和小一号髓腔扩大器扩大尺骨髓腔，至适配尺骨假体尺寸。

(6)试装肱骨、尺骨假体分别插入肱、尺骨假体，因轴部扣合，检查肘假体松紧、伸屈位张力及旋前后有无过于松弛等。待完全合适，无须再事修琢，即行正式安装。

(7)安装假体：调骨水泥，吸尽、拭干肱、尺骨髓腔内积血，分别填入(一般先肱骨)骨水泥，插入肱骨假体柄至假体骨端与切骨端紧密相接，刮除多余骨水泥，置冷水浴内 5～7min。再将远侧假体柄插入尺骨骨水泥髓腔中，乘骨水泥尚未硬固，立即曳近远侧假体轴部扣合，调整内外旋位置于满意，装上高分子聚乙烯垫片，旋入锁固螺栓和螺丝，试行伸屈肘3～5 次。置冷水浴 5～7min 冷却等待骨水泥硬固。

(8)清洗、松止血带止血，置引流管。缝合肱三头肌腱。分 3 层缝合切创。

5.术后处理

弹力绷带厚棉垫加压包扎；24～48h 拔除引流。抗生素应用 10～14d。

人工全肘关节的正确植入，假体两臂插入的最重要环节是尺骨假体柄植入后，未及骨水泥硬固时，与近侧假体迅速装配起来，插上关节轴销钉后被动伸屈肘几次，使肱-尺骨间的轻度旋转不适和松紧，在瞬间获得再矫正，令上、下臂之间的活动旋转轴与正常肘关节轴相合为一个轴。

所经治的国产限制铰链型人工全肘关节 13 例术后和随访情况，初步认为骨肿瘤截除后全肘假体置换是一种良好的选择，组内发现假体松动 2 例，但无一例要求进行返修，在一定范围内达到了重建肘关节功能的目标。但对恶性骨肿瘤截除肿瘤段保肢人工肘关节置换的疗效就不太肯定，有 25%左右良好，大多在 2 年左右复发或远隔转移。

(五)肱骨小头髁部表面置换术

肱骨小头-假体表面置换型假体，为非限制性假体，其稳定性主要依靠正常的关节囊、韧带和肌腱。作用于肘关节的旋转力、牵引力、内外翻力及压力主要通过骨和周围的软组织吸收。借以保护脆弱的骨-骨水泥界面。表面置换型假体的优点，是可以尽可能多地保护骨质，以便将来发生感染、松动或磨损时可以行切除成形术。故骨质缺损较多，韧带缺失致关节不稳，做过铰链式或半限制型关节置换的病例不适于此种假体。假体分左右，均有普通和大号两种基本型号；每种型号有普通柄和细柄两种；假体又有从 5°～20°不同的外翻角，其中 5°的最常用普通型尺骨假体的聚乙烯垫厚度有 3mm、6mm、9mm 三种，大号的尺骨假体的聚乙烯垫厚度为 4mm、7mm、10mm。于女性患者用普通型。男性患者用大号。每次手术都备齐各种规格，以备术中选择最适当的规格。

根据术前应行患肘正位及侧位 X 线片，利用相应的模板进行术前测量，预测选择假体的规格与器械规格，避免术中重大意外障碍。

1.麻醉和体位

臂丛神经阻滞必要时加局部麻醉。神经类型过于紧张、焦虑者改用全麻。侧卧位，患侧在上方。

2.手术步骤

上臂扎止血带，压力维持在250～300mmHg(33.3～40kPa)。

(1)切口改进的Kocher切口，起自肱骨后方，纵向向下，经尺骨鹰嘴尖外侧，沿尺骨边缘向下。向内侧分离浅筋膜，可以在肱三头肌和内侧髁上嵴的间隙内分离尺神经近端。

(2)使尺神经离开其原来位置，保护尺神经的血供。在内上髁水平小心地松解纤维环达尺侧腕屈肌起点。类风湿关节炎患者的尺神经经常受压，功能可能受损伤，用橡皮片牵引保护神经。目的是防止肘关节向外侧脱位时损伤神经，防备骨水泥的热效应造成神经损伤。

(3)显露沿切口方向切开浅筋膜，向远端暴露肘肌，向近端暴露肱三头肌。自外上髁后方切断肘肌腱起点，将其自外侧关节囊剥离，以暴露关节囊。沿肱骨小头外侧经桡骨头至桡骨颈和冠状韧带作一纵形关节囊切口，即可暴露外侧关节和桡骨小头，用咬骨钳切除桡骨小头，经外侧关节间隙切除滑膜，松解关节内粘连，以利于关节向外侧脱位。

(4)关节游离沿肱骨后外侧向近端分离肱三头肌，暴露肱桡肌起点。将外侧结构自肱骨外上髁分离以暴露关节前外侧。可用电刀自外向内有选择性地部分松解肱三头肌腱的鹰嘴止点，以允许关节向外侧脱位。不需要完全将肱三头肌肌腱止点切下，一般只需要切开25%～50%。此时，屈曲旋后前臂即可完全暴露关节。

(5)清除骨赘经关节看到尺侧副韧带，清除韧带上的瘢痕和滑膜组织才能清楚地看到韧带的扇状止点，尺神经就在尺侧副韧带的内侧。最大限度地屈肘，同时前臂旋后，可将滑车关节脱位，消除关节骨赘，为植入假体做好准备。注意手术过程中应经常使关节复位，以减少对尺神经的牵拉。

(6)肱骨切骨和试模，将肱骨假体试模于肱骨后侧置于内外上髁中间，用亚甲蓝在假体柄两侧画两条线，其间距约为1cm。用摆锯或咬骨钳去除此1cm宽骨块，此骨块到内外上髁距离相等，底部到达鹰嘴窝顶部。用骨凿及髓腔锉打开肱骨远端髓腔，以咬骨钳清理肱骨小头和滑车，使其形状适应假体的肱骨头和滑车部分。将假体试模完全安放在肱骨远端，检查是否符合要求的位置标准。

(7)扩大尺骨髓腔取出肱骨假体试模，用骨凿打开尺骨近端髓腔，注意骨凿的方向应与尺骨长轴向外呈18°角，以防穿透尺骨内侧皮质。用髓腔锉进一步扩大髓腔。尺骨滑车切迹也应清理，注意其内外侧面锉磨的深度应该相等，以防止尺骨假体发生旋转。放入尺骨假体试模，其外侧边缘应与滑车切迹的外侧边缘平齐，假体部应与鹰嘴尖对齐。这有助于恢复肘关节旋转中心的远近位置。

(8)切除桡骨小头约1.5cm，以切骨端与肱骨小头假体间保持1～2mm间隙为适宜。

(9)试复位放入高分子聚乙烯试垫及肱骨试模，复位后检查关节活动度。屈肘应大于135°。假体关节面在屈伸过程中应有良好而稳定的接触。被动完全伸直时，肘外翻角应为15°。屈肘90°，前臂完全旋前时，肘关节稳定性应好。如至中等力量牵拉后，关节间隙大于1～2mm，就应选用厚一些的聚乙烯垫。如果旋转时有脱位倾向，应检查是否内侧或外侧太紧，可以相应多切一些骨质，使软组织长度相对增长，关节内外侧软组织张力平衡，有助于防止脱位。合适后，取出假体试模。

(10)髓腔内各植入骨栓用取自远端肱骨和桡骨头的骨质做成骨栓，推到肱骨和尺骨髓腔假体柄尖以远1～2cm。

（11）植入假体用脉冲冲洗清理髓腔后，将假体表面和髓腔内放入骨水泥，清理残余泥。伸屈3~5次，松紧合适后于伸肘等待骨水泥凝固。应特别注意清除尺侧副韧带和尺骨假体之间的骨水泥，防止骨水泥的热效应损伤尺神经。骨水泥凝固后，再次检查关节活动度和稳定性。注意伸肘时鹰嘴窝处有无撞击，如果有，可去除多余骨质，改善伸肘功能。还应注意前臂旋转时，桡骨头残端在近端桡尺关节处不应与假体或骨质发生碰撞。

（12）修复外侧关节囊和桡侧副韧带。

（13）松止血带后，仔细止血并冲洗关节腔。放置引流管，主要引流桡骨头切除区域的出血。缝闭伤口时恢复肘关节外侧的稳定性十分重要。

改良Kocher入路的优点是尺侧副韧带和三头肌腱予以保留，破坏肘关节血供少，缝闭伤口时遗留的死腔小，但外侧结构如外侧关节囊和桡侧副韧带被切开，故应予妥善修复。

3. 表面假体置换注意事项

肱骨表面假体安装的注意事项是：恢复肘关节的旋转中心。从侧位上看，旋转中心大致位于肱骨小头的中心，与肱骨前方皮质在同一水平。从横断面上看，此旋转中心通过肱骨滑车的中心。与肱骨内外上髁的连线相比，有5°~8°的内旋，即旋转中心向外上髁尖前移约1cm或3/8英寸。所以安装假体时，肱骨假体应向肱骨长轴内旋。从正位看，旋转中心与肱骨髓腔中心线呈90°夹角。所以，最常用的肱骨假体柄外翻角度为5°。以上只是粗略的标准，但对防止术后脱位和松动十分重要。

假体安放的稳定性也十分重要。在术中安放试模后应屈肘90°，前臂完全旋前，施以纵向牵引力，正常关节间隙不应超过2mm。整体稳定性可通过术中屈伸肘关节检查有无脱位或翘起的倾向来判定。

六、术后并发症的防治

（一）尺神经损伤

肘关节置换最常见的并发症是尺神经损伤，Kasten等人报道其发生率高达到40%。尺神经损伤的发生原因与下列因素有关：①术中过分牵拉尺神经，周围神经发生血肿；②神经受到直接压迫，绷带过紧或肿胀刺激神经；③术中骨水泥聚合产生的热效应等。因此在手术中，要良好的显露尺神经并将其前置，尤其是对曾行手术者，更应小心解剖，术中不可过度牵拉或长段剥离尺神经，以免破坏尺神经血供。在向髓腔内注入骨水泥时，勿使溢出的骨水泥损伤尺神经。关闭伤口前放松止血带彻底止血，放置引流管，必要时可将尺神经松解移位。

术前存在尺神经受压症状在进行手术时应同时进行尺神经的探查和松解。

术后立即出现尺神经运动功能减退且不能确定尺神经功能状态，应立即进行神经探查；如神经支配区的感觉减退，特别是感觉的不完全减退，可进行观察，多自行恢复，不需进行手术探查。

（二）关节脱位

poll总结了33例Souter型假体置换的病例，平均随访4年，5例翻修，其中3例因为脱位。平均屈曲度是31°~138°。应用非铰链型假体获得稳定的先决条件是：充足的骨量、完整的前关节囊和侧副韧带以及术中准确地安放假体。若以前做过手术，尤其是滑膜切除和桡骨头切除，则软组织的张力受到影响，使假体置换后发生不稳定的可能性增加。半限制型假体具有一定的内在稳定性，允许在有骨缺损的患者或严重的类风湿畸形和翻修术中使用，若术中发现假体置换后不稳定比较明显，行尺侧副韧带紧缩或重建肱三头肌的张力有益于提高稳定性；另外，术后将肘关节制动 3～4 周。

(三)肱骨髁上骨折

对于肱骨干较细的患者，如类风湿关节炎，内上髁柱骨折很常见，其发生率达 5%。如果内上髁柱很细，就将其切除或用 5 号 Memlene 线固定到假体上。到目前还没有因此问题而出现不良的后果。

(四)感染

感染是比较严重的并发症，也是术后早期失败的重要原因之一，Ramsey 及 Adams 等人报道其发生率为 0～9%。可见肘关节置换比其他大关节置换的感染率高，这与下列原因有关：①肘部的骨性结构复杂，通过的血管神经较多，软组织覆盖少；②关节脱位；③血肿；④引流时间过长；⑤肘关节曾行手术治疗等。因此必须重视感染的预防，包括切口的选择；术前改善患者营养状况，提高其自身抵抗力；预防性应用抗生素；使用含有抗生素的骨水泥以及避免为显露切口而过多游离皮下，术中彻底止血，防止血肿形成；引流时间控制在 2d 左右，橡皮条引流术后第 1d 即可拔除，负压球引流引流量 24h 少于 100mL 或引流液体颜色淡红便可拔除引流管。术后将肘关节置放在相对伸直的位置固定 2 周可提高伤口的愈合率。

(五)肘关节不稳

肘关节不稳与假体设计、手术方式、手术者、患者本人及术后管理均有关系。若术中发现假体置换后不稳明显，行尺侧副韧带紧缩或重建肱三头肌的张力可提高稳定性；否则应在术后将肘部制动 3～4 周。应用非铰链型假体获得稳定的先决条件是充足的骨量，完整的前关节囊和侧副韧带，以及术中准确的放置假体。若术中应用非铰链型假体不能获得充足的稳定性，应考虑使用半限制型假体，半限制型假体具有一定的内在稳定性，允许在有骨缺损的患者或严重的类风湿畸形和翻修术中使用。近年来，应用计算机辅助技术更精确确定肘关节屈伸轴线的位置和方向，误差仅为 0.8+/-0.3mm，使假体生物力学性能更加接近人体，有效防止了术后肘关节不稳。

(六)假体无菌性松动、磨损或断裂

术后长期的肘部活动可导致假体的磨损，磨损颗粒可致骨溶解，是假体松动的主要原因。假体磨损发生于肱尺假体的接触面，半限制性假体则发生于高分子聚乙烯衬垫。假体松动或磨损所致功能下降常需进行翻修，衬垫的磨损则只需更换衬垫。为防止术后假体出现松动、磨损等情况，术后患者应控制使用患肢，避免使用球拍运动、投掷，划水，以及举重等剧烈运动。

假体的断裂偶有发生，尺骨侧假体多见，属疲劳断裂。断裂多发生在假体的处理面和光滑面接合部，是由于应力集中导致。

(七)脂肪栓塞

脂肪栓塞是较少见的一种并发症，主要是操作过程中脂肪微粒进入血管后形成栓子引起的。一旦发生，需要及时处理。扩容，抗凝，疏通微循环，糖皮质激素的应用等。术前维持血液的酸碱平衡与电解质正常也很重要。

此外人工全肘关节置换术术中也可能并发肱动脉、静脉损伤。术中需要解剖清楚，细致

操作，不要牵拉过度。如果出现损伤，及时吻合修复。

七、注意事项

(1)人工肘关节置换的最终目的是能让患者最大限度地发挥手的功能，因此手术前应全面了解患者腕、掌指以及指间关节的功能。如手部功能严重障碍，则应先处理手部问题。

(2)如手部功能良好而肩、肘关节均有伤病，一般应先处理肘关节。但当肩关节严重或完全丧失旋转功能时，则应先处理肩部问题，因为僵硬的肩关节将增加肘部假体的内、外翻应力，可导致假体过早松动或损坏。

(3)术中应仔细处理肱三头肌肌腱。肱三头肌腱止点与浅筋膜、尺骨骨膜形成的内侧结合部是肱三头肌肌腱的最薄弱处，应注意保持该部以及整个肱三头肌伸肘装置的完整。

八、术后处理

(1)术后肘关节用肘后石膏托固定于45°半屈位，持续固定肘关节于屈曲位可能引起尺骨鹰嘴对局部皮肤的压迫。

(2)患肢抬高4～5d，保持肱关节高于肩关节。

(3)术后1～2d拔除引流管。

(4)在术后第3～5d可解除加压包扎，更换敷料，并在疼痛可忍受的范围内开始屈伸肘关节。

(5)术后3～7d去除石膏，三角巾悬吊约4周，可间歇取下作柔和被动活动。

(6)术后3周开始主动活动锻炼，3个月内避免用患肢提超过2kg(5磅)以上的重物。

(7)术后应避免肘关节接受过度负荷，尤其是伴有扭力的重度负荷，对某些突然的冲击力量，如投掷、使用锤子，打网球或高尔夫球，也应尽量避免。肱三头肌完全断开的患者在4～6周之内避免有拮抗的功能锻炼。

参考文献

[1]邹本贵.骨伤科疾病中西医诊疗技术[M].北京：科学出版社，2009.

[2]曹建斌，唐上德，曹恺.实用中医骨伤诊疗[M].北京：化学工业出版社，2009.

[3]王和鸣，丁建中，周临东.骨伤科基础学[M].北京：北京科学技术出版社，2010.

[4]陈安民，李锋.骨科疾病诊疗指南[M].北京：科学出版社，2006.

[5]鲁玉来，刘玉杰，周东生.骨科微创治疗技术[M].北京：人民军医出版社，2010.

[6]陈峥嵘.现代骨科学[M].北京：复旦大学出版社，2010.

[7]姜保国.创伤骨科手术学[M].北京：北京大学医学出版社，2004.

[8]郭克建.外科常见病诊断与治疗[M].北京：人民军医出版社，2007.

[9]孙永强，罗小鹏.骨关节损伤治疗学[M].北京：人民军医出版社，2007.

[10]何世超，邱寿良.临床中医骨科学[M].北京：中国医药科技出版社，2007.

[11]赵定麟，李增春，刘大雄，等.骨科临床诊疗手册[M].上海：世界图书出版公司，2008.

[12]何伟.中西医结合骨伤科学[M].广州：广东高等教育出版社，2007.

[13]赵小义，严鹏霄，熊雪顺，等.临床骨外科学[M].北京：中国医药科技出版社，2010.

[14]何孝国，曹建斌.中医骨科学[M].北京：中国科学技术出版社，2007.

[15]蒋鸣福，刘景生，黄桂成，等.软组织损伤治疗学[M].北京：北京科学技术出版社，2010.

[16]罗军忠，闫爱民，孟利娥.骨科疾病诊疗手册[M].西安：第四军医大学出版社，2009.

[17]裴福兴，邱贵兴.骨科临床检查法[M].北京：人民卫生出版社，2008.

[18]赵定麟，赵杰，王义生.骨与关节损伤[M].北京：科学出版社，2007.

[19]苏佳灿.骨与关节损伤分型[M].上海：第二军医大学出版社，2009.

[20]王庆甫，张俐.中医正骨学[M].北京：中国中医药出版社，2010.

[21]王相利，程爱国.骨关节外科临床指导[M].武汉：华中科技大学出版社，2008.

[22]王子轩.骨关节解剖与疾病影像诊断[M].北京：人民卫生出版社，2009.

[23]戴尅戎.现代关节外科学[M].北京：科学出版社，2007.

[24]谢进，管东辉，于波.骨科软组织损伤诊疗[M].济南：山东科学技术出版社，2008.

[25]熊珂，熊安.临床骨科综合征[M].合肥：安徽科学技术出版社，2009.

[26]胥少汀，葛宝丰，徐印土坎.实用骨科学[M].第三版.北京：人民军医出版社，2005.

[27]叶应陵，周秉文.腰腿痛的诊断与治疗[M].北京：人民军医出版社，2009.

[28]张世明，马建.中西医结合骨伤科手册[M].成都：四川科学技术出版社，2008.

[29]赵文海.骨与关节损伤治疗学[M].北京：北京科学技术出版社，2010.

[30]赵勇刚，王立义，路凤英.外科学[M].郑州：郑州大学出版社，2008.

[31]杨述华.骨科并发症防治[M].北京：人民卫生出版社，2008.